国家卫生健康委员会"十三五"规划教材

教育部生物医学工程专业教学指导委员会"十三五"规划教材

BME

全国高等学校教材
供生物医学工程等专业用

生物医学材料学
生物学评价

主　审　奚廷斐

主　编　周长忍　赵长生

编　委（以姓氏笔画为序）

马　朗（四川大学）

王　婷（东南大学）

王富平（重庆理工大学）

付晓玲（华南理工大学）

汤顺清（暨南大学）

孙树东（四川大学）

周长忍（暨南大学）

屈树新（西南交通大学）

赵长生（四川大学）

焦延鹏（暨南大学）

人民卫生出版社

·北　京·

图书在版编目（CIP）数据

生物医学材料学 . 生物学评价 / 周长忍，赵长生主编 . —北京：人民卫生出版社，2020.10

ISBN 978-7-117-30601-0

Ⅰ. ①生… Ⅱ. ①周…②赵… Ⅲ. ①生物材料 – 医学院校 – 教材 Ⅳ. ①R318.08

中国版本图书馆 CIP 数据核字（2020）第 188412 号

人卫智网	www.ipmph.com	医学教育、学术、考试、健康，购书智慧智能综合服务平台
人卫官网	www.pmph.com	人卫官方资讯发布平台

生物医学材料学 生物学评价

Shengwu Yixue Cailiaoxue Shengwuxue Pingjia

主　　编：周长忍　赵长生
出版发行：人民卫生出版社（中继线 010-59780011）
地　　址：北京市朝阳区潘家园南里 19 号
邮　　编：100021
E - mail：pmph @ pmph.com
购书热线：010-59787592　010-59787584　010-65264830
印　　刷：三河市宏达印刷有限公司（胜利）
经　　销：新华书店
开　　本：850×1168　1/16　印张：12　插页：1
字　　数：355 千字
版　　次：2020 年 10 月第 1 版
印　　次：2020 年 12 月第 1 次印刷
标准书号：ISBN 978-7-117-30601-0
定　　价：42.00 元

打击盗版举报电话：010-59787491　E-mail: WQ @ pmph.com
质量问题联系电话：010-59787234　E-mail: zhiliang @ pmph.com

出版说明

生物医学工程（biomedical engineering，BME）是运用工程学的原理和方法解决生物医学问题，提高人类健康水平的综合性学科。它在生物学和医学领域融合数学、物理、化学、信息和计算机科学，运用工程学的原理和方法获取和产生新知识，促进生命科学和医疗卫生事业的发展，从分子、细胞、组织、器官、生命系统各层面丰富生命科学的知识宝库，推动生命科学的研究进程，深化人类对生命现象的认识，为疾病的预防、诊断、治疗和康复，创造新设备，研发新材料，提供新方法，实现提高人类健康水平、延长人类寿命的伟大使命。

1952年，美国无线电工程学会（IRE）成立了由电子学工程师组成的医学电子学专业组（Professional Group on Medical Electronics，PGME）。这是BME领域标志性事件，这一年被认为是BME新纪元年。1963年IRE和美国电气工程师学会（AIEE）合并组建了美国电气电子工程师学会（IEEE）。同时PGME和AIEE的生物学与医学电子技术委员会合并成立了IEEE医学和生物学工程学会（IEEE Engineering in Medicine and Biology Society，IEEE EMBS）。1968年2月1日，包括IEEE EMBS在内的近20个学会成立了生物医学工程学会（Biomedical Engineering Society，BMES）。这标志着BME作为一个新型学科在发达国家建立起来。

1974年南京军区总医院正式成立医学电子学研究室，后更名为医学工程科。这是我国第一个以BME为内涵的研究单位。1976年，以美籍华人冯元桢教授在武汉、北京开设生物力学讲习班为标志，我国的BME学科建设开始起步。1977年协和医科大学、浙江大学设置了我国第一批BME专业，1978年BME专业学科组成立，西安交通大学、清华大学、上海交通大学相继设置BME专业，1980年中国生物医学工程学会（CSBME）和中国电子学会生物医学电子学分会（CIEBMEB）成立。1998年，全国设置BME专业的高校17所。2018年，全国设置BME专业的高校约160所。

BME类专业是工程领域涵盖面最宽的专业，涉及的领域十分广泛。多学科融合是

BME 类专业的特质。关键领域包括:生物医学电子学,生物医学仪器,医学成像,生物医学信息学,生物医学材料,生物力学,仿生学,细胞、组织和基因工程,临床工程,矫形工程,康复工程,神经工程,制药工程,系统生理学,生物医学纳米技术,监督和管理,培训和教育。

BME 在国家发展和经济建设中具有重要战略地位,是医疗卫生事业发展的重要基础和推动力量,其涉及的医学仪器、医学材料等是世界上发展迅速的支柱性产业。高端医学仪器和先进医学材料成为国家科技水平和核心竞争力的重要标志,是国家经济建设中优先发展的重要领域,需要大量专业人才。

我国 BME 类专业设置四十余年,涉及高校一百多所,却没有一部规划教材,大大落后于当前科学教育发展需要。为此,教育部高等学校生物医学工程类教学指导委员会(下称"教指委")与人民卫生出版社(下称"人卫社")经过深入调研,精心设计,启动"十三五"BME 类规划教材建设项目。

规划教材调研于 2015 年 11 月启动,向全国一百余所高校发出调研函,历时一个月,结果显示开设 BME 类课程三十余门,其中(因被调研学校没有回函)缺材料类相关课程。若计及材料类课程,我国 BME 类专业开设的课程总数约 40 门。2015 年 12 月教指委和人卫社联合召开了首次"十三五"BME 类规划教材(下简称"规划教材")论证会。提出了生物医学与生物医学仪器、生物医学光子学、生物力学与康复工程、生物医学材料四个专业方向第一轮规划教材的拟定目录。确定了主编、副主编及编者的申报与遴选条件。2016 年 12 月教指委和人卫社联合召开了第二次规划教材会议。会上对规划教材的编著人员的审查和教材内容的审定进行了研究和落实。2017 年 7 月召开了第三次规划教材会议,成立了规划教材评审委员会(见后表),进一步确定编写的规划教材目录(见后表)和进度安排。与会代表一致认为启动和完成"十三五"规划教材是我国 BME 类专业建设意义重大的工作。教材评审委员会对教材编写提出明确要求:

(1)教材编写要符合教指委研制的本专业教学质量国家标准。

(2)教材要体现 BME 类专业多学科融合的特质。

(3)教材读者对象要明确,教材深浅适度。

(4)内容紧扣主题,阐明原理,列举典型应用实例。

本套教材包括三类共 18 种,分别是导论类 3 种,专业课程类 13 种,实验类 2 种。详见后附整套教材目录。

本套教材主要用于 BME 类本科,以及在本科阶段未受 BME 专业系统教育的研究生教学使用,也可作为相关专业人员培训教材使用。

全国高等学校生物医学工程专业首轮规划教材

目录

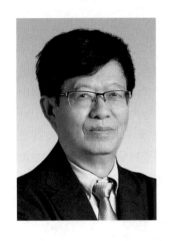

奚廷斐

研究员,博士生导师。1972—1975年,就读于西北大学高分子专业;1980—1982年,作为硕士研究生于北京大学医学部学习;1982.12—2008.06任中国食品药品检定研究院医疗器械检验中心主任,研究员[其间,1991—1993年,在日本国立医药品食品卫生研究所任客座研究员。1995年,在澳大利亚卫生部治疗品管理局工作(国际访问学者)];2008.07至今,于北京大学前沿交叉学科研究院工作(2008—2017年,担任生物医学材料与组织工程中心主任),任北京大学深圳研究院生物医学工程中心主任。

长期从事生物医学材料、人工器官和组织工程的评价、标准和产品研究,完成35项国家和部级课题,撰写了350余篇论文(其中108篇被SCI收录),主编或参与编写20本著作,主持或参与起草15个国家或行业的标准,申请专利8项。负责的"医疗器械生物学评价标准和试验方法建立及应用"获中华医学科技奖二等奖(2010年),"医疗器械分子生物学评价方法研究"获浙江省科技进步二等奖(2007年),"医疗器械生物学评价标准和试验方法研究"获北京市科技进步二等奖(2002年),2015—2018年,入选爱思唯尔(Elsevier)发布的中国高被引学者(Chinese Most Cited Researchers)榜单。曾获原卫生部有突出贡献的中青年专家,享受国务院政府特殊津贴,中央组织部联系专家。国际生物材料学会联合会生物材料科学与工程fellow,亚洲生物材料学联合会主席(2002—2006年),中国生物材料学会副理事长。科学技术部"十三五"重点专项"生物医学材料和组织器官修复替代"专家组组长。

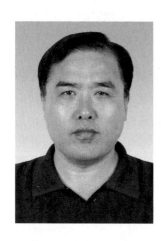

周长忍

1982 年于山东大学化学系毕业后留校任教。现任暨南大学二级教授、生物医学工程专业博士生导师；人工器官与材料教育部工程研究中心主任；全国医用体外循环设备标准技术委员会主任委员，全国医用输液器具标准技术委员会成员，国家医疗器械技术评审专家咨询委员会委员；中国生物材料学会常务理事兼海洋生物材料分会主任委员；中国生物医学工程学会常务理事兼生物材料分会主任委员；中国化学会甲壳素专业委员会副主任委员；中国医药卫生文化协会生物医学材料分会副主任委员；广州知识产权法院技术咨询委员会委员；广东省医疗器械咨询专家组成员；广东省人体生物组织工程学会副会长等。

1990—1993 年，在中山大学高分子研究所学习，获理学博士学位。1993 年至今，在暨南大学工作，曾先后担任生物医学工程研究所副所长，中共化学系党总支部书记，生命科学技术学院副院长，理工学院党委书记、副院长、材料科学与工程系主任。1995 年被广东省遴选为"千百十工程"跨世纪人才，1998 年获国务院侨办高等学校"优秀教师"称号，2002 年获教育部"优秀中青年骨干教师"，2006 年受聘为教育部教学指导委员会生物医学工程专业委员会委员；2009 年被聘为第六届国务院学位委员会生物医学工程学科组成员；2011—2014 年被聘为国家人力资源和社会保障部博士后管理委员会专家组成员，国家科学技术奖励评审专家。兼任《生物医学工程学杂志》《中华生物医学工程杂志》《生物医学工程研究》《生物医学工程与临床》等学术期刊编委。主要研究领域为生物医学材料、人工器官、组织工程等，尤其是在生物降解材料、血液相容性材料、缓释控释材料、医用纳米材料以及生物材料的生物学评价和加工处理等方面开展深入研究。培养博士、硕士研究生 70 多名，主编《生物材料学》《先进生物材料学》《海洋生物材料导论》学术专著 3 部，参编学术专著 3 部，发表学术论文 420 余篇，获国家级科技发明专利 30 多项，获省部级科学技术奖励 5 项。

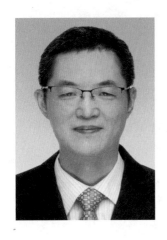

赵长生

中共党员,四川大学高分子科学与工程学院医用高分子材料及人工器官系教授,博士生导师。教育部长江特聘教授,国家杰出青年科学基金获得者,中组部"万人计划"科技创新领军人才;获宝钢优秀教师奖,享受国务院政府特殊津贴。国务院第七届学科评议组成员,中国工程教育认证协会认证结论审议委员会和材料类专业委员会委员,教育部高等学校材料类专业教学指导委员会委员。中国生物材料学会常务理事,中国生物材料学会血液净化材料分会首任主任委员,四川省生物医学工程学会常务理事。四川大学化学工程学院院长。

1991 年,获四川大学(原成都科技大学)高分子材料与工程专业学士学位;1991—1993 年,在山东合成纤维股份有限公司工作;1998 年,获四川大学生物医学工程专业博士学位。1998—2001 年,四川大学高分子材料系讲师,副教授;2001—2003 年,日本北海道大学博士后;2003年至今,一直在四川大学工作。

主编国家级规划教材《生物医用高分子材料》和《材料科学与工程基础》,国家精品课程、国家精品资源共享课和慕课材料科学与工程基础负责人。长期从事生物医学高分子材料及人工器官,特别是血液净化膜材料和吸附材料的研究。主持国家和省部级及横向科研项目 30余项,发表学术论文 200 余篇。申请和授权中国和国际发明专利 30 余项,转让 10 余项。分别研发出首个国产低通量和高通量人工肾血液透析器、血液滤过器,获准 4 个 Ⅲ 类医疗器械产品注册证,实现产业化,获得了大规模的临床应用,取得了显著的经济效益和社会效益。

前　言

　　生物医学材料在临床医学检验、诊断、治疗以及康复领域发挥着日益重要的作用,已成为人类生命过程中不可或缺的重要物质和医药学技术进步的关键因素。生物医学材料的应用与人类生命和健康息息相关,其安全性和功能性是其必然要求。生物医学材料的生物学评价,涉及材料的安全性、稳定性、生物相容性和功能性,是生物医学材料能否达到设计功能以及应用的关键性衡量指标。

　　本书是按照国家卫生健康委员会与教育部高等学校生物医学工程类专业教学指导委员会首套全面规划的生物医学工程教材的要求编写的。适用于生物医学工程专业本科生,本科为非生物医学工程专业的研究生以及对生物医学工程学科感兴趣的相关读者。本教材注重把生物医学材料评价涉及的基本理论、方法原理、国内外相关标准规范及目前发展较成熟的技术进行提炼、归纳、整合,并对其在生物医学材料评价中的具体应用进行描述,以便读者能较系统、全面地了解和掌握相关知识,理解相关标准规范,并能有效加以应用。内容编排上强调基础性、权威性和实用性相结合,文字简练、重点突出,便于读者理解和在实践中运用。

　　本教材共九章,包括生物医学材料生物学评价的绪论,生物医学材料的理化性能评价,生物医学材料与蛋白质相互作用评价,生物医学材料的细胞相容性、组织相容性、血液相容性、免疫相容性评价,生物医学材料的微生物灭活评价,纳米生物医学材料的安全性评价,以及各种评价方法的最新进展。每章都附有思考题,教材配套的数字资源附有同步练习题及课件,供读者学习选用。

　　本教材由国内从事生物医学材料及其评价研究并具有丰富教学经验的老师经多次讨论编写而成,主要编写人员有:周长忍(第一章),赵长生(第五、六章部分),王婷(第二章),焦延鹏(第三章),付晓玲(第四章),孙树东(第五章部分),马朗(第六章部分),汤顺清(第七章),屈树新(第八章和第九章部分),王富平(第九章部分)。本教材最终由周长忍和赵长生统一审阅定稿,奚廷斐教授主审。在本教材编写过程中,还得到主要编写人员所在单位的青年教师和研究生的积极协助。全体编写和审定人员付出了辛勤的劳动,在此表示衷心感谢。在生物医学材料评价领域,由于评价标准随着科技水平的发展和实践效果的验证而不断更新,且新技术、新设备、新方法也随着时代的进步层出不穷,加之编著者学识水平及时间有限,教材中难免存在一些不足,敬请读者不吝批评指正。

周长忍　赵长生

2020 年 8 月

目 录

第一章　绪　论

第一节　生物医学材料简介

一、生物医学材料的定义

生物医学材料(也称生物医用材料或生物材料),一般是指用于临床诊断、治疗、修复或替换人体组织、器官或改善其功能,且对人体基本无副作用,可用于制备医疗器械和药物载体的一类材料。安全性和良好的生物相容性是生物医学材料的最基本要求。生物医学材料可以是天然材料、合成材料或是两者的复合材料,也可以通过各种技术对材料进行改性或修饰。生物医学材料对人体的作用不需通过药物学、免疫学或代谢过程实现,但可与药物结合促进药物的特殊功能实现或降低药物的毒副作用,提高药效。

生物医学材料可以用来修复、代替病变的人体组织和器官,使其恢复或改善相应的生理功能,使其具备正常组织和器官的结构和功能;生物医学材料还可用于药物载体,实现控释缓释给药系统、靶向给药系统、智能给药系统或自我调节给药系统等。生物医学材料的发展与进步已经成为影响医药学技术发展与进步的关键性因素,已经成为人类生命过程中不可缺少、也无法替代的重要物质基础。无论生物医学材料如何发展与进步,宗旨永远不会改变,那就是为不断改善人们的生活质量,延长人们的寿命,以及提高医疗效果,降低医疗成本服务。

二、生物医学材料的分类

生物医学材料与其他领域应用的材料类型一样,包括金属材料、无机非金属材料、高分子材料以及复合材料等。生物医学材料的分类也因角度不同有一定的区别,目前主要有以下四种分类方法:

(一) 按材料的性质分类

1. **金属材料**　金属材料是用于生物医学材料的金属或合金,具有高机械强度、抗疲劳和易加工等优良性能,是临床应用最广泛的承力植入材料,如医疗用的针、钉、齿冠和人工假体及其他医疗器械等。

2. **无机非金属材料**　临床使用的无机非金属材料主要包括生物陶瓷、生物玻璃和碳素材料,既有合成材料,也有天然材料,如人工骨、人工关节的生物陶瓷、生物玻璃等合成材料和珊瑚、异源骨等天然材料。

3. **高分子材料**　合成高分子材料和天然高分子材料是应用最广泛和种类最多的生物医学材料,如硅橡胶、聚氨酯、聚甲基丙烯酸甲酯、聚乳酸、聚乙醇酸等合成材料以及胶原、海藻酸盐、甲壳素及其衍生物等天然材料。

4. **复合、杂化材料**　由两种或两种以上不同性质的材料经过适当的加工制备方法制得的多元复合体称为复合材料,如无机纤维素与高分子的复合材料,陶瓷微粒或纳米材料与高分子的复合材料等。无生命的材料与生物活性材料,如细胞、生长因子等复合在一起的材料称为杂化材料,如组织工程支架材料、肝素化材料等。

(二) 按材料的来源分类

1. **自体器官或组织**　如自体皮肤、自体血管、自体骨移植等。
2. **同种异体器官或组织**　如人类尸体或活体角膜、异体肾脏移植等。
3. **异种器官与组织**　如猪肾脏移植治疗肾衰竭,动物皮移植治疗皮肤烧伤等。
4. **天然材料**　如广泛应用于临床治疗的甲壳素、纤维素、胶原、珊瑚等。
5. **合成材料**　如广泛应用于医疗器械的硅橡胶、聚氨酯、骨水泥、合金等。

(三) 按材料的替代对象分类

1. **硬组织材料**　如应用于人体骨、齿组织的替代与修复填充材料等。
2. **软组织材料**　如人工皮肤、人工角膜等的替代和修复治疗材料等。
3. **心血管材料**　如人工血管、血管支架以及血浆、血液等所使用的替代材料等。
4. **膜分离材料**　如血液净化、血浆分离和气体选择等使用的功能性材料等。
5. **粘合材料**　如具有组织粘合、缝合及其防粘连的新型材料等。
6. **药用材料**　如药物添加剂、填料、包裹材料以及缓释控释载体等。

(四) 按与人体接触程度分类

1. **非植入材料**　只与人的体表接触,如创面敷料、绷带、传导涂料等。
2. **半植入材料**　植入人的体腔,短期内取出,如导管、医疗器件等。
3. **植入材料**　长期植入人的体内,如人工角膜、人工肾、心血管等。

生物医学材料的类型很多,并且会随技术不断进步而发生变化。一般认为,最有发展前景的生物医学材料应是降解产物无毒、无副作用,降解速率可调控的体内可降解吸收,并具有特殊功能的复合材料。

三、常用生物医学材料简介

生物医学材料发展与应用的历史很长,人们对生物医学材料的认识也随着科学技术的进步和临床医学技术的提高而不断深入。生物医学材料及制品不仅仅是临床诊断和治疗的一种工具或用品,而且对当代医疗技术水平的提高发挥着重要的引导作用。

(一) 生物医学金属材料

生物医学金属材料包括金属或合金,其特性是高机械强度、抗疲劳和易加工等优异性能。生物医学金属材料的应用涉及硬组织、软组织、人工器官和外科辅助器材等各个方面。随着高抗蚀性的不锈钢,弹性模量和骨组织接近的钛合金以及多孔金属材料、记忆合金材料、复合材料等新型生物金属材料不断出现,金属材料在临床上的应用范围也在扩大。

生物医学金属材料应用虽广,但也存在一些对人体有害的毒副作用,其毒性主要是因腐蚀或磨损使得金属表面离子或原子进入周围生物组织,与体内物质生成有毒化合物,引起水肿、栓塞、感染或肿瘤等。金属材料的弹性模量大于骨的弹性模量,会使得材料与骨应变不同,界面处发生的相对位移造成界面松动,产生应力屏蔽,引起骨组织的功能退化或吸收。

常用生物医学金属材料主要包括医用不锈钢、医用钴基合金、医用钛及其合金、医用镁合金等。医用不锈钢主要化学成分为(316,316L,317L)。医用钴基合金主要化学成分为 Co-Cr-Mo、Co-Cr-W-Ni等。医用钛及其合金是目前应用最多的植入金属生物医学材料,具有密度小、比强度高、弹性模量低、耐腐蚀性和抗疲劳性能等,优于不锈钢和钴基合金。医用镁合金作为可降解医用材料被誉为第三代生物医学材料。此外,广泛用于临床治疗的还有金、银、铂等贵金属。钽、铌、锆具有很好的化学稳定性和抗生理腐蚀性,氧化物基本上不被吸收、不呈现毒性反应,表现出良好的生物相容性,因其价格较贵,应用受限。形状记忆合金是一种新型医用生物医学材料,临床上已采用的形状记忆合金主要为镍钛形状记忆合金。

(二)生物医学无机非金属材料

生物医学无机非金属材料是以某些元素的氧化物、碳化物、氮化物、卤化物、硼化物以及硅酸盐、铝酸盐、磷酸盐、硼酸盐等物质组成的材料。目前,临床使用的无机非金属材料主要包括生物陶瓷、生物玻璃和碳素材料。

1. **生物陶瓷** 生物陶瓷由多种氧化物烧结而成,主要包括生物惰性陶瓷、生物活性陶瓷和陶瓷基生物复合材料。生物惰性陶瓷指在生物体内不发生或发生极小反应的材料,有良好的生物相容性、优良的耐磨性、化学稳定性、高的机械强度,能用于牙根、关节及骨的修复和置换,如齿科用陶瓷的化学组成大致是 $50\%\sim60\%$ 的 SiO_2、$10\%\sim20\%$ 的 Al_2O_3 和 $7\%\sim10\%$ 的 K_2O。

生物活性陶瓷又叫生物降解陶瓷,包括生物表面活性陶瓷和生物吸收性陶瓷。生物表面活性陶瓷通常含有羟基,还可做成多孔性,生物组织可长入并同其表面发生牢固的键合。生物吸收性陶瓷的特点是能部分吸收或者全部吸收,在生物体内能诱发新生骨的生长。生物吸收性陶瓷主要成分为羟基磷灰石和磷酸钙,植入人体后可以降解吸收,诱导骨质生长。

2. **生物玻璃** 生物玻璃大致可分为两大类。一类是非活性的、近似惰性的生物玻璃,此类材料在体内环境中能够保持稳定,不发生或仅发生微弱化学反应;另一类是生物活性玻璃材料,是一类能对机体组织进行修复、替代与再生、具有能使组织和材料之间形成键合作用的材料。生物玻璃材料的主要化学成分有金属氧化物(如 Na_2O、CaO、K_2O、MgO、ZrO_2、Al_2O_3 等)和非金属氧化物(如 SiO_2、P_2O_5、B_2O_5 等)。

3. **碳素材料** 碳素材料主要包括碳纤维、活性炭、石墨烯和碳纳米管等。碳是构成生物体的重要组成元素。碳素是具有很强的共价键所形成的六角形晶体结构,因其具有极好的抗血栓性,碳素材料被认为是最佳的人工心脏瓣膜材料。各向同性碳被用于人工心脏瓣膜、关节帽、股骨的修复。多孔性碳材料用作人工齿根和骨修复。碳纤维束有利于生物组织依附生长,经聚乳酸浸渍制成人工韧带和肌腱已用于临床,活性炭常用于血液净化材料等。石墨烯和碳纳米管的医学应用是目前生物医学材料研发的重要领域,但临床应用还需要更深入系统的研究。

(三)生物医学高分子材料

生物医学高分子材料包括天然与合成生物医学高分子材料两大类。

1. **天然生物医学高分子材料** 天然生物医学高分子材料来源于自然,包括纤维素、甲壳素、海藻酸盐、透明质酸、胶原、纤维蛋白原等。

天然材料中的多糖是由许多单糖分子经失水缩聚,通过糖苷键结合而成的天然高分子化合物,多糖水解后如果只产生一种单糖则称为同多糖如纤维素、淀粉等,如果最终水解产物是两种或两种以上单糖则称为杂多糖如菊粉等。杂多糖的种类虽然很多,但存在量远不及同多糖。

(1)纤维素:纤维素是由 D-吡喃葡萄糖经由 β-1,4 糖苷键连结的天然植物多糖,纤维素作为生物医学材料使用的最大问题是加工性能和人体内的可降解性。

(2)甲壳素:甲壳素是一种来源于动物的天然多糖,在自然界中的产量仅次于纤维素而居第二位,也是现今所发现的众多天然多糖中仅有的具有明显碱性的天然多糖。甲壳素难以加工成型,一般医用材料是甲壳素的脱乙酰多糖——壳聚糖。壳聚糖是由氨基葡聚糖(GlcN)和乙酰化氨基葡聚糖(GlcNAc)两种结构单元通过 β-1,4 糖苷键构成。壳聚糖具有良好的生物相容性和促组织修复再生的特性,在人体内可以降解吸收,可用作人工皮肤、眼科材料、神经导管以及骨修复材料。

(3)海藻酸盐:海藻酸盐是从海藻中提取的藻蛋白酸,一种类似纤维素的不能溶解的多糖,在制作敷料时被转换成一种钙盐。海藻酸盐具有极强的吸收性,能吸收相当于自身重量 20 倍的液体,能有效控制渗液并延长使用时间。临床使用的产品主要是海藻酸盐类敷料,跟纱布一样柔软,容易折叠,敷贴容易,主要作用在于隔绝创面,防止再污染。

（4）氨基聚糖：人体内含有许多氨基聚糖，如透明质酸、肝素、硫酸角质素等含有 N- 乙酰氨基葡萄糖。氨基聚糖在体内可与人体内的胶原、弹性蛋白、粘连蛋白结合后发挥相应的功能。骨骺中的硫酸软骨素蛋白聚糖可结合 Ca^{2+}，促进钙化。氨基聚糖（肝素）可与血浆蛋白中的凝血因子结合，具有抗凝作用。

（5）胶原：蛋白质广泛存在于动物和植物体中，作为生物医学材料应用，主要是结构蛋白，如胶原、弹性硬蛋白等。由于胶原来源广泛，特别是其抗原性低而被广泛用作生物医学材料。胶原海绵具有高度的止血活性和对体液的吸收能力，有利于组织，特别是骨组织再生。胶原还可用作人工肾的透析膜、人工血管、人工肌腱、人工晶体、人工角膜和外科修补材料，亦可作为药物载体来制备缓释药物。

（6）纤维蛋白原：纤维蛋白原（fibrinogen）是一种血浆蛋白，在凝血酶的作用下可发生凝固。纤维蛋白原主要来源于血浆蛋白，因此具有极好的血液相容性和组织相容性，无毒性和其他不良影响。其作为止血剂、创伤愈合剂和可降解生物医学材料在临床上已经应用很久。

2. 合成生物医学高分子材料　目前广泛使用的合成医用高分子材料近百种，制品两千多种。主要有硅橡胶、聚氨酯、聚丙烯酸类材料以及可降解的聚乳酸等。

（1）硅橡胶：硅橡胶是一种以 Si-O-Si 为主链的直链状高分子聚有机硅氧烷为基本材料，制成的具有一定强度和伸长率的橡胶态弹性体。硅橡胶具有良好的生物相容性，易于成型加工，是目前医用高分子材料中应用最广，能基本满足不同使用要求的一类材料，主要应用于静脉插管、透析管、导尿管、胸腔引流管、输液（输血）管以及医疗整容整形材料。

（2）聚氨酯：聚氨酯是指高分子主链上含有氨基甲酸酯基团的聚合物，是由异氰酸酯和羟基或氨基化合物通过逐步聚合反应制成的，其分子链由软段和硬段组成。聚氨酯具有微相分离结构，存在着不同表面自由能分布状态，改善了材料对血清蛋白的吸附力，抑制血小板黏附，具有良好的生物相容性。聚氨酯多用于制作人工心脏、心脏瓣膜、辅助循环装置、人工肾、人工肝、人工肺、输尿管、人工血管、人工皮肤、人工软骨，缝合线，软组织黏合剂以及绷带、敷料、吸血材料等。

（3）聚丙烯酸类材料：聚丙烯酸类材料是指以丙烯酸、甲基丙烯酸及其酯类为单体的均聚物，俗称有机玻璃、骨水泥等。此聚合物是应用于临床最早的人工合成材料之一。由于此类材料具有良好的强度、韧性、粘连性和生物相容性，多用来制作硬质接触眼镜片、人工晶体、人工角膜、人工泪管、人工颅骨、齿科修复及骨关节假体的充填以及粘着固定剂等。

（4）聚乳酸：聚乳酸是以乳酸或丙交酯为单体化学合成的生物降解型热塑性聚酯，为无毒、无刺激、生物相容性良好、可生物降解吸收、强度高、可塑性好的合成类生物降解高分子材料。聚乳酸的降解产物是乳酸、CO_2 和 H_2O。经国家药品监督管理局批准可用作手术缝合线、注射用微胶囊、微球及埋置剂等制药材料。

合成生物医学高分子材料是目前临床应用种类最多的生物医学材料，除上述常用材料外，还包括聚酰胺（尼龙）、聚丙烯腈（腈纶）、聚乙烯、聚丙烯、聚氧化乙烯、聚氧化丙烯、聚酯（涤纶）、聚乙烯吡咯烷酮、聚苯乙烯、聚四氟乙烯、聚乙烯醇、聚氯乙烯等。

（四）复合材料

自然界中存在大量的复合材料，如木质素基体中有纤维素（木材）、磷灰石基体中有胶原纤维（骨）等。复合材料不仅可以最大限度地发挥各组分的优点，还可能获得原组分所不具备的优良性能，也可以按照不同用途和性能对复合材料的组分和结构进行设计，利用组分的比例、分布以及形态，改变复合材料的综合性能。复合材料的性能不仅与每相的组成有关，而且与相的含量、尺寸和分布状态密切相关。在复合材料中每种相的几何形状十分相似，在单一相内可以把材料看成是均匀的，复合材料的各个组分在物理学和力学上是独立的。复合材料的最显著优点就是其各组分性能的互补性以及复合材料的可设计性，复合材料具有单一组分所没有的优良性能。

在生物医学材料中，由于单一组分很难满足生物相容性的要求，复合材料所占的比例愈来愈大，用途也愈来愈广泛，且有些部位的植入体非用复合材料不可。例如，天然骨组织是由生物大分子胶原及羟基磷灰石微晶体组成,如果能复合出组成与微观形态完全与骨组织相同的复合材料,无疑将会成为最理想的牙科替换材料。人体组织或器官均为复合材料所组成,尤其是人体骨组织是目前人工无法仿制或合成的优良复合材料。在生物可吸收性材料中,尤其是组织工程支架材料中,为了调整材料的降解性能并保证支架材料的强度以及加工性能,复合材料的利用更是十分广泛。在矫形外科中,复合材料被用来改善股骨柄。生物活性陶瓷、骨水泥等复合材料也愈来愈为人们重视。

(五) 纳米材料

纳米科学技术是在纳米尺寸(10^{-10}~10^{-7}m)范围内认识和改造自然。纳米生物医学材料就是利用纳米科学与技术与生物系统结合,用于临床诊断、治疗或替换人体病变组织、器官或改善其功能的新型材料。从仿生的观点看纳米材料应该是人体组织器官的最佳结构材料,具有许多传统材料所不具备的独特的理化性质和生物学效应,在生物医学领域具有广阔的应用前景。纳米材料在生物体内的生理行为与常规物质可能有很大的不同,其负面生物效应,尤其是毒理学与安全性问题必须关注和解决。

纳米生物医学材料是材料领域发展的一个崭新领域,研究涉及口腔材料、骨科材料、载药材料、介入导管、血管支架以及许多临床使用的其他耗材。国际上不少专家学者预言,纳米材料很可能成为21世纪生物医学材料的核心,其原因是人体的骨骼、牙齿等都发现有纳米微粒形成并具有纳米结构,属于典型的纳米复合材料。

四、生物医学材料的发展

随着科学技术发展,生活质量不断提高,人们对医疗水平的发展也不断提出新的要求,生物医学材料的发展也随之发生了巨大的变化。从生物医学材料发展的历史以及人们对生物医学材料认识的角度,可以把生物医学材料的发展分为四个阶段:第一阶段,从有文献记载到19世纪中叶,是原始生物医学材料时期,主要特征是天然材料的直接应用,属于生物医学材料的朦胧使用阶段。人们主要靠经验进行治病,直接利用天然的动植物材料进行诊病、治病或理疗。第二阶段,开始于19世纪的下半叶,主要特点是人们开始对天然材料进行改性,仍以天然材料为主,例如金、陶以及硫化天然橡胶等。第三阶段是生物医学材料发展最快,应用范围扩大最迅速的时期。在该阶段不仅天然材料得到发展,而且重要的标志是合成材料在临床医学中得到了广泛的应用,并且开展了材料的生物活性化研究,从理论上开始系统探讨材料与组织、细胞之间的相互作用关系,关注材料与宿主体界面间的相互作用问题,初步形成了生物医学材料合成与临床应用的一系列基础理论。第四阶段是与组织工程、再生医学和纳米技术的兴起有密切关系,也是21世纪生物医学材料发展的主流,主要标志是生物医学材料在组织工程中的应用以及纳米技术在生物医学材料制备中的应用,是生物医学材料对临床医学贡献最大的时期。

20世纪90年代组织工程的兴起,尤其是21世纪再生医学的快速发展,具有组织诱导或促进组织再生的功能化材料,成为生物医学材料研发的热点。组织工程支架材料除了应具备生物医学材料的一般特性外,还必须在组织形成过程中材料降解并被吸收;其次应具有较好的可加工性,尤其是能形成三维结构并有良好的孔隙率,以便进行营养物质传输、气体交换、废物排泄;使细胞按一定形状生长,良好材料-细胞界面有利于细胞黏附、增殖、激活细胞特异基因表达等。

纳米科学与技术是20世纪80年代兴起的一个崭新领域,随着研究的深入和技术的发展,纳米材料开始与许多学科相互交叉、渗透,显示出巨大的潜在应用价值,并且已经在一些领域获得了初步的应用。在过去几年中,生物纳米材料的理论与实验研究已成为人们关注的焦点,特别是核酸与蛋白质的生化、生物物理、生物力学、热力学与电磁学特征及其智能复合材料,都已成为生命科学与材料科学的交叉前沿。

生物医学材料除了应具有组织诱导功能之外,还要具有材料机械性能,尤其是材料的力学性能。以骨替换材料为例,目前制造人骨的材料有石墨、碳纤维、多孔金属材料以及一些高分子材料等。最近,人们找到了聚醚醚酮。聚醚醚酮是一种全芳香半结晶性高聚物,具有多种优良的综合性能:对氧高度稳定,具有坚韧、高强度、高刚性和耐蠕变的特点,抗疲劳性也很突出。大量的实验证明,聚醚醚酮类聚合物有着良好的生物相容性。

人类组织器官的多样性和复杂性是自然界生物漫长进化的结果,是目前非生物界组装过程无法实现的。随着科学的不断发展,人类对生命现象和机制的认识会不断完善,真正意义上的生物过程制造必定取得进展。目前利用细胞和生物医学材料作为基质,通过细胞材料的直接受控组装,形成组织或器官前体,为制造具有生物活性的组织和器官奠定了基础。

生命体系是一个通过自然选择而形成的高特异性、高选择性系统,蛋白质、多糖以及其他生物分子之间通过特异性的识别作用形成的精确结构是正常生理功能的基础。生理环境中,细胞外基质是支持细胞生长的支架,细胞通过特殊的细胞表面受体与自身的细胞外基质及其他细胞分泌的细胞外基质发生特异性作用,不同的细胞功能就依赖于细胞外基质的组分与结构。材料植入生物体后,细胞与植入后的材料相接触,会产生生物特异性和非生物特异性两种相互作用。前者主要指配体-受体相互作用,后者包括如静电作用、氢键作用、亲水-疏水结合等。而最主要的是特异性反应,即植入材料进入人体内后,细胞膜表面的受体积极寻找与之相接触的材料表面所能提供的信号,以区别所接触材料为自体还是异体。只有生物相容性适宜,植入材料才能被生物体细胞所认同。所以,以细胞的行为和维持内环境平衡为基准来设计生物医学材料,抑制非特异性相互作用,引入特异性相互作用位点,使细胞在类似细胞外基质中发挥其功能,是生物医学材料仿生设计的最重要依据与准则,也是今后生物医学材料合成与设计的理论基础。

现代组织工程是采用生物医学材料支架作为模板诱导细胞行为,进行组织修复和重建的科学。理想的组织工程支架最重要的是提供细胞良好生长的微环境,除了要求材料具有良好的生物相容性外,还必须具有三维立体多孔结构,良好的生物降解性,良好的材料-生物界面以及可塑性和一定的机械强度。然而材料-生物界面的非特异性作用和生命体的特异性作用之间的矛盾是材料非生物相容性反应的根本。因此,研制类细胞外基质的组织工程材料是生物医学材料研究的一个重要方向。

生物医学材料在生物体内的应用具有多重复杂性,如材料网络中的非冻结结合水、自由水及中间水与蛋白质吸附之间的关系;材料表面的亲水-疏水平衡与细胞的黏附;材料表面的拓扑结构与血液相容性;材料表面的生物特异性识别与细胞识别及炎症响应等都能影响到材料的应用性能。同时,细胞与生物医学材料表面的接触及相互作用贯穿于从组织工程支架上的细胞繁殖到材料在生物体内的降解及排出这一全过程。生物医学材料对细胞生长的影响——如何维持细胞增殖和凋亡的平衡这一双向、动态的过程,是生物医学材料设计过程中必须要考虑的关键因素。

生物相容性仍然是生物医学材料今后一段时期的研究重点,只不过研究的方法和思路不断创新,关注的重点也由以前的组织细胞毒性转向材料与细胞、蛋白质、功能因子、功能位点、信号通道、分子机制等更微观的方向。当然,新材料的设计与合成也是生物医学材料的根本之一,因为一切优良的医疗器械都是以良好的生物医学材料为基础,纳米技术与材料的研发将是生物医学材料领域的热点之一。先进制造也将是生物医学材料及其制品今后的研发重点,尤其是精密加工、自组装技术、仿生技术、计算机模拟控制技术等。可以预计满足植入器械的个性化仿生设计及组织工程制备的技术与设备要求,利用离散堆积原理发展三维计算机仿生设计及快速成型系统将会越来越受到重视。

今后应该特别重视组织诱导性生物医学材料,组织工程化制品,材料表面及改性植入器械的设计和制备的工程化技术;用于微创和无创治疗的介入治疗植入器械和复制器械;生物衍生材料和生物人工器官;纳米生物医学材料;与信息和电子学技术相结合的有源植入或部分植入器械,如人工耳蜗、生物芯片、神经调节与刺激器、心脏起搏器和生物传感器;通用基础生物医学原材料的开发和质量控制技术——可降解合金、高分子材料等;计算机辅助仿生设计及快速成型的生物制造技术与设备;药物和生物活性物质控释载体和系统;生物医学材料和器械的封装、灭菌、消毒和储存技术。

必须指出,生物医学材料研发必须服务于临床诊断、治疗与康复,在临床使用的过程中应不断改进材料和制品的性能。尽管有些材料还无法满足临床使用的所有要求,甚至还存在无法避免的一些副作用,但新型医疗器械的更新换代仍是日新月异。因此,在加强应用基础研究的同时,还必须依据市场和临床技术革新的要求,重视新型医疗器械的开发与应用,尽快完成生物医学材料的使命,为人类健康服务。

第二节 生物医学材料评价简介

一、生物医学材料评价的意义

生物医学材料及其制品的应用十分广泛,在临床治疗和诊断过程中发挥了不可替代的作用,但许多生物医学材料植入人体后会出现异物反应,如凝血、免疫排斥反应、炎症反应等。因此,理想的生物医学材料必须具有被替代活组织的主要功能及其良好的生物相容性。为了保证生物医学材料的安全性和功能性,生物医学材料的评价就必不可少。

生物医学材料的评价通常包括体外和体内两种途径。体外实验是将材料或其浸提液在体外环境下与细胞或组织接触,观察材料对细胞数量、形态及分化的影响。体内试验则是模拟人体生理环境,将材料直接与动物体接触,观察植入体周围组织反应与材料的应用状态。目前,动物体内植入仍是生物医学材料安全性和有效性评价的主要手段。

生物医学材料的评价一般包括以下几个方面:

1. **安全性评价** 生物医学材料的安全性不仅是临床应用的安全,还包括生物医学材料及其制品的生产、运输、储存和使用过程的安全性。

2. **稳定性评价** 材料的物理、化学和机械性能必须满足临床应用的稳定性,如材料的硬度、弹性、机械强度、疲劳强度、蠕变、磨耗、吸水性、溶出性、耐酶性和体内老化性等必须具有良好的稳定性。

3. **生物相容性评价** 材料与人体组织或器官的相互作用,即生物相容性是材料类医疗器械的最重要性能,因为材料植入人体后要长时期与体液或组织接触,就必须对体液无影响,无异物反应,在人体内不损伤组织,不致癌致畸,不会导致炎症坏死、组织增生等。

4. **功能性评价** 生物医学材料及其制品仅仅具有良好的安全性、稳定性和生物相容性是完全不够的,还必须具有一定的临床诊断、治疗、修复功能和替换人体组织或器官或改善其功能的特性。

二、生物医学材料评价的指导原则

生物医学材料及其制品的设计要以材料的物理、化学稳定性为基础,以生物相容性为基本要求,以无副作用或使副作用降至最低为标准,以防病、治病、诊病为目标,真正达到性能优,副作用小,为临床诊断与治疗提供坚实可靠的物质基础。因此,生物医学材料的性能评价就显得非常重要或不可缺少,从合成、制备、加工成型到医疗器械产品的临床应用,需要很多评价环节,如材料的组成、形态结构、理化性能、力学性能及生物学性能等,都需要严格的评价,以判断其临床使用的范围和应注意的问题。

生物医学材料评价的特点是周期长,费用高,有些评价个性化显著,评价过程需要周密计划,合理安排。生物医学材料评价,尤其是生物学或功能性评价必须确定整个评价环节和评价方法的先后顺序。一般情况是优先评价低成本项,包括材料成本、时间成本、人力成本和经费成本等。评价的顺序通常是材料的组成分析——形态结构评价——理化性能评价——力学性能评价——体外生物学性能评价——体内生物学及其功能性评价。同时还应关注评价过程中的损耗或破坏,一般应该优先评价非破坏性项目。根据试样情况,在不影响破坏性测试结果的情况下,可以考虑用作破坏性测试。一般建议先进行体外评价,后进行体内评价,先开展细胞相容性评价,后开展血液相容性评价。在体内评价部分,动物试验一定是安排在临床试验的前面,在动物试验结果达到预期要求时再开展临床试验。

生物学评价应着眼于优先通过化学成分的分析和采用体外模型的方法,使试验动物的数量和接触情况最小化。材料类医疗器械制品的生物学评价,应提供最终使用状态器械的生物相容性信息,这些信息可以通过风险管理过程或生物相容性测试(使用体外和体内模型)和/或充足的化学表征结合补充的生物相容性信息获得,信息应能充分揭示器械生物相容性的风险。

三、生物医学材料的安全性评价

随着科学技术的不断进步,生物医学材料带给人们诸多便利的同时,也给人们带来了不容忽视的难题。不仅生物医学材料的本体性能直接影响产品的安全性,而且生产、运输和储藏以及使用过程中的不当,也会影响患者术后的康复。因此,生物医学材料及其制品的正确合理使用成为现今社会关注的话题,也成为医学界不断讨论的热点。生物医学材料及其制品的研发、生产应当对材料及其制品的质量负责,尤其是从事医疗器械生产,应当具备与生产的医疗器械相适应的生产场地、环境条件、生产设备以及专业技术人员,有符合产品研制、生产工艺文件规定的要求。从事材料类医疗器械的经营,应当具有与经营范围和经营规模相适应的质量管理机构或者质量管理人员,质量管理人员应当具有国家认可的相关专业学历或者职称。按照相关法律、法规的规定审查验证生产和经营企业的医疗器械生产许可证、医疗器械注册证、医疗器械经营许可证及产品合格证明等资质。

生物医学材料及其制品的设计和生产应确保其在预期条件和用途下,不会损害医疗环境、患者安全、使用者及他人的安全和健康等。使用时潜在风险与患者受益相比较可以接受,并具有高水平的健康和安全保护方法。在生命周期内,正常使用和维护情况下,材料类医疗器械制品的特性和性能的退化程度不会影响其安全性。生物医学材料及其制品的设计、生产和包装应尽可能减少污染物和残留物对从事运输、贮存、使用的人员和患者造成的风险,特别要注意与人体暴露组织接触的时间和频次。

生物医学材料及其制品的设计和生产应当能够保证产品在正常使用中接触到其他的材料、物质或气体时,仍然能够安全使用。如果材料用于给药系统,则该产品的设计和生产需要符合药品管理的有关规定,且正常使用不改变其产品性能。生物医学材料的设计和生产应当尽可能减少滤出物或泄漏物造成的风险,特别注意其致癌、致畸和生殖毒性,尽可能减少物质意外从该产品进出所造成的风险。

综上所述,生物医学材料除具有医疗功能之外,安全性是必不可少的,即不仅要治病、诊病和防病,更要对人体健康无害,这是其他材料不一定具备的特殊要求。生物医学材料的安全性最直接和最重要的影响因素是材料的基本化学组成和结构形态,因此在生物医学材料及制品的设计必须确保所选材料的化学组成、结构形态、表面性能是无害的,所以材料理化性能评价是完全必要的。生物医学材料不仅要尽可能地避免材料中小分子杂质的残留,同时还要考虑环境中的杂质进入材料或制品,对材料性能引发的不良影响。按照国标的生物安全性评价的方案,一般的安全性评价包括细胞毒性、全身急性毒性、血液相容性评价、皮肤致敏实验等生物相容性评价。目前,动物体内植入实验仍是评价生物医学材料安全性和有效性的最主要手段,但是在体内环境中只能对其最后影响结果作出大体评价,而不能对一些参数进行定量的分析。

四、生物医学材料的生物相容性评价

生物相容性评价是安全性评价的主要内容。生物医学材料及其制品的特征是与生物系统直接接触,植入体内的材料不仅与生物组织相接触,而且与体液也会直接接触。所以生物医学材料除具备一般材料的力学、机械、物理、化学等性能外,还应满足宿主体的各种功能要求,即具备良好的生物相容性。所谓生物相容性一般是指材料在生物体内与周围环境的相互适应性,也可理解为宿主体与材料之间的相互作用程度。要想真正理解生物相容性的含义还必须了解生物相容性的评价方法。

按照 GB/T 16886.1—2011《生物学评价试验》附录 A 说明(图 1-1),器械与人体的接触性质和时间及需要进行的生物学评价试验的选择如下:

器械分类		器械分类	生物学作用							
人体接触性质（见 5.2）		接触时间（见 5.3）A——短期（≤24h）B——长期（>24h~30d）C——持久（>30d）	细胞毒性	致敏	刺激或皮内反应	全身毒性（急性）	亚慢性毒性（亚急性毒性）	遗传毒性	植入	血液相容性
分类	接触									
表面器械		A	×*	×	×					
		B	×	×	×					
		C	×	×	×					
	黏膜	A	×	×	×					
		B	×	×	×					
		C	×	×	×		×	×		
	损伤表面	A	×	×	×					
		B	×	×	×					
		C	×	×	×		×	×		
外部接入器械	血路,间接	A	×	×	×	×				×
		B	×	×	×	×				×
		C	×	×	×	×	×	×		×
	组织/骨/牙本质	A	×	×	×					
		B	×	×	×	×	×	×	×	
		C	×	×	×	×	×	×	×	
	循环血液	A	×	×	×	×				×
		B	×	×	×	×	×	×	×	×
		C	×	×	×	×	×	×	×	×
植入器械	组织/骨	A	×	×	×					
		B	×	×	×	×	×	×	×	
		C	×	×	×	×	×	×	×	
	血液	A	×	×	×	×			×	×
		B	×	×	×	×	×	×	×	×
		C	×	×	×	×	×	×	×	×

* × 表示基于风险分析之上的生物安全性评价可能所需的数据终点。当已有充分的数据时，则不需要再进行试验。

图 1-1　生物医学材料需考虑的评价试验

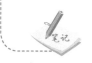

生物相容性的影响因素复杂，一般而言包括材料对生物体的作用和生物体对材料的作用。材料的各种变化是受环境因素的影响而做出的反应，即活体系统对材料的作用，包括生物环境对材料的浸润、腐蚀、降解、磨损等引起的材料化学变化，以及由此引起的材料或制品应有功能的降低或丢失。材料对生物系统的作用，即宿主反应，包括生物体的局部反应，也涉及全身反应和免疫反应等，其结果可能导致生物体内组织或器官的中毒和机体对材料的排斥，最终使生物医学材料或制品失去其应有的功能，甚至对周围环境产生新的伤害。由于生物体内的各种环境性能是不能改变的，改善生物相容性的唯一途径就是研制开发新型材料。

生物医学材料的生物相容性评价应该依据国家主管行政部门的相关规定或国家相关标准，在样品的制备，评价方法的选择以及评价结果的分析处理都应该遵循一定的标准。若可能，各项生物相容性试验需采用成品进行，若采用成品进行试验时不可操作，则进行适当稀释/浸提，并提供不使用原液的理由以及稀释/浸提比例的依据。如长期植入人体的材料的相关评价可以参考 GB/T 16886.1—2011《医疗器械的生物相容性评价》。最后需根据 GB/T 16886.1—2011《生物相容性评价试验》附录 A，选择具体的试验项目，完成最终的生物相容性评价报告。

五、生物医学材料的功能性评价

生物医学材料的应用主要包括临床诊断、治疗、组织修复或再生及其组织或器官的替换，其主要功能依据应用目的不同而不同。有些材料及其制品可以全部植入体内，有些则可以穿透上皮（如皮肤）部分植入体内，有些可以放在体内的空腔中但不进入皮下（如义齿、子宫内置物、接触镜等），还有些可以放在体外而通过某种方式作用于体内组织（如与血管系统相连的体外装置）。不同用途的生物医学材料其性能和功能要求也不一样，主要包括以下几个方面：

（一）力学性能评价

一般而言，生物医学材料的力学性能不仅要求材料的压力、拉力和剪切力的力学性能较好，而且还应具有耐疲劳性和较小的应变性能，如应用于骨骼系统的材料要在动态的条件下多年行使功能，由于连接骨骼的肌肉作用，使骨骼系统的力呈多点分布，因而材料还应具有应力分布性能。在骨关节和牙的结构替换材料中多采用高强度的金属及其合金，有些情况下也可使用陶瓷、复合材料等，尤其是随着高分子材料的发展，高强度的生物医学高分子材料也不断涌现。

（二）耐摩擦和磨损性能评价

生物体内的组织和器官都是在不停运动、摩擦。因此，所使用的材料必须具有低摩擦和低磨损性，并要有适合运动的润滑表面。例如，自然关节不仅由滑液润滑，而且有良好的软骨-滑液的协同作用使摩擦系数降低。

（三）血液流动性评价

心血管系统尽管在客观结构上比较简单，血液在心血管系统中流动的概念也不复杂，但心血管系统的流体力学是个复杂的问题。同样血液也是一个复杂的液体。心血管系统用材料除具有较好的血液相容性外，还必须具备控制血液流动的性能。因此，血液流动性评价是心血管材料不可缺少的评价内容。

（四）体液流动性评价

体液从身体的一个部分引导到另一个部分是通过组织蠕动收缩机制完成的。例如尿液从膀胱中排泄是泌尿系统重要的特点。这就要求材料不仅具有良好的表面性能，而且要求材料具有一定的弹性，体液的流动性控制至今仍然是一个复杂的问题。

（五）光、电、音传导性能评价

生物体的视觉主要是光学现象，也有部分是生理现象。在视网膜中光信号转变为电信号并通过神经传入大脑。因此，眼科材料的主要功能要求就是光传递性能。许多器官功能的调控都是通过神经系统内的电活动来实现的，感觉系统也依赖于电脉冲从感官到大脑的传递，这种功能可借助器械的植入把感觉输入转变成可传入神经系统相关部分的电信号。修复声音传导通道所用材料必须具备声音的传导性能,该性能主要靠材料的声波传递性能完成。

(六)生物降解和人体吸收性能评价

对于药物缓释、控释材料和新发展起来的组织工程材料,生物降解和人体可吸收性是其不可缺少的评价内容。材料在体内的降解过程一般可分为酶催化、自由基作用和水解过程。

(七)组织修复与再生的诱导作用评价

组织再生的诱导作用是对生物医学材料的更高要求,不仅要求材料具有良好的生物相容性,而且具有能诱导组织再生的作用。这种诱导作用可以借助生物工程的方法,对材料的改性,尤其是引入细胞生长因子类物质等来实现。

第三节 生物医学材料制品的系统性评价

一、生物医学材料制品简介

生物医学材料制品属于医疗器械的范畴,其评价应该严格按照国家相关规定或标准进行。医疗器械是指直接或者间接用于人体的仪器、设备、器具、体外诊断试剂及校准物、材料以及其他类似或者相关的物品,包括所需要的计算机软件。医疗器械的效用主要通过物理等方式获得,不是通过药理学、免疫学或者代谢的方式获得,或者虽然有这些方式参与但是只起辅助作用。医疗器械主要应用于疾病的诊断、预防、监护、治疗或者缓解以及损伤的诊断、监护、治疗、缓解或者功能补偿。医疗器械也可用于生理结构或者生理过程的检验、替代、调节或者支持以及生命的支持或者维持。医疗器械还可用于妊娠控制以及通过对来自人体的样本进行检查,为医疗或者诊断提供信息。生物医学材料制备的医疗器械种类繁多,既有风险程度较低的一类医疗器械,也有中度风险和较高风险的三类医疗器械。

依据医疗器械结构特征的不同,医疗器械可分为无源医疗器械和有源医疗器械。无源医疗器械是指不依靠电能或其他能源,但是可以通过由人体或重力产生的能量,发挥其功能的医疗器械;有源医疗器械指任何依靠电能或其他能源,而不是直接由人体或者重力产生的能量,发挥其功能。生物医学材料制品绝大部分属于无源医疗器械。依据是否接触人体,生物医学材料制品也可分为接触人体器械和非接触人体器械。

生物医学材料制品的临床使用范围已经涉及硬组织材料(骨、牙、关节);软组织材料(皮肤、乳房、食管);心血管材料;血液净化材料;过滤、透析等医用膜材料;组织黏合剂和缝线材料;药物释放载体材料以及临床诊断及生物传感器材料等领域。我国《医疗器械监督管理条例》规定医疗器械按照风险程度实行分类管理。第一类是风险程度低,实行常规管理可以保证其安全、有效的医疗器械。第一类医疗器械产品检验报告可以是备案人的自检报告;临床评价资料不包括临床试验报告,可以是通过文献、同类产品临床使用获得的数据证明该医疗器械安全、有效的资料。第二类是具有中度风险,需要严格控制管理以保证其安全、有效的医疗器械。第三类是具有较高风险,需要采取特别措施严格控制管理以保证其安全、有效的医疗器械。第二类、第三类医疗器械产品注册申请资料中的产品检验报告应当是医疗器械检验机构出具的检验报告;临床评价资料应当包括临床试验报告,具体要求可参考我国指定的《医疗器械监督管理条例》。

现行有效的《医疗器械分类规则》(原国家食品药品监督管理总局令第15号)是2015年7月14日公布,2016年1月1日起施行的。包括十个条文和一个附件。根据分类规则判定应根据"医疗器械分类判定表"(表1-1)得到管理类别。具体步骤如下:因为生物医学材料及其制成的器械主要是无源接触人体器械,所以需首先根据产品实际使用形式(如医用敷料、植入器械、其他无源接触器械);再根据产品的接触部位和接触时间,查医疗器械分类判定表,得到管理类别。然后,再核对产品是否适用分类规则第六条中所列的特殊分类原则(表1-1注2),如适用,得到具体的管理类别。若上述两者有差异,取两者中较高的管理类别,作为产品的管理类别。

表 1-1 医疗器械分类判定表

			接触人体器械								
	使用状态		暂时使用			短期使用			长期使用		
	使用形式		皮肤/腔道(口)	创伤/组织	血液循环/中枢	皮肤/腔道(口)	创伤/组织	血液循环/中枢	皮肤/腔道(口)	创伤/组织	血液循环/中枢
无源医疗器械	1	液体输送器械	II	II	III	II	II	III	II	II	III
	2	改变血液体液器械	—	—	III	—	—	III	—	—	III
	3	医用敷料	I	II	II	I	II	II	—	III	III
	4	侵入器械	I	II	III	II	II	III	—	III	III
	5	重复使用手术器械	I	I	II						
	6	植入器械							III	III	III
	7	避孕和计划生育器械(不包括重复使用手术器械)	II	II	III	II	III	III	II	III	III
	8	其他无源器械	I	II	III	II	II	III	II	III	III

注1:使用时限的说明:①连续使用时间:指医疗器械按预期目的、不间断的实际作用时间。②暂时:指医疗器械预期的连续使用时间在24h以内。③短期:指医疗器械预期的连续使用时间在24h(含)以上、30d以内。④长期:指医疗器械预期的连续使用时间在30d(含)以上。

注2:特殊结合的医疗器械,还应参考以下原则进行判定。如:①如果同一医疗器械适用两个或者两个以上的分类,应当采取其中风险程度最高的分类;由多个医疗器械组成的医疗器械包,其分类应当与包内风险程度最高的医疗器械一致。②以医疗器械作用为主的药械组合产品,按照第三类医疗器械管理。③可被人体吸收的医疗器械,一般按照第三类医疗器械管理。④医用敷料如果有以下情形,按照第三类医疗器械管理,包括:预期具有防组织或器官粘连功能,作为人工皮肤,接触真皮深层或其以下组织受损的创面,用于慢性创面,或者可被人体全部或部分吸收的。⑤以无菌形式提供的医疗器械,其分类应不低于第二类。⑥如果医疗器械的预期目的是明确用于某种疾病的治疗,其分类应不低于第二类。

二、生物医学材料制品评价的指导原则

既然生物医学材料制品属于医疗器械,其评价原则就应该执行相关的医疗器械的评价指导原则。生物医学材料制品评价的基本原则主要依据GB/T 16886系列标准和《医疗器械生物相容性评价和审查指南的通知》执行。GB/T 16886系列标准是等同转化国际标准化组织(International Standards Organization,ISO)制定的医疗器械生物相容性评价标准(ISO 10993)系列标准。

评价程序按照GB/T 16886.1—2011《医疗器械生物学评价》第1部分:风险管理过程中的评价与试验给出的评价流程图开展(图1-2)。

三、生物医学材料制品的物理化学性能评价

生物医学材料制品的物理化学性能与其安全性和生物相容性关系密切,可以说材料的物理化学性能评价是医疗器械最基础、最关键的评价内容。物理化学性能评价方法与内容取决于对材料配方的了解程度、存在的非临床和临床安全性和毒理学数据以及医疗器械与人体接触的性质和持续时间。针对植入的医疗器械或与血液接触的医疗器械可能需要一些物理表征。如果进行材料物理表征,则应根据GB/T 16886.19—2011进行。

笔记

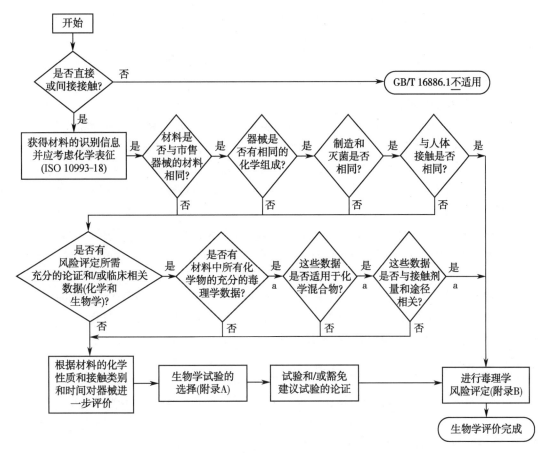

图 1-2 医疗器械生物学实验的评价路径

a. 本过程只适用于与患者身体直接或间接接触的医疗器械。

对于可能含有有毒化学物质的医疗器械,评价应包括化学风险(即毒理学关注点的水平)和接触类型和时间。对于利用新的化学物质来修改材料配方或器械制造工艺(例如表面活性剂、抗氧化剂、可塑剂)的产品必须提供毒理学信息,即纯度和杂质信息、文献数据或针对所关注的化学物质进行的额外毒性试验来解决。对于含已知毒性的化学物质的器械(例如,在药品器械组合产品中使用的药物或生物制剂),采取传统的生物相容性试验可能无法消减医疗器械最终产品的毒理学风险。对于由随时间变化的材料制成的器械(例如,药品器械组合产品、可原位吸收或降解的材料),仅利用所制造器械的生物相容性信息来预测器械在植入寿命中的毒性可能是不合适的。因此,可能必须使用化学表征数据和文献中的毒理学信息来支持风险评定。对于某些在生物相容性研究中观察到非预期结果的器械,可能必须使用额外化学表征数据和文献中的毒理学信息来确定毒性原因以及是否需要通过采取额外消减措施来降低风险。对于某些器械,如果提供的具有"长期安全应用史"的制造材料的证据不足以解释配方添加剂以及制造方法和条件对医疗器械最终产品生物相容性的影响,可能必须使用化学表征数据和文献中的毒理学信息来支持风险评定。

四、生物医学材料制品的生物相容性评价

与人体直接或间接接触的医疗器械进行生物相容性评价,应遵循以下基本要求。相对生物医学材料类医疗器械,材料的选择及其生物相容性评价应首先考虑直接或间接组织接触的可能性以及任何关于器械制造的有用信息(例如材料的化学配方,包括黏合剂、已知和疑似杂质以及与加工相关的成分)。如果器械的化学成分、制造工艺、物理结构(如大小、几何构型、表面特性)、预期用途或初级包装发生任何变更,应针对生物相容性是否发生变化以及是否需要进行额外生物相容性试

验的情况进行评价。潜在生物相容性风险的评价将不仅包括化学毒性,也包括可能造成不良组织反应的物理特性,包括表面性能、周围组织受力(如机械力、热力、电磁力)、几何构造和颗粒物等。此外,制造和工艺参数的改变可能对生物相容性造成影响。生物相容性评价是成品医疗器械的一项评价,在适当情况下,对于灭菌产品,应考虑将灭菌后的产品作为最终成品;对于器械组件组合可能掩盖或使生物相容性评价之间的相互作用变得复杂化时,应考虑器械组件和组件之间可能发生的任何生物相容性方面的相互作用。对于由纳米材料组成、包含纳米材料或会生成纳米材料的医疗器械,由于纳米材料潜在的特有性质,可能需要对其生物相容性评价进行特殊考虑。其次,应考虑医疗器械的材料成分、制品、可能沥滤的化学物质或降解产物与器械总体毒理学评价的相关性。如有证据显示,特定的物理特性对生物相容性有影响,应关注的物理特性包括但不限于孔隙率、粒径、形状和表面形态。

生物医学材料制品的评价应考虑器械材料化学表征和性质,与人体接触的程度、频次和时间。总之,应考虑的生物学终点包括:体外细胞毒性;急性、亚急性、亚慢性和慢性全身毒性;刺激性;致敏;血液相容性;植入后局部组织反应;遗传毒性;致癌性;生殖毒性(包括发育影响)。但是,根据器械的物理性质(例如表面形貌学、器械几何构造)、器械的预期用途、目标人群、和/或与人体接触的性质,并非需要对所有生物相容性进行试验。医疗器械的生物相容性评价应着眼于优先通过化学成分的分析和采用体外模型的方法,使试验动物的数量和接触情况最小化。

五、生物医学材料制品的动物试验评价

生物医学材料制品评价包括动物试验评价。动物试验指在实验室内,为了获得有关生物学、医学等方面的新知识或解决具体问题而使用动物进行的科学研究。动物试验的最终目的就是要通过对动物本身生命现象的研究,进而推用到人类,探索人类的生命奥秘,控制人类的疾病和衰老,延长人类的寿命等。

动物试验评价需要特别考虑动物伦理,应充分开展实验室研究,不宜采用动物试验替代实验室研究。若有经过确认/验证的非活体研究、计算机模拟等方法,则优先采用这些方法以替代动物试验。动物试验应该充分利用已有的信息获取产品安全性、有效性和可行性的相关证据,如可利用已有的同类产品动物试验数据或通过与市售同类产品进行性能比对等方式验证产品的安全性、有效性和可行性。若相关证据充分,可免于动物试验。实验室研究或动物试验等均是验证风险控制措施有效性的手段,只有在实验室研究不足时,才考虑通过动物试验开展进一步验证。

动物试验应从可行性、有效性、安全性三方面进行考虑。可行性是指产品工作原理、作用机制、可操作性、功能性、安全性等方面得到了确认或验证。有效性是指设计合理的动物试验以验证或支持产品的有效性,如可吸收防粘连医疗器械的防粘连性能评价,组织修复材料引导组织重建的有效性评价,多孔涂层关节类产品或3D打印多孔结构产品的骨结合效果评价等。安全性可适当采用动物试验研究进行评价,如器械的毒理学评价、对生物体的损伤评价等。动物源性材料的抗钙化性能,外科血管闭合设备的血管热损伤研究,防粘连器械与组织粘连相关并发症的评价等。

生物医学材料制品的注册申报过程中往往建议进行临床前的动物试验研究,临床前动物试验需包括动物试验研究的目的、结果及记录。动物试验的结果应能够充分地说明产品的安全性和初步可行性时,方能开展首次人体试验。在开展临床试验的同时需继续完成动物试验,直至观察到产品完全降解、吸收。由于代谢、循环、植入部位、体温等因素均可能会影响材料的性能,因此建议申办方在选择动物模型时,应详细说明选择试验动物的原因,试验动物数量应保证结果分析具有统计学意义。如选择的动物模型对于产品应用于人体的安全性分析具有缺陷,应对研究结果的影响进行详细说明。

生物医学材料制品的降解周期、机械性能、降解产物同组织的相容性及组织反应等基本性能的评价,为降低企业风险,可选择小的动物模型(如兔子、大鼠)进行评价。如果产品的性能特点无法在小

动物模型上验证,可以考虑较为昂贵的大动物模型,例如山羊、猪。如骨科承力部件可以考虑山羊,用于心血管类的产品可以考虑猪模型(因为猪与人的心脏差异较小)。动物试验应能观察到产品降解特征,如无特殊情况,应观察到产品完全降解、吸收(特殊情况,如动物寿命限制)。若评价过程选择多个观察时间点时,应注意不同指标观察时间点的设定应有合理依据。动物试验中如发生动物死亡,应详细分析死亡的原因,分析同制品的相关性。值得注意的是,临床前动物试验一般也要求试验动物样本量能满足统计学要求。

六、生物医学材料制品的临床试验评价

医疗器械临床试验评价是指注册申请人通过临床文献资料、临床经验数据、临床试验等信息对产品是否满足使用要求或者适用范围进行确认的过程。临床评价应全面、客观,应通过临床试验等多种手段收集相应数据,临床评价过程中收集的临床性能和安全性数据、有利的和不利的数据均应纳入分析。临床评价的深度和广度、需要的数据类型和数据量应与产品的设计特征、关键技术、适用范围和风险程度相适应,也应与非临床研究的水平和程度相适应。

临床评价应对产品的适用范围(如适用人群、适用部位、与人体接触方式、适应证、疾病的程度和阶段、使用要求、使用环境等)、使用方法、禁忌证、防范措施、警告等临床使用信息进行确认。临床试验或临床使用获得的数据(以下简称临床数据)可来自中国境内和/或境外公开发表的科学文献和合法获得的相应数据,包括临床文献数据、临床经验数据。临床经验数据收集应包括对已完成的临床研究、不良事件、与临床风险相关的纠正措施等数据的收集。

临床试验评价依据的法规可参考我国《医疗器械监督管理条例》《医疗器械注册管理办法》和我国主管部门的医疗器械临床试验质量管理相关规定。

七、生物医学材料制品的风险评价

生物医学材料制品的风险评定应对器械的最终产品进行评价。因此,风险评定不仅应评价制品中所使用的材料,也应评价材料的工艺、制造方法(包括灭菌工艺)以及在加工过程中所使用的辅助工具的任何残留物。风险评定应考虑器械申报的临床使用情况,包括解剖定位、接触时间和预期使用人群。在评价潜在接触时间的过程中,也应考虑器械哪种材料组件可能与组织直接或间接接触,并且,是否为一次性接触或持久接触或存在累积效应的间歇性接触。

生物医学材料制品的风险评价,还应确定材料与人体接触引起的任何潜在不良反应的可接受性。器械材料不应直接或通过释放其材料成分产生不良局部或全身反应,甚至存在致癌性或产生不良生殖和/或发育毒性,除非使用该材料的优势大于不良生物学反应相关的风险。

八、生物医学材料制品的生产与质量控制

生产企业应按照《医疗器械生产质量管理规范》的要求,建立质量管理体系,并保持有效运行,需要符合生产条件的设备与设施,人员应经过培训,并着重注意采购、生产和质量控制的管理。

在生物医学材料及制品的设计和生产过程中,为了保证材料生物相容性和安全性,首先必须注意材料的化学组成、结构形态、表面性能以及形状对人体的不安全性因素,同时还应避免生产和包装以及运输过程中的污染,以及在贮存和使用过程中对人体的危害。对于带有药物的生物医学材料及制品,其生产过程应严格执行有关药物的管理法规。在设计和生产生物医学材料时,不仅要尽可能地避免材料中小分子的渗出,同时还要考虑环境中的小分子进入材料或制品后对材料性能引发的不良影响。总之生物医学材料的设计要以材料的物理、化学稳定性为基础,以生物相容性、生物活性为基本要求,以无副作用或使副作用降至最低为标准,以防病、治病、诊病为目标。真正达到性能优,副作用小。

企业应当建立产品标识控制程序,用适宜的方法对产品进行标识,以便识别,防止混用和错用。

应当在生产过程中标识产品的检验状态,防止不合格中间产品流向下道工序。应当建立产品的可追溯性程序,规定产品追溯范围、程度、标识和必要的记录。应当建立产品防护程序,规定产品及其组成部分的防护要求,包括污染防护、静电防护、粉尘防护、腐蚀防护、运输防护等要求,防护应当包括标识、搬运、包装、贮存和保护等。

企业应当根据强制性标准以及经注册或者备案的产品技术要求制定产品的检验规程,并出具相应的检验报告或者证书。需要常规控制的进货检验、过程检验和成品检验项目原则上不得进行委托检验。对于检验条件和设备要求较高,确需委托检验的项目,可委托具有资质的机构进行检验,以证明产品符合强制性标准和经注册或者备案的产品技术要求。每批产品均应当有检验记录,并满足可追溯的要求。

生物医学材料及制品的质量体系规范或标准,是保证其质量的最基本要求,无论是 ISO 13485 标准还是各国的质量体系标准,其基本内容包括质量管理机构、人员、设计、文件管理、原材料供应、厂房、设备、卫生条件、生产操作、质量检验、包装和贴签、销售、服务、用户投诉记录和不良事件报告等方面的内容。硬件方面要求有符合要求的环境、厂房、设备,在软件方面要求有可靠的生产工艺,严格的管理制度,完善的检验确认和认可。企业应当配备与产品检验要求相适应的检验仪器和设备,主要检验仪器和设备应当具有明确的操作规程。应当建立检验仪器和设备的使用记录,记录内容包括使用、校准、维护和维修等情况。应当配备适当的计量器具。计量器具的量程和精度应当满足使用要求,标明其校准有效期,并保存相应记录。

医疗器械的生产,需要按照《医疗器械生产监督管理办法》的要求,向所在地省、自治区、直辖市食品药品监督管理部门申请生产许可。医疗器械生产许可证有效期为 5 年,有效期届满延续的,应当自有效期届满 6 个月前,向原发证部门提出医疗器械生产许可证延续申请。

第四节　生物医学材料评价的发展与展望

一、生物医学材料评价的发展过程

生物医学材料及其制品的评价内容和方法,不仅与生物医学材料的发展与进步相关,而且与物理、化学的分析测试方法的不断进步关系密切。随着科学技术的发展和临床医学的发展要求,生物医学材料也从天然材料发展到惰性生物医学材料,然后又发展为生物活性材料,以至当今国际上研发十分活跃的生物降解材料、组织工程支架材料和组织诱导材料等。因此,生物医学材料的评价方法也是从无到有,并随着整个医学科学的发展逐渐地完善,规范和标准化。我国生物医学材料的评价方法与评价标准基本与国际上的方法与标准一致。

从 20 世纪后期开始建立生物医学材料的评价标准,经过二十多年不断地修改与完善,目前已经形成了比较完整的评价框架。国际标准化组织(ISO)以 10993 编号发布了 17 个相关标准,同时对生物学的评价方法也进行了标准化,其中主要包括:10993-3《遗传毒性、致癌性与生殖毒性实验》,10993-4《与血液相互作用选择》,10993-5《体外细胞毒性试验》,10993-6《植入后局部反应实验》,10993-10《刺激与皮肤致敏实验》,10993-11《全身毒性实验》等。中国的标准为 GB/T 1688,重点都是观察材料植入体内后与机体组织、细胞、血液等短期、长期接触后所引起的各种不同的物理性变化、化学性变化以及机体反应等。生物医学材料的安全性和生物相容性评价,经历一个从无到有,从单一到系统的过程,其发展过程是随着科学技术的进步和临床医疗越来越高的要求而发展起来,不断完善、规范化和标准化的。

20 世纪中叶,国际上生物医学材料类医疗器械发展迅速,尤其是美国在 20 世纪 60 年代后期和 70 年代初期,医用高分子材料制成的各种人工组织和器官的代用品用于临床,迫切需要相关的医疗器械标准及其评价方法。美国国会在 1976 年通过了对医用装置进行管理的修正案,美国食品药品监督管理局成立了医用装置署,专门负责生物医学材料制品的生产标准及其评价方法的制定。1972 年国际标准化组织也设立了生物医学材料标准化工作的分机构(ISO/TC-150)。国际牙科协会在 1979 年制定了口腔生物医学材料和医疗器材生物相容性评价项目选择,以及相关的评价方法标准。1986 年美国、加拿大、英国等国家卫生部门的专家联合制定了生物医学材料和医疗器材的生物相容性评价指南。1989 年国际标准化组织成立"194 技术委员会"专门研究生物医学材料和医疗器材生物相容性评价标准。1992 年制定了生物医学材料安全性评价和国际标准(ISO 10993-1:1992),共有 12 部分,包括 10993-5《细胞毒性试验(体外)》和 10993-6《植入后局部反应试验》。

我国在 70 年代后期开始研究生物医学材料和医疗器材的生物相容性评价方法。开始有一批学者积极投入此学科研究与开发。于 1987 年国家卫生部颁布《医用级热硫化甲基乙烯基硅橡胶标准》中首次对医用硅胶确定了生物评价标准。1997 年原国家卫生部和原国家医药管理局分别颁布有关医用生物医学材料生物学安全评价标准化等有规定和管理等方面规定。内容有细胞毒性试验、急性全身毒性试验、溶血试验、过敏试验、刺激试验、植入试验、遗传毒性试验等,与 ISO 的标准是一致的。

二、生物医学材料评价新进展

生物医学材料评价的发展与生物医学材料和临床医疗发展水平息息相关,同时也依赖于生物学、化学以及基础医学的新理论和新技术。如前所述,生物医学材料的评价应当包括安全性评价、物理化学性能评价、生物相容性评价和功能性评价。体外实验是将材料或其浸提液在体外环境下与细胞或组织接触,观察材料对细胞数量、形态及分化的影响。体内试验则是将材料直接与动物体接触,观察植入体周围组织反应的状况,这类实验模拟了人体生理环境,与材料的最终应用状况接近。目前,动物体内植入仍是生物医学材料安全性和有效性评价的主要手段。体内试验也有一定的缺点,如在体内环境中,只能对其最后影响结果作出大体评价,不能对一些参数进行定量分析。迫于现代社会动物保护和减少动物试验的压力,国内外专家对体外评价方法进行了大量的研究,同时利用现代分子生物学手段来评价生物医学材料的安全性,使评价方法从整体动物和细胞水平深入到分子水平。体外细胞毒性试验(ISO 10993-5)是该方法的试验标准,其中推荐了琼脂覆盖法和分子扩散法。近年来的发展主要是从形态学方法检测细胞损伤、细胞损伤测定、细胞生长测定和细胞代谢特性测定等角度提出了试验方法,并从定性评价向定量评价发展。

遗传毒性和致癌试验是生物医学材料中最复杂和麻烦的问题。在体外检测方法中常用 Ames 实验,但是由于 Ames 实验菌种的变异,使实验结果的假阴性率不断增加,已由原来的 10% 增加到 30%~40%。一般同时还需要进行体外染色体畸变实验和微核试验,以便相互补充,对遗传毒性作出科学的评价。分子生物学和分子基因学将在遗传毒性和致癌实验的评价中有很大的发展潜力,可以取代某些啮齿类动物试验。

血液相容性试验对用于心血管体系的生物医学材料发展有着重要的作用,但由于凝血机制和体内环境的复杂性及多变性,到目前为止还不能建立一套相关的评价标准。早期血液透析材料的研究,主要强调血栓的形成和材料的毒性。现在认识到这些物质可以影响包括细胞因子网络在内的一些体内自稳系统。在研究生物医学材料和细胞因子的关系时,分子生物学技术较其他分析方法有高度的特异性,而且不受蛋白质和抑制剂结合的影响。当血液和各种透析膜作用后,通过测定 IL-1、TNF、IL-6、IL-8 和 β_2 微球蛋白 mRNA 的转录水平来观察外周血单核细胞的反应,可以比较不同的血液接触材料对单核细胞反应的影响。在 ISO 10993-4 标准中提出了一个血液相容性的评价方向的基本要求,要求通过体外和体内实验从凝血、血小板、血栓形成、免疫学或血液学其他方面对生物医学材料的作用进行评价,具体评价方法和指标都未统一,更没有标准化。

生物相容性是指材料在生物体内与周围环境的相互适应性,即指生物医学材料和人体组织接触后,在材料与组织界面发生一系列相互作用后最终被人体组织所接受的性能。目前生物医学材料生物相容性的评价主要遵循两大原则,生物安全性原则和生物功能性原则,生物安全性主要包括体外细胞毒性试验和致突变或致癌性试验。ISO的细胞毒性评价标准包括：①形态学方法检测细胞损伤；②细胞损伤的测定；③细胞生长的测定；④细胞代谢特性的测定。MTT法可测定细胞的代谢功能，DNA合成检测细胞的增殖能力，荧光素乙酰乙酸（fluorescein acetoacetic acid，FDA）和溴化乙锭（ethidium bromide，EB）测定细胞膜完整性；生物医学材料危险性体外试验中目前主要研究原癌基因激活和抑癌基因失活，尤其是对 *P53* 基因的研究。生物功能性评价包括细胞黏附、细胞散布、细胞增殖、细胞的生物合成功能检测等。

形态学观察是基于与生物医学材料一起培养的细胞所形成的形态学和生物化学特征而进行的一种方法，此法可用于体内和体外的研究，应用各种染色法可观察到细胞与组织的各种形态学特征。这是一种所有方法中最基本最传统的方法，使用也最为广泛。组织学观察指的是在动物体内植入生物医学材料经过一段时间的培养，然后处死动物进行组织观察的方法。这是一种体内实验的方法，它也借助各种显微镜的使用。该法能够很真实地反映材料与生物体的反应情况，对于材料的临床应用是必要的。检测蛋白质或特殊物质的方法其实就是通过检测与材料作用后的细胞中的重要蛋白质的变化或一些特殊物质的产生与否来反映材料的相容性的一种方法。主要包括的蛋白质有：各种代谢酶，结合蛋白，调节蛋白以及一些细胞因子等。对这些蛋白质进行定性与定量的检测，标准 ISO 10993-5 中就提到了这种方法。这种方法的优点是比较直接，更能够反映本质，在科研中应用这种方法最多。主要体现在两个方面：组织相容性与血液相容性。DNA合成检测方法是通过检测 DNA 的合成量的多少来反映细胞的多少，进而反映出细胞与材料的生物相容性（ISO 10993-3）。mRNA 的检测该方法是检测与材料接触的细胞的基因的表达情况。就是通过检测培养细胞与正常细胞的 mRNA 的差异来分析生物医学材料与细胞相容性的情况（ISO 10993-3）。

三、生物医学材料评价的发展趋势

近年来，分子生物学理论和技术的发展，给生物医学材料评价研究提供了新的思维和研究工具。例如，通过分子生物学方法揭示了生物医学材料的某些特性能够影响细胞的调节后，陆续有文献报道应用分子生物学的方法检测生物医学材料的生物相容性具有很高的敏感性和实用性。在研究生物医学材料和细胞因子的关系时，发现分子生物学技术较其他分析方法有高度的特异性。如果生物医学材料对机体的影响已经在整体水平和细胞水平上表现出来，那么在分子水平的基因及表达方面势必已经造成影响，并且会极灵敏地反映出来。建立材料对分子、细胞及机体相互作用的系统性评价已成为生物医学材料评价的发展趋势。目前，除必要的组织形态学观察以外，从分子水平评价材料的安全性和有效性是当前生物医学材料领域的研究重点和前沿课题，使用分子生物学方法的目的，主要是希望从现象深入到本质，了解材料作用于机体的分子机制，为材料的安全性及功能的正常发挥提供分子水平的依据。目前认为对生物医学材料的生物相容性研究与评价，不仅要从整体水平去观察材料对机体的影响以及从细胞水平去观察材料对细胞的数量、形态及分化的影响，而且更要深入到分子水平去观察生物医学材料对细胞、细胞周期调控及细胞外基质相关基因表达水平等方面的影响，从整体、细胞和分子这三个水平全方位地进行评价。

随着生物医学材料广泛的使用，检测方法也向多元化发展，在检测细胞与金属的黏附时，利用的是细胞与金属的黏附力，通过检测黏附力的大小来说明金属的相容性。生物体的组织与器官有自己本身的形态结构与成分，所以就要求生物医学材料的外部形态与内部结构与生物体自身的相同或相似，进而能够发挥相似的功能。这样就会要求生物医学材料具有良好的空间相容性，这也是生物医学材料发展的方向之一，随之带来的将是检测方法的革命。对于一些硬组织，取代的生物医学材料要有一定的强度，所以力的相容性也是需要考虑的一个方面。

生物医学材料的要求是多方面的，因此采用的评价方法也是多方面的，并不是单纯采用一种，而是采用多种方法交叉进行，但是这些方法之间究竟有多大的相关性，还有不同的方法所得的结果之间有多大的相关性还有待进一步的研究。在生物医学材料的研发中既有普通生物医学材料研发中存在的常规问题,也有动物源性材料所面临的独特技术性和科学性问题。因为动物源生物医学材料具有独特的结构和功能,在研发中可以参考生物医学材料的相关技术和研究成果,但不能完全套用。

中国现行的行业标准多是等同转化或降级转化国外的标准如 ASTM(American Society for Testing and Materials)、ISO 系列标准,框架较为严谨,具有良好的指导价值和可操作性。但是这些标准的制定不仅从时间上难以跟上产品提升的需要,而且在数量和涉及范围上也难以有效覆盖所有的产品种类。

生物医学材料的发展,趋向于采用适宜的生物、物理、化学等手段进行修饰或改构,在保存其结构基本不变的基础上,改善界面性质增强其生物学性能。而在随后的生物医学材料安全性研究中,应加强对各种改构的生物医学材料衍生物的结构和功能研究,可参考 ASTM 标准、ISO 标准或者相关的法律法规对其物理化学性能、生物学性能、生物稳定性、代谢途径、免疫原性等进行系统合理的研究评价,力求达到其功能的全面展现。针对临床应用需求,加强生物医学材料的生物相容性评价和生物学研究,另外要强化生物医学材料的动物和人体试验研究,开展科学、系统的临床评价及临床再评价。从细胞和组织的水平,利用形态学的检测方法观察材料与机体短期和长期的互作关系是以往评价生物医学材料的主要内容和手段。

新型生物医学材料近年来迅猛发展,材料的组成、形态、植入部位及用途日趋复杂,对材料的评价相应提出了更高的要求。发展快速、特异、系统的评价体系至关重要。体外实验因操作可控性强,影响因素单一,重复性好而得到大力发展,通过体内 - 体外实验的相关分析有望部分代替体内实验。近交系动物的开发为生物医学材料的体内评价更接近人体的真实反应提供了新的契机。

近几年来,大量分子生物学的先进检测手段的应用使生物医学材料的评价向细胞和分子水平迈进。反转录聚合酶链反应、核酸 / 蛋白质杂交技术可以从分子的层面寻找材料和机体互作的重要的分子标记,而显微探测技术(如 CON-FUCAL)等的应用通过对图像的三维重建而达到对材料 - 细胞、材料 - 组织、细胞 - 组织相互作用清晰而透彻的观察。采用灵敏、特异、先进的检测手段;优化并减少实验动物数量,建立材料对分子、细胞、机体互作的系统性评价是生物医学材料评价的发展趋势和最终目的。

思考题

1. 生物医学材料评价的意义或必要性是什么?
2. 生物医学材料评价与生物医学材料制品评价之间的区别是什么?
3. 生物医学材料评价的基本原则有哪些?
4. 生物医学材料的生物相容性评价的主要内容是什么?
5. 生物医学材料功能性评价的主要内容有哪些?
6. 生物医学材料制品的主要评价内容有哪些?

(周长忍)

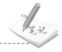

生物医学材料的理化性能评价　第二章

第一节　概　述

一、人体的生物学环境简介

生物医学材料或其制品植入人体或与人体接触都会与人体的生物学环境发生作用。相对材料而言，最直接、最重要的影响因素是材料本身的物理化学性能。相对人体而言最直接、最重要的影响因素是植入材料或制品周围的生物学环境。一般而言，人体的生物学环境是指与材料直接接触的细胞、体液、酶、自由基等，也可以理解为细胞和细胞外基质或人体细胞直接生活的体内环境。材料与生物体的作用是相互的，既有材料对宿主体的作用，同时也有人体的生物学环境对材料的影响，但无论哪一种作用，材料的物理化学性能都是至关重要的。

对于生物医学材料而言，人体的生物学环境主要指与植入位置，应用目标，手术设计和创伤程度相关的生物环境。根据人体的部位和组织器官的差异，身体对植入物的响应差异很大，植入物的化学成分及微观、宏观结构会引起不同的宿主反应，因此植入期间人体创伤程度以及伤口愈合过程相关的所有变量都将是生物医学领域讨论的重点，也是生物医学材料评价的关键。用于人体内的生物医学材料及其制品应具有满足生物学特殊要求的物理、化学、力学等性质。当材料处于人体的生物学环境中，就会产生复杂的物理、化学过程，导致材料的成分、性质和功能变化。往往这些变化受到特殊的酶的作用，使某些在自然界难以发生的反应，在生物体内容易发生，如合成氨在化工厂内需要高温、高压反应条件，而在生物体内，常压、体温条件下即可完成，并且其能量来源是用化合反应产生的化学能。因此人体的生物学环境主要指人体的体液、酶、自由基等对生物医学材料有影响的一些因素或物质。

二、生物体与材料的相互适应性

（一）化学性能对生物体适应性的影响

材料的化学性能主要指材料对外界接触物的耐受性，也就是材料的化学稳定性。对于金属材料，主要考察材料的耐氧化及耐腐蚀性；对于无机非金属材料，主要判断材料的耐酸碱性；对于高分子材料，主要考量材料的耐有机溶剂性能及耐老化性。本部分主要从材料的化学性能出发，探讨材料的化学性能与生物体适应性的关联。

从材料的化学结构来讲，长期植入体内的生物医学材料的化学性能必须稳定，否则会使其周围组织发生纤维细胞为主的增殖反应，形成生物组织被膜。对于非长期植入性材料，在一定时间范围内也应具有良好的生物稳定性。材料的溶出物及可渗物无毒。生物医学材料必须符合有关标准的规定，一般应具备无毒、无热原反应、不致畸、不致癌、不引起过敏反应、不干扰机体的免疫机制、具有良好的血液相容性和组织相容性。为了改善材料的性能或降低成本，在材料制备和加工过程中会加入部分添加剂或在材料合成和加工过程中残留的一些低分子化合物,这些低分子化合物在与体液、血液接触后会溶入或渗入体内引起不良性反应。如甲醛会引起皮炎、氯乙烯具有麻醉作用、甲基丙烯酸会进入人体循环引起肺功能障碍等。材料中的杂质不仅会加速材料本身在体内的化学反应如腐蚀、老化、降解等,而且还会加剧组织的生物学反应。

高分子材料表面与蛋白质等生物大分子及细胞之间的相互作用是导致组织生物学反应的本质所在,与抗凝血材料的研究一样,由于材料表面的组成和分子结构以及它所吸附的蛋白质的组成和结构难以测定,因此,它们与组织的生物学反应十分复杂,甚至其中有些机制直至目前还不清楚。但是,就分子水平而言,最初的起因是材料的本体化学结构或表面化学构成对体液中蛋白质等生物大分子的吸附并使它们正常的构象发生变化。

(二)物理性能对生物体适应性的影响

物理性能是材料的固有属性,包括颜色、气味、状态以及熔点、沸点、溶解性、密度、导电性、导热性等。相对生物医学材料而言,除了关注材料的基本物理性能之外,更要结合材料的具体应用目标注重材料的特殊性能,如材料的力学性能(机械性能)、制品形状、表面形态结构以及其他相关性能的影响。良好的机械性能是生物医学材料的关键因素之一,也是目前阻碍生物医学材料发展的重要因素。

机械性能一般包括材料的强度、弹性、耐疲劳性和耐磨性、尺寸和界面稳定性、成型加工性能等。例如人工心脏瓣膜,每分钟要伸缩几十次,一年要伸缩几千万次,没有良好的机械性能难以维持。为了保证在组织培养过程中的支架作用,组织工程支架必须具有一定机械强度,如材料的硬度、模量、弹性等应与其周围组织尽可能匹配,提高其材料的生物适应性。相同化学性能的材料会因制品的形状不同而影响材料的生物适应性,如薄膜状制品会因其阻隔作用而容易改变周围组织的正常生理环境,削弱其营养供应;而锐利的边角则会使其周围组织造成损伤而加剧其组织反应。生物医学材料植入体内必然与周围的组织、体液接触,因此制品的表面形态结构会直接影响生物适应性,粗糙不均匀的表面会加剧其周围组织的反应。随着材料物理形式的多样性,研究者逐渐发现片或薄膜会导致模型小鼠产生癌症。后来发现植入物的物理形式对于肿瘤的产生非常重要,同一材料以纤维和织物形式产生的肿瘤比片状更少,并且粉末几乎不产生肿瘤。

总之,生物医学材料的最基本要求是对生物体不产生明显的有害作用,同时也不能因与生物系统的接触或结合而降低材料的性能和使用寿命。某些特殊应用的生物医学材料还必须具备生物降解和体内可吸收性能以及合适的力学性能。生物医学材料的生物老化性能、降解产品的物理、化学性能均是生物医学材料十分重要的性能指标。

三、生物医学材料在体内的变化

生物环境对生物医学材料的影响主要是导致生物医学材料的老化及降解。生物医学材料在人体生理环境中发生的结构和性能方面的改变称为材料的生物老化,根据作用因素不同,老化可以分为三类:机械老化、物理化学老化和化学老化。机械老化主要指材料受到磨损和变形。物理化学老化主要指溶出物,析出物和吸收物的生成。化学老化主要指化学解聚、化学链的分裂和交联。长期介入人生理环境的材料会受到动态的机械运动,物理化学变化及酶催化反应等因素的作用而发生物理性质和化学性质的改变就是材料的老化过程。材料在生物体内的老化受血液、组织和免疫系统的影响较大。

材料本身的结构稳定性和化学惰性,以及它们在机械力、生理体液、自由基、酶等因素作用下是否容易发生结构变化(如降解、交联产生新的生成物),或发生形态变化(如磨损、破碎)是材料是否容易受人生理环境影响的根本原因。下面就依据材料的构成不同,探讨金属材料、高分子材料和生物陶瓷在生物环境中的老化和降解评价。

（一）金属材料

移植体内的金属材料浸泡在体液中会使金属产生腐蚀，这主要是由于金属材料在体内与体液相接触时，介质中的分子与金属原子以化学方式化合产生锈蚀产物。锈蚀产物对人体具有刺激性和毒性，提高金属的抗锈蚀性主要依靠两种方法：第一，表面钝化，例如铬具有一定的钝化性能，合金中铬的含量越高越容易钝化；第二，保证表面的光洁度，材料表面足够光滑，则体内蛋白质不易吸附，引起锈蚀的机会降低。

生物体内的大部分体液属于含盐溶液，是极好的电解质，促进了金属材料的电化学腐蚀和水解。因此对于金属材料在体内的评价可以采用：①动电势试验和静电势试验联用的方法：动电势试验用于测定供试验材料的一般电化学行为及确定电势/电流密度曲线上的某些特定值。②对金属材料进行浸泡试验，对析出产物进行分析也是金属材料体内评测的通用方法。对于具体实验，在验证的基础上应给出具体的试验步骤和合格判定指标。

（二）高分子材料

高分子材料在人体内长期使用过程中，受到诸多因素作用，逐渐失去弹性，出现裂纹、变硬、变脆或变软、发黏、变色等，从而使它的理化性能改变，形成的碎片、颗粒、小分子量单体物质等是高分子材料在体内的典型变化。

高分子材料在体内的降解产物主要是指在体液中由于水解和/或氧化过程导致化学键断裂而形成的降解产物。对于高分子在体内的评测，主要可以利用两种生成降解产物的试验方法，一种是作为筛选方法的加速降解试验，另一种是实际时间降解试验。ISO 10993-9 中对植入体内的材料作了原则规定，材料如果可以被生物吸收，长期植入材料会生产明显生物降解，通过对材料的广泛研究表明材料与人体长期接触期间毒性物质可以或可能释放，需通过 ISO 10993-1 来判断材料是否符合临床长期安全应用。如果在加速试验中没有观察到降解发生，则无须进行实际时间降解试验。由于生物医学材料所用高分子材料的范围很广，因此没有规定专项分析技术和降解产物的可接受水平，在评测产品时应给出具体的试验步骤和合格判定指标。对于高分子材料而言，如果没有添加抗氧化剂、填充剂、抗变色剂、增塑剂等，高分子材料本身对组织是非常惰性的。可是由于 100% 聚合几乎不可能实现，所以单体引起不良组织反应不容忽视。且高分子材料即使在完全聚合后也存在一系列不同大小的高分子，小分子可以从高分子材料中浸出对组织产生严重影响。非常惰性的高分子材料的微小颗粒可能导致严重的组织反应，如粉末状聚四氟乙烯在组织中非常活跃，这很可能是由于通过机械分解成更小的颗粒增加了表面积和产生自由基。水凝胶材料在体内碎片化后将被巨噬细胞摄取并移除，典型的组织反应是多形核白细胞首先出现在植入物附近，之后巨噬细胞摄取水凝胶材料碎片并将其移除。固体植入物更易被人体识别并且自主攻击或摆脱。如果固体异物在人体中可以移动，人体可能会从体内挤出异物。如果固体植入物是颗粒状，则更容易被巨细胞(巨噬细胞)摄取并移除。如果植入物对组织有化学和物理惰性，则巨细胞可能不会形成。相反，只有一薄层胶原组织包裹植入物。如果植入物对周围组织有化学刺激或物理刺激，则植入部位会发生炎症。炎症(急性和慢性)都会延缓正常的愈合过程，导致颗粒状组织。某些植入物可能会因化学、机械和热损伤而导致组织坏死。

（三）生物陶瓷

生物陶瓷可分为生物惰性陶瓷和生物活性陶瓷(生物降解陶瓷)。生物活性陶瓷表面通常富含羟基，并且结构多样，如具有孔洞生物组织可长入，具有降解性能的生物活性陶瓷能够被机体部分或全部吸收。生物惰性陶瓷主要是指化学性能稳定、生物相溶性好的陶瓷材料，如氧化铝、氧化锆等。这类陶瓷的结构都比较稳定，分子中的键合力较强，而且都具有较高的强度、耐磨性及化学稳定性。

在评价生物环境对生物陶瓷的影响时主要利用两种从陶瓷材料中获取降解产物的方法，一是在低 pH 下进行的极限溶液试验，作为对大多数陶瓷材料的筛选试验；二是在模拟体内正常 pH 下进行试验，应根据材料具体情况选择试验过程。这两个试验可用于块状和颗粒状陶瓷，也可用于陶瓷涂层。

当使用不同于推荐的试验样品或溶液体积时，应提供充足的理由。详细的评价步骤以牙科器械试验为例参考 GB/T 16886.14—2003《医疗器械生物学评价》第 14 部分：陶瓷降解产物的定性与定量。

由于生物医学材料所用生物陶瓷材料的范围很广，因此没有规定专项分析技术和降解产物的可接受水平，在评价产品时应给出具体的试验步骤和合格判定指标。多数陶瓷材料是氧化物，如 TiO_2、Al_2O_3、ZrO_2、$BaTiO_3$ 和 $CaO-Al_2O_3$、$CaO-ZrO_2$ 和 $CaO-TiO_2$ 的多相陶瓷，这些材料与碳植入物类似，显示出极弱的组织反应。

人们一直担心植入物中使用的各种材料可能会形成肿瘤。尽管许多种植体材料对大鼠有致癌作用，但很少有文献记载人类肿瘤与种植体直接相关。由于人类肿瘤形成的延迟时间可能超过 20~30 年，因此通过最终判断可能为时过早。在这种情况下，我们不得不等待最后的评估。

第二节　生物医学材料的本体性能评价

一、一般特性评价

ISO 10993-1 为生物安全性评价提供了评价程序框架。ISO 10993-1:2018 中规定，在选择材料时，首先要考虑材料适合于器械的使用目的，此外就是材料的性能表征，如化学、毒理学、物理学、电学、形态学和机械性能。YY/T 0316:2016 已指出，毒理学风险分析宜考虑材料的化学性质。因此生物体与材料的相互适应性要考虑材料的化学和物理性能。

（一）材料化学性能的评价

材料的化学性能表征指对材料的鉴别和存在于材料或成品医疗器械中的化学物的定性与定量。GB/T 16886.18《医疗器械生物学评价》第 18 部分：材料化学表征描述了材料鉴别及其化学成分的定性与定量框架。对于材料的化学表征，应取得定性数据来描述材料的化学组分，如果涉及生物学安全性时还应取得定量数据。对于有些材料，组分信息可以从材料技术规范中直接获得。高分子材料可能具有更为复杂的组成，其组分的详细信息宜从材料的供应商处索取。如果缺少这些信息，宜采用适当的分析技术分析材料，以获取组分数据。

生物医学材料的化学性能主要指材料在化学变化中表现出来的性质。化学表征数据与风险评价需要遵循 GB/T 16886.18—2011/ISO 10993-18:2020 中规定的步骤要求和指南，如果无法确定适用的方法，应该开发适宜的新方法。在开发新方法之前，要查阅现有表征、论文、专论或其他相关科学文献，看是否有现行的适用试验方法。分析方法应按照：精准度、精密度、专属性、检测限、定量限、线性、范围、耐用性、稳健性、系统适应性进行确认。金属材料、无机非金属材料与高分子材料都能作为生物医学材料应用于生物体。对于不同类型的材料其评价方法略有不同。

1. 金属材料　金属与合金材料主要面临的化学问题是腐蚀。金属腐蚀就是金属表面与周围介质之间的相互作用而使金属基体遭受破坏的现象。金属材料的腐蚀，除均匀腐蚀外，还可由成分的不纯、组织的不均匀性、材料的混用、应力集中或疲劳断裂等因素引起。腐蚀不仅降低或破坏金属材料的机械性能，导致断裂，还可产生腐蚀产物，对人体有刺激性和毒性。

2. 无机非金属材料　生物医用无机非金属材料的化学性能评价主要围绕耐氧化、耐腐蚀、降解、变性进行。从材料化学性能看，需要材料本身稳定，分子中的化学结合力比较强。用于生物医学材料的无机非金属材料其化学性质中最值得注意的就是玻璃相和硅灰相降解释放 Ca^{2+} 和 $HSiO_3^-$。

3. 生物医用高分子材料　生物医用高分子材料在体内的化学改变主要是指体液、血液环境下由于水解和 / 或氧化过程导致的化学键断裂。评价化学键断裂的降解产物有两种试验方法，一种是作为筛选方法的加速降解试验，另一种是实际时间降解试验。对在使用时方进行聚合的材料，降解试验需使用固化聚合物，试验所得数据用于高分子材料的生物学评价。具体的评价步骤参考 GB/T 16886.13—2017《医疗器械生物学评价》第 13 部分。

4. 复合、杂化材料 复合、杂化生物医学材料目前主要依照 ISO、BS 和 ASTM 的相关标准,如 ISO/TC150 发布的外植入材料系列、ISO 5833、ISO 5834 和 ISO 6474 都是有关复合、杂化材料的生物医学材料制品标准,主要涉及人工心脏瓣膜、人工关节、人工血管及骨螺钉、骨线、耳听骨、骨水泥等。

对于不同的材料,其体现出的化学性能不同,而评价方法也有所差异。主要的化学评价方法包括红外光谱、质谱、色谱、核磁共振、X 射线晶体衍射、X 射线光电子能谱、二级离子质谱、表面等离子共振、原子力显微镜、电子自旋共振等技术。化学性质的主要评价方法见表 2-1。

表 2-1 化学性质的主要评价方法

缩略语	分析方法
DMTA	动态力学热分析
DSC	差示扫描量热法
EDX-SEM	X 射线电子能谱 - 扫描电子显微镜法
FTIR	傅里叶变换红外
GC	气相色谱
MS	质谱
GPC	凝胶渗透色谱
HPLC	高效液相色谱
ICP	电感耦合等离子体原子发射光谱法
IR	红外(光谱)
NMR	核磁共振
UV	紫外(光谱)
XPS	X射线光电子能谱
XRF	X 射线荧光

(二) 材料物理性能的评价

生物医学材料的物理性能是物质不需要经过化学变化就表现出来的性质或是物质没有发生化学反应就表现出来的性质,一般指材料的固有属性。GB/T 16886《医疗器械生物学评价》第 19 部分明确指出生物医学材料物理性能的评价主要包括对材料及物理形态,如固体、液体、凝胶、聚合物、金属、陶瓷、复合物或生物源材料的表征。医疗器械利用的天然大分子包括:蛋白质、糖蛋白、多糖和陶瓷,可以依据药典相关章节中涉及此类材料的标准进行查阅。

GB/T 16886《医疗器械生物学评价》第 19 部分给出了适用于成品医疗器械材料物理化学、形态学和表面特性表征判定与评价的各种参数和试验方法。适合与人体间接或直接接触的医疗器械和材料。与人体无接触的医疗器械和材料物理化学和形态学表征可参考 ISO 10993-1。

对于生物医学材料中常用的金属材料,一般需要评价其力学性能、磁性能、密度、熔点等。对于无机非金属材料陶瓷和高分子材料主要需评价其力学性能、玻璃化转变温度、熔融热、结晶热等。本部分主要讨论以下物理性质:

1. 拉伸 单向静拉伸试验指在室温、大气环境中,对长棒状试样(横截面可为圆形或矩形)沿轴向缓慢施加单向拉伸载荷,使其伸长变形直到断裂的过程。该试验可得到弹性模量、弹性极限、屈服强度、抗拉强度、断裂伸长率、断面收缩率等性能指标,以及经典的表征材料拉伸行为的应力 - 应变曲线。图 2-1 是典型的医用聚丙烯的应力 - 应变图。O-a 段是弹性形变,a-b 段是塑性形变,b 点之后发生断裂。

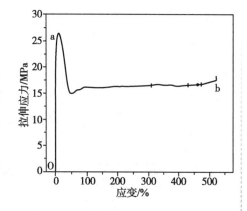

图 2-1　医用聚丙烯的应力 - 应变曲线

2. **压缩**　压缩试样采用圆柱形,分为短圆柱和长圆柱两大类,短圆柱试样供破坏试验用,为保持稳定性,试样长径比不能太大,一般为 1.0~2.0;长圆柱试样供测量弹性性能和微量塑性形变抗力用。此外针对陶瓷材料管状制品,也常采用圆环压缩强度试验。

3. **弯曲**　弯曲试验采用圆柱形试样或矩形截面长条试样,在万能材料试验机上进行。加载方式有三点弯曲和四点弯曲两种。

4. **扭转**　扭转试验一般采用长圆柱形试样在扭转试验机上进行。试样两端分别被加持在试验机的两个夹头中,由两个夹头相对旋转(或一个夹头固定,另一个夹头旋转)对试样施加扭矩,同时测量试样标距长度两个截面间的相对扭转角,可得到扭转图,并可确定一系列扭转性能指标:剪切模量、扭转屈服强度、抗扭强度、扭转相对残余切应变等。

5. **剪切**　某些承受剪切载荷的材料,如固定骨钢钉等,通常要进行剪切试验,以模拟实际服役条件。常用的剪切试验方法包括单剪试验、双剪试验、冲孔试验。试验是将试件固定在底座上,然后对上压模加压,直到试件沿剪切面剪断,这时剪切面上的最大切应力即为材料的抗剪强度。

6. **硬度**　硬度是表征材料软硬程度的一种力学性能指标。测定硬度的试验方法有多种,大体可分为压入法和刻划法两大类。根据测试方法不同,又可分为布氏硬度、洛氏硬度、维氏硬度等。

7. **冲击**　常用夏比缺口冲击试验测试材料的缺口冲击强度,以评价材料的抗冲击性能。将带缺口的标准试样放置在试验机支座上,将一定质量的摆锤举至一定高度,再将摆锤释放,摆锤下落至最低位置时冲断试样,剩余的动能会将摆锤再扬起一定高度,将冲断试样所用的能量除以试样缺口处截面积即为缺口冲击强度。

8. **玻璃化转变温度**　玻璃化转变是非晶态高分子(包括部分结晶高分子中的非晶相)发生玻璃态 - 高弹态的转变,其分子运动本质是链段运动发生"冻结"-"自由"的转变。在玻璃化转变区,高分子的一切物理性质都发生急剧甚至不连续的变化。高分子的主链与取代基、立构、交联、氢键、分子量、结晶、应力、流体静压力、观察时间、增塑剂、共聚、共混等均会影响玻璃化转变温度(T_g)。故血液成分引起的流体压力、小分子的溶出、反应交联等势必会使材料的玻璃化转变温度发生变化。而玻璃化转变温度常用热分析仪如差热分析(DTA)和差示扫描量热仪(DSC)等测定。差热分析的基本原理是在等速升温的条件下,连续测定试样与某种热惰性物质(如 α-Al_2O_3)的温度差,并以温度差对试样温度作图即得到差热曲线。DSC 是 DTA 的改进方法,以补偿加热器给试样或参比物提供补充热量,以保证它们在升温测量过程中始终保持相同的温度,因而可以测出试样的吸热或放热效应以及热容(或比热)的变化。

9. **熔融热**　物质从晶态转变为液态的过程称为熔融。小分子晶体的熔融是热力学一级相转变,相变温度称为熔点(T_m),在通常的升温速率下,结晶高分子的熔融过程与小分子晶体的熔融过程既相似又有差别。相似之处在于比容与熵发生突变,不同之处在于结晶高分子的熔融发生在一个较宽的温度范围(约 10℃)内。这个温度范围称为熔限。在该温度范围内,高分子发生边升温边熔融的现象。

测定结晶高分子熔点的常用方法,除了膨胀计法(测定比容 - 温度曲线)以外,还有:①正交偏光显微镜法:在升温过程中,当样品从晶态转变为非晶态时,双折射度消失,在正交偏光显微镜下,视野由明变暗,取视野完全变暗的温度为熔点 T_m;②热分析法:晶体熔融要吸热;晶体熔融过程中,典型的 DSC 曲线如图 2-2 所示,通常取吸热峰终止时对应的温度作为熔点 T_m。文献中也常用吸热峰顶对应的温度作为熔点,记为 $T_{peak}(T_p)$。吸热峰的宽度表征熔限宽度。

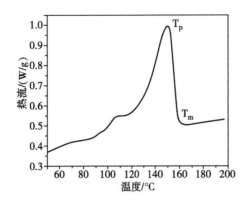

图 2-2　医用聚丙烯的 DSC 熔融曲线

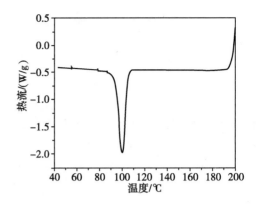

图 2-3　医用聚丙烯的 DSC 非等温结晶曲线

10. 结晶热　部分结晶高分子总是晶相和非晶相的混合体系。晶相最重要的特征温度是熔点 T_m；非晶相最重要的特征温度是玻璃化转变温度 T_g，T_g 低于 T_m。结晶型高分子能结晶的温度范围正是在 T_g 与 T_m 之间。实现结晶的途径有两条：一是将熔体或溶液冷却到 T_g 与 T_m 之间的温度下使之结晶，成为热结晶；二是先将熔体骤冷到 T_g 以下形成"过冷液体"（即玻璃），然后再升温到 T_g 与 T_m 之间的温度下使之结晶，称为冷结晶。同样，结晶过程热力学也可用 DSC 测定。典型的结晶过程 DSC 曲线如图 2-3 所示。

（三）材料本体性能的其他评价方法

随着科学的发展和社会的进步，人们评价生物医学材料性能的手段越来越丰富。尽管直接力学、热学、腐蚀、降解、浸析、老化等测试方法已广泛用于表征生物医学材料的结构，但这些技术还是不可避免地存在一定的试验样品破坏性。生物医学材料植入后，通常也需要活检来评估材料与天然组织的结合状况或二次伤口取出该材料以评价相应性能，无法监测单个材料随时间的连续变化情况，如一些 3D 打印的可降解血管支架材料在血管内随时间变化的降解过程。而采取多个时间节点通过组织病理学和力学测试等评估供试样品可能既昂贵又费时。这也使得人们更加清晰地认识到常规的检测参数、检测手段和检测仪器如今愈发难以满足现代的生产、生活需求。现代检测技术，如从一般的单参数测量到相关多参数的综合自动检测，从参数的量值测量到参数的状态估计，从确定性的测量到模糊的判断等，正越来越受到广泛的关注。

无损检测技术作为现代检测技术的一种，其应用也越来越广泛，它可以在不损坏供试品的前提下，以物理或化学方法为手段，借助先进的技术和设备器材，对试件的内部及表面的结构、性质、状态进行检查或测试。现代无损检测技术正向着高精度、低辐射、智能化、信息化和交叉领域的前沿方向发展。目前，现代无损检测技术已经广泛应用于工业、交通、航空航天、电力、冶金及国防等各个领域所使用材料的评价。未来可期，这种技术也会逐渐应用到生物医学材料评价领域。

目前常用的无损检测方法主要包括射线检测、磁粉检测、超声检测等。这些方法不仅已应用于工业生产、食品安全、产品质量等无损检测，也已在医疗行业中发挥着重要的作用。通过医学检测可以辅助医疗诊断，比如 X 线透视、计算机断层扫描术（computer tomography，CT）、磁共振、超声等医学影像，也可以辅助某些疾病的治疗，比如放疗和化疗等。

射线检测（RT）是指当射线穿过物体时，射线与物质的原子将发生复杂的相互作用，导致透射射线强度衰减，而缺陷部位对射线的衰减不同于无缺陷的部位，通过分析透射射线强度，即可检测出物体内部的缺陷。

磁粉检测（MT）是通过对已磁化的工件表面施加磁粉，磁粉被磁漏部位漏磁吸附并在该点形成磁痕显示的一种检测方法。该方法可用来检测铁磁材料焊接件、铸件和锻件的表面或近表面缺陷。

超声检测（UT）是指用超声波来检测材料和工件，并以超声检测仪作为显示方式的一种无损检测方法。超声波在被检测材料中传播时，由于材料的声学特性和内部组织的变化会对超声波的传播产生一定的影响,发生反射、透射和散射。通过对超声波受影响程度和状况的探测,对试件进行宏观缺陷检测、几何特性测量、组织结构和力学性能变化的检测和表征,并进而对其特定应用性进行评价的技术。

射线检测对体积型缺陷检测率高,但是成本较高且有辐射危害;磁粉检测对表面及近表面的缺陷检出率高,成本较低辐射相对小;超声检测对线状缺陷检测率高,最大的优点是无辐射无污染,这也是检测技术未来发展的趋势。现代无损检测技术在医学上的广泛应用,不仅提高了疾病诊断水平和治疗效果,减少了患者的痛苦,也有利于生物医学材料尤其是植入材料的无损连续检测的创新和发展。

物理性质主要评价方法见表 2-2。

表 2-2　物理性质的主要评价方法

缩略语	分析方法	缩略语	分析方法
DMTA	动态力学热分析	NMR	核磁共振
DSC	差示扫描量热法	UV	紫外(光谱)
EDX-SEM	X 射线电子能谱 - 扫描电子显微镜法	XPS/ESCA	X 射线光电子能谱 / 化学分析用电子能谱
FTIR	傅里叶变换红外	XRF	X 射线荧光
GC	气相色谱	SPR	表面等离子共振
MS	质谱	TOF/SIMS	飞行时间 - 二次离子质谱法
GPC	凝胶渗透色谱	TMA	热机械分析法
HPLC	高效液相色谱	QCM	石英晶体微天平
ICP	电感耦合等离子体原子发射光谱法	EWC	平衡水含量
IR	红外(光谱)	ESC	平衡溶剂含量

二、生物医学材料力学性能评价

生物医学材料或制品在人体生理环境中不可避免地受到力学的作用,力学作用的大小取决于组织功能和植入部位,如骨是人体承重组织,具有支撑和保护的作用,而骨疾病会导致骨结构和力学性能发生改变,从而导致骨折;血管是人体血液循环系统的重要组织,在血液输送过程中,尤其是动脉血管,会受到因血液流动产生的对管壁的冲刷作用。而血管疾病也会导致血管力学特性发生改变,进而引起血管堵塞。因此,为修复病变组织,生物医学材料除了满足生物相容性等要求之外,还必须具备合适的力学特性。

(一)形变

凡物体受到外力而发生形状变化谓之"形变",如外力使物体伸长、缩短、弯曲、扭转等。形变有弹性形变、塑性形变、黏性形变。在外力作用下,发生弹性形变的物体其形状可完全恢复,而发生塑性形变和黏性形变的物体则不能。

物体在力的作用下发生形变,其内部每个材料点均发生一定位移,且每个材料点位移相对于物体尺寸均可近似为无限小,这种描述物体无限小变形的理论模型为小变形理论。小变形理论中,物体变形前后,其几何及材料内在属性可近似为无变化,因此,小变形理论常用来描述相对刚性的生物医学材料,如金属、陶瓷。若力的作用下每个材料点位移足够大,以至于小变形理论无法较准确地表征物体的力学行为,这时需要新的理论模型来描述这种较大的物体变形,这种新的理论模型为大变形理论。大变形理论中,物体变形前后有明显的不同,因此,大变形理论常用来描述相对较软的生物医学材料,如高分子水凝胶。本节主要介绍小变形理论基其相关概念。

（二）应力与应变

1. 应力　作用在物体单位面积上的力，通常用 σ 表示，量纲为 MPa。设拉力 F 作用在初始长度为 L、初始横截面积为 A 的长方形物体上，如图 2-4a 所示。那么，作用在该物体横截面上的应力被定义如式(2-1)所示：

$$\sigma = \frac{F}{A} \tag{2-1}$$

2. 应变　力作用下物体的相对变形，通常用 ε 表示。设拉力 F 作用下，物体发生绝对变形量为 ΔL，如图 2-4b 所示，那么，该物体的应变被定义如式(2-2)所示：

$$\varepsilon_{nom} = \frac{\Delta L}{L} \tag{2-2}$$

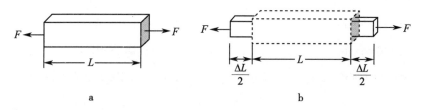

图 2-4　物体受力变形示意图
a. 变形前的物体；b. 变形前后的物体（虚线和实线分别代表变形前和变形后的形状）。

需要说明的是：式(2-1)和式(2-2)又分别称为名义应力和名义应变，即假定物体几何（横截面积 A 和长度 L）变形前后不发生改变，所以名义应力和名义应变常用来表征材料发生小变形时的受力及变形情况。结合小变形理论，它们常用来描述相对刚性的生物材料（如医用合金、陶瓷）。然而，针对生物软材料（如水凝胶、血管、皮肤），当施加的力足够大时，生物软材料的横截面积变化较大，名义应力和名义应变无法准确描述材料的力学行为。

（三）应力 - 应变曲线

物体在力 F 作用下发生变形量 ΔL，那么，力 F 和变形量 ΔL 一一对应形成的曲线称为力 - 变形 $(F\text{-}\Delta L)$ 曲线。进一步地，根据式(2-1)和式(2-2)及物体的初始几何尺寸，分别将力 F 和变形量 ΔL 换算成应力和应变，就得到了反映物体应力和应变之间关系的曲线，通常称之为应力 - 应变 $(\sigma\text{-}\varepsilon)$ 曲线或名义应力 - 应变曲线。应力 - 应变曲线是表征材料力学行为的重要数据。

（四）弹性模量、强度和泊松比

以脊柱松质骨的应力 - 应变曲线说明这几个材料参数，如图 2-5 所示。

1. 弹性模量　发生单位应变所需的应力，通常用 E 表示，量纲为 MPa。弹性模量反映了材料抵抗变形的能力。通过应变轴上应变为 0.2% 的点，做一条平行于应力 - 应变曲线线弹性阶段（图 2-5 中 oa 段）的直线，该直线的斜率即为弹性模量 E。它通常用来描述材料应力 - 应变曲线上线弹性阶段的应力 - 应变关系，即：$\sigma = E\varepsilon$。

2. 强度　反映了材料抵抗破坏的能力，量纲为 MPa。通过应变轴上应变为 0.2% 的平行于线弹性阶段 oa 的直线与应力 - 应变曲线的交点，定义为屈服强度，屈服强度是材料抵抗微量塑性变形的应力。断裂强度为材料发生断裂时的应力。

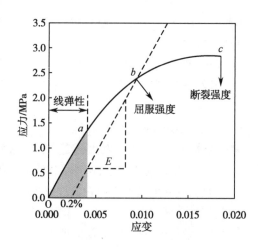

图 2-5　单轴拉伸作用下脊柱松质骨的应力 - 应变曲线

3. 泊松比 材料受到拉伸(压缩)时,材料在垂直于受拉(压)方向上的应变 $\varepsilon_\perp$ 与受拉(压)方向上应变 $\varepsilon_\parallel$ 比值的负值,即:$\nu = -\varepsilon_\perp / \varepsilon_\parallel$。

(五)生物医学材料力学性能测试技术

对于尺寸较大的生物医学材料并考虑其在体内所受的力学环境,评估材料力学行为的常规测试技术有:单轴拉压、双轴拉伸、三点弯曲及疲劳测试。对于尺寸较小的材料(如高分子薄膜),样本制作比较困难,且常规技术无法实施,这种情况下,通常采用压痕测试技术(如微米/纳米压痕仪、原子力显微镜)。和常规测试技术相比,尽管利用压痕测试技术能够更精确地测量材料的力学行为,但压痕测试得到材料力学行为仅反映了其压痕局部的力学特性。

1. 单轴拉压测试 单轴拉压测试是最常用的确定材料力学参数(如弹性模量、强度)的测试方法。单轴拉压测试需要将材料样本制成标准件(参见 ASTM 标准,如 ASTMD 638)。单轴受拉测试,材料样本标准件呈"狗骨头"形(图 2-6a),是为了避免单轴受拉仪器因夹头夹紧材料两端夹头部分造成损伤,进而在测试过程中,材料首先在夹头部分出现破坏,影响实验数据的准确性;单轴受压测试,材料样本标准件呈圆柱状或正方形(图 2-6b)。

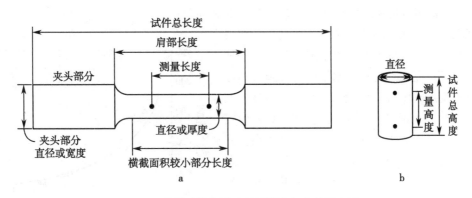

图 2-6 单轴受拉和受压材料样本标准件示意图
a. 受拉；b. 受压。

进行单轴拉压测试前,通常输入的参数是样本的初始尺寸,而在材料整个测试过程中,该初始尺寸保持恒定,因此,根据式(2-1)和式(2-2),可得到材料发生小变形时的应力-应变曲线。如前所述,如果材料变形较大,使用名义应力和名义应变将无法准确描述材料的力学行为。需要注意的是:同一种材料的受拉和受压力学行为不同(图 2-7),当材料变形足够小时,两种情况下材料的力学行为差别不大,但随着材料变形的增加,力学行为差别逐步变得明显。

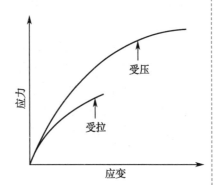

图 2-7 同种材料的受拉与受压应力-应变曲线对比

2. 双轴拉伸 双轴拉伸测试是确定各向异性材料力学参数的重要测试方法。各向异性材料是指任一材料点不同方向上的力学特性不完全一样的材料,如血管环向和轴向的力学性能。双轴拉伸试验有三种:爆破方式、圆柱方式以及平面双轴测试。现主要介绍平面双轴测试,因为和其他两种测量方法相比,其能够独立地在两个方向上施加不同的力而获得最好的力学测试结果(图2-8)。需要说明的是:平面双轴拉伸只是确定了两个受拉正交方向上的材料力学特性,通常情况下,各向异性材料的力学行为沿各个方向均不一致。

3. 三点弯曲 三点弯曲是测量材料(如骨)抗弯强度的重要测量方法(如国际标准 ISO 178)。和单轴拉压及双轴拉伸测试相比,其优势是材料样本制作及测试比较简便(图2-9),但缺点是受样本尺寸及加载速度的影响较大。注意:通常施加力的位置位于试件测量长度(即两个支撑点间的距离)的

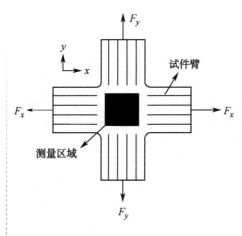

图 2-8 双轴受拉试件材料形状示意图

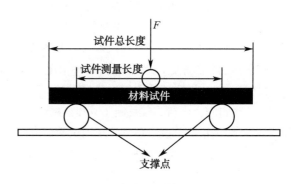

图 2-9 三点弯曲材料测试示意图

中点。三点弯曲试验通常获得的是材料样本的力 - 位移曲线。

4. 疲劳测试 疲劳是材料在动态变化应力作用下(拉伸、压缩、弯曲、扭转等)发生损伤或破坏的一种现象。疲劳测试是在一定应力水平下通过施加循环应力使材料发生破坏的一种手段,是评价材料疲劳性能的重要方法。美国材料与试验协会用材料发生破坏时应力的循环次数 N_f 来表征材料的疲劳寿命。针对生物医学材料,其植入人体后不可避免地受到动态变化应力的作用,如股骨植入体及心脏补片不断地受到因患者活动和心脏舒张产生的循环应力作用,因此研究生物医学材料的疲劳行为非常重要。材料的疲劳行为通常用(应力幅值 - 循环次数)S-N 曲线来表示,如图 2-10 所示。

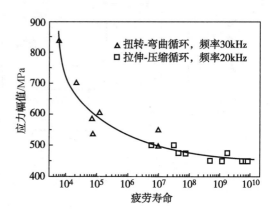

图 2-10 Ti-6Al-4V 钛合金 S-N 曲线

5. 压痕测试 压痕测试是通过压头压入试件测量样本力学行为的重要测试技术。压头形状有球形、圆锥形、棱锥形、圆柱形和楔形。样本测试过程中,压头先接触样本,样本开始变形,随着压力增加,压头压入样本的深度也相应增大,达到目标深度后,开始慢慢卸除压力,压力完全卸除后,样本表面会形成一个与压头形状相似的"坑"(图 2-11a)。最终我们得到是压力 - 压痕深度的曲线,通过该曲线可以获取弹性模量等材料力学参数。其中材料弹性模量 E_s 计算如式(2-3)所示:

$$\frac{1}{E_s} = \frac{1}{1-\nu_s^2}\left(\frac{1}{E_r} - \frac{1-\nu_i^2}{E_i}\right) \tag{2-3}$$

其中,ν_s 为材料的泊松比,E_i 和 ν_i 为锥头的弹性模量和泊松比,E_r 为反映材料与压头接触的减缩弹性模量,其具体计算如式(2-4)所示:

$$E_r = \frac{1}{\beta}\frac{\sqrt{\pi}}{2}\frac{S}{\sqrt{A_p}} \tag{2-4}$$

其中,β 为几何常量,S 为材料与压头接触刚度(等于卸载瞬时的斜率,图 2-11b),A_p 为压痕在材料表面的投影面积。

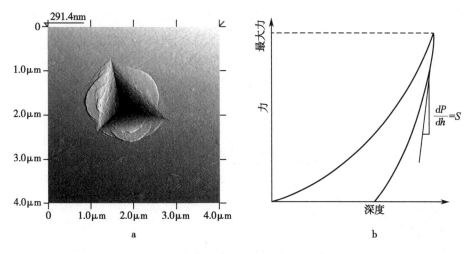

图 2-11 三棱锥形压头样本表面压痕和压痕曲线
a. 表面压痕；b. 压痕曲线。

三、材料在生物环境中的微观结构评价

(一) 多孔材料

GB/T 16886《医疗器械生物学评价》第 19 部分通过例证，对多孔材料进行了一定描述。如矫形外科植入物表面多孔材料的某些表面特性，可使组织由植入物表面处向内生长，使植入物与周围组织较好的融合为一体。具有特定物理化学，形态学和表面特性的支架和网眼材料用作植入损伤软组织或硬组织的植入物，可促进细胞有益浸润，有助于组织的修复过程。组织工程医疗产品的高分子支架多孔材料的评价方法包括评价孔隙尺寸、孔径分布、孔隙率、连通性及通透性等性能指标。对于各种力学性能不同的高分子材料如何定量分析从纳米到亚微米尺寸范围的孔径和孔径分布对确保生物医学材料的临床应用意义重大。表征微结构的技术和方法包括显微镜、X- 射线显微计算机断层摄影、磁共振成像、密度测定法、孔隙率测量法、孔隙测量法、核磁共振、标记扩散。除标记扩散主要用于通透性检测外，其他检测基本都针对孔隙形状、孔径和孔径分布及孔隙率的检测。一般来讲，报告平均孔径及其分布通常是从电子显微镜图像中获取的，数值在微米范围。但是显微镜图像难以定量评价生物医学材料批次间的微结构变化，如果要充分表征支架需要联合使用上述各种技术。例如纳米孔，可以利用扫描隧道显微镜、X 射线衍射、热孔隙测定法等，微米孔（100nm~100μm）可以利用电子显微镜、压汞法、光学成像、机械跟踪法等，对于 100μm 以上的大孔可以利用机械跟踪、光学成像压汞法和 X- 射线显微计算机断层摄影。孔隙测量法利用气体在孔隙中的体积测定生物医学材料的贯通孔率，但该方法不能用于盲端孔还有闭孔的测量。密度测定法能测定贯通孔、盲端孔和闭孔。本小节将主要介绍材料在生物环境中的微观结构特征及特殊性能评价。

(二) 纳米材料在生物环境中的微观结构特征及特殊性能评价

GB/T 16886《医疗器械生物学评价》中明确了纳米颗粒的判定等同性和生物学评价需特殊考虑的材料方面信息。材料是由纳米颗粒（直径 ≤ 100nm）组成情况下不宜推断该材料与大颗粒（如在微米级或更大尺寸）组成材料具有等同的物理化学或生物学接触 / 作用。当前商业用途的纳米颗粒是用过渡金属、硅、碳材料和金属氧化物（如氧化锌和二氧化钛）制成的，纳米颗粒评价宜根据具体情况，考虑接触途径和接触时间以及与体液、细胞和组织的相互作用。

纳米材料具有大的比表面积、多的表面原子数，这样，表面能和表面张力均随粒径的变小而急剧增加，新的表面效应如量子尺寸效应，宏观量子隧道效应就出现了。因此，纳米材料的热、磁、光敏和表面稳定性都区别于正常尺寸粒子。例如,纳米效应能够降低金属的熔点和烧结温度,赋予材料超顺磁性,改变材料的电学性能,使材料的晶体学结构变异,改变材料的力学性能等。因此在对纳米材料的评价中,GB/T 16886《医疗器械生物学评价》中指出对于纳米颗粒的接触,以总面积和/或离子数每千克体重来描述纳米颗粒剂量比用毫克纳米颗粒每千克体重来描述更好一些。(详见第九章)

第三节　生物医学材料的表面性能评价

一、材料的表面性能与生物学响应

(一) 亲水性表面

亲水性指分子能够透过氢键和水形成短暂键结的物理性质。表面带有极性基团的分子,对水有较大的亲和能力,可以吸引水分子或溶解于水。这类分子形成的固体材料的表面,易被水所润湿。具有这种特性的表面称为亲水性表面。材料的亲水性(可润湿性)或疏水性(不可润湿性)被认为是材料生物响应的重要因素。然而,对于生物体来说,润湿性参数,与液体的接触角,与血液凝固时间并不一致。与血液接触的材料表面的化学性质与表面的电性质密切相关,因为高分子的官能团类型决定了表面电荷的类型和大小。例如尽管一些陶瓷和高分子材料可以制成具有压电性能的材料,但与血液接触的内膜表面主要由于多糖的存在而带负电,尤其是硫酸软骨素和硫酸肝素。

(二) 非血栓形成表面

获得非血栓形成的材料的经验方法可分为:①肝素化或生物学表面;②具有负电荷阴离子自由基的表面;③惰性表面;④溶液灌注表面。

非血栓形成表面在发展的初期是将肝素附着于用季盐,苯扎氯铵(GBH方法)处理过的石墨表面。后来,通过将高分子表面暴露于四元盐,例如三十二烷基甲基氯化铵(TDMAC)来完成更简单的肝素化。后将修饰后的植入物浸入肝素溶液中然后干燥获得非血栓形成表面。除了肝素化材料显示出抗血栓性之外,热解碳也显示出优异的血液相容性,并且目前被广泛用于制造人造心脏瓣膜。此外高分子表面带负电荷的驻极体可增强其抗凝血活性。但是热解碳和助极体涂层在暴露于血流时倾向于被洗掉。因此非血栓形成表面的构建依然是临床急需改进的一项技术。

对于非血栓形成表面的评价,主要是对材料溶血、凝血的评价。在后面的章节会对这部分内容做详细论述。

(三) 材料表面的蛋白质吸附

GB/T 16886《医疗器械生物学评价》第19部分指出材料表面的物理化学,形态学和表面特性表征对于内、外表面细菌和蛋白质的黏附性有较大影响,由此会影响到干扰和闭塞的风险。植入后,生物医学材料与生物体液如血液接触,蛋白质开始在材料表面富集、包裹的过程被称为蛋白质的吸附。多个参数影响蛋白质对底物表面的吸附,包括蛋白质和物质表面的化学和物理性质,以及表面上其他蛋白质的存在。材料表面微结构的改变,如表面有细沟纹或其他形式的图纹会影响一些细胞在材料表面的黏附和迁移方向。有些医疗器械,如矫形外科植入物和血管植入物,其机械性能可能影响生物学反应,比如组织重塑。

二、材料表面物理性能评价方法

生物医学材料在体内的应用无法避免与体液和蛋白质接触,因此对材料表面直接检测或检测材料表面吸附蛋白质层的技术非常重要。在对蛋白质吸附层的化学成分的研究中,光谱学/光谱分析方法非常有用。俄歇电子能谱无法提供关于吸附蛋白质的有用信息,因为这种技术对有机物的破坏性很强。而 X 射线光电子能谱(XPS)在蛋白质吸附研究中得到了广泛的应用。在 XPS 检测过程中，材料的表面是由一束单色 X 射线照射，光电子释放，然后由探测器捕获和分析。XPS 提供了详细的元素(但不是分子)成分分析，是相对无损的，对于单一蛋白质的研究非常有用；然而，由于无法解决复杂光谱中单个蛋白质的分析，这种方法非常有限。

X 射线光电能谱是以 X 射线为激发光源的光电子能谱。XPS 的原理是用 X 射线去辐射样品，使原子或分子的内层电子或价电子受激发射成为光电子。以光电子的动能 / 束缚能为横坐标，相对强度(脉冲 /s)为纵坐标可做出光电子能谱图，从而获得材料表面信息。X 射线光电能谱可以分析除 H 和 He 以外的所有元素，对所有元素的灵敏度具有相同的数量级，且通过化学位移信息可以完成材料的结构分析和化学键研究。XPS 的另一大优势是，它是一种超高灵敏的微量表面分析技术，对于样品分析的深度约为 2nm 可以精准获得样品表面几个原子层的信息，因此作为材料表面化学性能的分析测试手段非常适合。

二次离子质谱和飞行时间质谱已广泛应用于蛋白质吸附研究。飞行时间质谱在蛋白质分辨率上优于二次离子质谱。在二次离子质谱和飞行时间质谱中，用离子或原子的聚焦光束轰击被吸附的蛋白质层会导致次级粒子的发射，然后再对其进行分析，以提供有关材料表面的分子和分子信息。飞行时间模拟类似于二次离子质谱，但包括一个额外的步骤。在这种情况下，二次离子粒子通过无场漂移区加速；重离子比轻离子传播得慢，允许在二次离子质谱技术上能更好地分离样品和提高检测灵敏度。

更先进的串联质谱技术提高了飞行时间质谱技术的灵敏度，这些技术对未来生物医学材料表面蛋白质吸附的研究具有巨大的潜力。为了提高质谱分辨率，研究人员使用的表面处理(包括基质分子如烟酸、二羟基苯甲酸和芥子酸使用)保护蛋白样品和提高单个蛋白质的分辨率。基质辅助激光解吸电离(MALDI)，基质辅助激光解吸电离飞行时间质谱提供的，在理论上具有无限的质量分辨率和极低的检测限。在这种方法中，基质分子(如烟酸、二羟基苯甲酸和芥子酸)于检测之前添加到蛋白质吸附层，以便检测过程中对其释放的离子进行分析。

MALDI 基质增加吸附的蛋白质样品，然后通过脉冲激光轰击。碎片离子(即与蛋白质吸附的离子，通常小于吸附的蛋白质分子的肽片段)从 MALDI 板释放，直接通过静电场为提取网格。从那里，离子通过飞行管进入探测器，在那里蛋白质和肽片段可以被分析和识别。

此外，扫描电子显微镜、固态晶体，透射电子显微镜也被用来研究吸附的蛋白质的结构。但是这些技术需要大量的样品制备，这就可能改变材料表面或吸附的蛋白质层。而且，扫描电子显微镜、固态晶体，透射电子显微镜通常需要脱水，这就有可能会改变蛋白质的构象。原子力显微镜改进了其他显微技术，允许在近生理条件和三个维度上对材料表面吸附的蛋白质进行成像。原子力显微镜的功能是通过非常尖的微型悬臂尖端"感觉"表面。原子力显微镜与扫描隧道显微镜相结合，通过测量导电表面和非常尖锐的金属尖端之间的量子力学隧穿电流产生一个图像，可以在扫描的表面积上捕捉高度的细微变化，这样原子力显微镜单独提供蛋白质高度的精确信息，STM 提供横向信息。这样就获得了准确的材料表面吸附蛋白的结构。

有关物质表面化学、蛋白质构象和蛋白质生物活性的潜在机制至今还没有完全被理解。纳米材料为在纳米水平研究这些现象提供了一个新的、相对未开发的机会。将多种蛋白质、纳米材料和细胞与成像技术(如原子力显微镜)耦合起来，将为研究材料表面蛋白质吸附提供有价值的方法，从而有助于加深未来人们对蛋白质与材料表面相互作用的了解。除了改善目前对蛋白质吸附的理解，纳米材料还可以改善蛋白质吸附的控制，为后续的细胞黏附和与新组织形成相关的过程提供线索，从而推动更优质的生物医学材料在临床应用中的设计和制定。

三、材料表面化学性能评价方法

生物医学材料的医学性能评价中对其化学性能评价是重要的一部分。本部分主要描述材料表面的化学性能评价及方法。

材料表面的化学性能评价主要指对材料的鉴别和存在于材料或成品医疗器械中的化学物的定性与定量。材料的表面化学性能评价原则是首先取得定性数据来分析材料的化学组分,涉及生物安全性时还应取得定量数据。对有些材料,组分信息可以从材料的技术规范中直接获得,高分子材料可能具有更复杂的组成,其组分的详细信息可以根据材料供应商提供的公认化学名称、材料的理化特性信息、材料的成分信息、加工的助剂成分信息获知,或通过经主管部门认可,并制定的相关标准手册中查阅。如果缺少这些信息,需采用适当的分析技术分析材料,以获取组分数据。用于鉴别材料表面化学性能的设备主要包括动态机械热分析仪、差示扫描量热法、X射线电子能谱、傅里叶变换红外光谱、气相色谱、质谱、凝胶渗透色谱、高效液相色谱、核磁共振、紫外光谱、X射线光电能谱等。

对于临床使用的材料,预期其表面的接触情况并考察材料表面毒理学相关渗出和残留物非常重要。材料表面渗出物可以通过浸提法获得,浸提条件应形成文件进行论证。表面渗出物可以利用色谱法进行分析。色谱分析法是利用不同物质在不同相态中的分配,以某种流动相(可以是气体或液体)对固定相中的混合物进行洗脱,混合物中不同的物质会以不同的速度沿固定相移动,最终达到分离被检测物质组分的效果。高效液相色谱法是色谱分析法的一个重要分支,是以液体为流动相,采用高压输液系统,将待检测的某一溶剂或具有不同极性的混合溶剂泵入装有固定相的色谱柱,因为溶液中物质的极性不同,在柱内各成分将被分离,逐一进入检测器进行检测,从而实现对试样的分析。高效液相色谱分析法是分析材料表面浸提液的有效手段。此外色谱分析法还包括薄层色谱分析和气相色谱分析等。

材料表面浸提物可以利用色谱分析法进行分析,而材料表面残留物则需要应用灵敏、专属性强的方法,分析其有关化学物的定量水平。在有些情况下,除了材料试验还可以用数学模型来确定材料表面残留物。

傅里叶变换红外光谱常被用来检测材料表面性能及蛋白质的吸附。从样品中反射出红外光束,可以从红外吸收光谱到吸附蛋白质的不同组分。不同的化学键具有不同的振动频率,从而以不同的频率吸收红外光束;这种特性允许产生红外光谱"指纹",它提供了化学键的信息,从而提供蛋白质构象和负载的信息。红外光谱在分析多组分蛋白质溶液中的作用有限,因为这些情况下的光谱变得非常复杂,很难解决。傅里叶变换红外光谱(FTIR)允许同时测量所有波长已有明显提高。更先进的方法称为衰减全反射傅里叶变换红外光谱,使用总的内部反射的红外光束回到探测器沿该区域的接触样本和设备。通过将红外光谱与衰减全反射相结合,可以大大减少分析所需的材料表面面积。这两种技术提供了分子吸附的蛋白质构象。红外光谱可以通过分析蛋白质变化过程中不同的振动信号来分析蛋白质中的活性转移。

傅里叶变换红外光谱是基于对干涉后的红外光进行傅里叶变换的原理而开发的红外光谱仪,主要由红外光源、光阑、干涉仪(分束器、动镜、定镜)、样品室、检测器以及各种红外反射镜、激光器、控制电路板和电源组成。光源发出的白光被分束器(分束器是可将一束光分成两束光或多束光的光学装置通常是由金属膜或介质膜构成)分为两束,两束光分别经定镜和以一恒定速度作直线运动的动镜反射再回到分束器,两束光形成光程差产生干涉光,干涉光通过样品池时获得样品信息后到达检测器,通过傅里叶变换对信号进行处理,得到透过率或吸光度随波数或波长的红外吸收光谱图。

在与材料表面作用的过程中,蛋白质的体积浓度是随着时间的推移而变化的,由此可以测定蛋白质吸附到材料表面的量。但前提假设是,本体溶液中损失的所有蛋白质都吸附于物质表面。通过绘制蛋白质体积浓度随时间的变化,可以确定蛋白质在特定温度下的吸附动力学。另一种被广泛使用的类似技术是用荧光或放射性探针在溶液中标记蛋白质。在这种情况下,吸附蛋白质的浓度是通过在材料表面分别测量荧光量或放射量来确定的。蛋白质吸附也可以间接地使用免疫测定法,如酶联免疫吸附测定（ELISA）来测量。在 ELISA 检测中,利用针对该蛋白质的抗体标记蛋白质,从而检测材料表面吸附蛋白质的量。抗体与靶蛋白的特异结合表明,特定的抗体对所吸附的蛋白质构象是可识别的。ELISA 法能够为实验提供蛋白质的生物活性信息,而不仅仅是确认和定量物质表面上的蛋白质。此外,已经开发了几种技术来研究材料表面上吸附的蛋白质层的厚度。例如,椭圆偏振测量术（ellipsometry）,这种利用偏振光无损检查曲面的方法,是目前使用最广泛的一种方法。在标准椭偏过程中,偏振光以一个角度对准表面,然后反射回探测器。这种反射偏振光的变化提供了有关界面的信息,主要是吸附蛋白质层的厚度,而蛋白质层的厚度则与吸附蛋白质的量直接相关。椭偏仪测量蛋白质层厚度在纳米范围内,是非常准确的。另一种与椭偏法有相似之处的方法是"中子反射",利用中子束轰击材料表面吸附的蛋白质层并接收反射回来的辐射信号。所得到的反射辐射剖面不仅提供了吸附的蛋白质层的厚度,而且还提供了吸附分子构象的信息。

现代质谱技术能够识别蛋白质、血清、眼泪和唾液等多组分溶液和渗出液中的蛋白质,无论是对生物医学材料的吸附,还是对离体设备的吸附。这一技术可以同时识别大量不同分子量的蛋白质。串联扫描探针显微镜技术能够成像一个单一的蛋白质吸附在材料表面。表面红外技术的新发展如基于红外技术的和频共振光谱技术和二次谐波技术都为研究单原子键水平下蛋白质构象的变化提供了机会。

GB/T 16886《医疗器械生物学评价》中主要涉及的物理化学评价方法详见表 2-1 和表 2-2。

第四节　生物医学材料老化与降解性能的评价

GB/T 16886《医疗器械生物学评价》指出用于制造医疗器械的材料处于生物环境中可能会产生降解产物,这些降解产物在体内可能呈现与主体材料不同的作用。机械磨损主要产生微粒状碎屑,而沥滤、化学结构的破坏或腐蚀所引起的物质从表面释放,则可产生自由离子或以有机化合物或无机化合物形式出现的不同种类的反应产物。降解产物可能是不稳定的,会与环境发生生化反应,而化学稳定的降解产物的聚集也可能对周围组织产生物理影响,降解产物可能滞留在其生成时的位置,也可能在生物环境中因各种机制迁移,降解产物的生物可接收水平,取决于其性质和浓度,其结果需通过临床经验和专项研究加以评价。如果理论上可能存在新的降解产物和/或未知降解产物,有必要进行有关试验。对于依据充分且临床可接受的降解产物,可不必进一步研究。医疗器械的安全性和有效性可能会由于降解受到不利影响,因此在器械风险管理中宜考虑降解作用。

一、生物医学材料的老化性能评价

生物医学材料在体内的变化主要指材料的老化和降解。老化与降解的概念在本章已有介绍。本小节主要介绍如何评价材料的老化性能和降解性能。评价材料的老化性能主要以两类方法:自然老化试验和人工老化试验。

自然老化试验方法是利用自然条件进行老化的一类试验方法,包括自然气候暴露试验、大气暴露和贮仓试验法、地下、水下埋藏等方法。对材料老化性能的评定主要以能够反映老化变化的一种或几种性能变化来判断。例如局部粉化、龟裂、斑点、气泡、变形等外观变化,拉伸强度、断裂伸长率、弯曲强度、冲击强度等力学性能变化,变色、褪色及透光率等光学性能变化,电阻率、耐电压强度及介电常数等电性能变化及质量变化等。

人工老化试验主要利用老化试验箱进行,通过光老化、温度湿度老化、盐雾测试、霉菌老化、机械振动、机械冲击等。老化箱可以强化自然环境的某些老化因素,从而加快老化过程,能够在短时间内得到材料老化的试验结果。

1. 光老化　光老化中最常用的是氙灯老化和 UV 老化。氙灯指填充氙气的光电管或闪光电灯,光谱能量和分布与阳光中的紫外线,可见光部分相似,波长范围在 300~800nm。荧光紫外灯（UV lamp）是指发射 400nm 以下的紫外线的能量占总输出光能 80% 的荧光灯,波长范围是 300~400nm。UV 测试用于非金属材料,常用的检测标准主要参照 ASTM G 154-2006,ISO 4892-3:2016,GB/T 16422.3—2014。氙灯老化用于非金属材料主要参照 ASTM G 155-2005,ISO 4892-2:2016,GB/T 16422.2—2014 等标准。

2. 温度湿度老化 温度湿度老化主要考察物体在高温,低温,恒温恒湿,交变湿热,温度湿度组合循环测试等条件下发生的老化。温度老化从本质上讲是通过改变材料分子热运动的剧烈程度导致材料发生老化。湿度老化本质上讲是环境湿度影响下材料内含水分子的量变化对材料固有性质影响的过程。湿度主要包括绝对湿度和相对湿度,绝对湿度主要是指一定温度下一定体积内空气中的含水蒸气的质量,其单位是克/立方米。相对湿度是绝对湿度与最高湿度的比。温湿度计上显示的一般都是相对湿度。目前测试材料温度湿度老化主要参考 GB/T 或 IEC 系列测试标准。

3. 盐雾实验 盐雾实验(salt spray test)根据 pH,温度湿度对盐雾的影响,一般有中性盐雾试验、乙酸盐雾试验、铜加速乙酸盐雾试验和交变盐雾实验几种方法,其测试标准主要参考 GB/T 10125—2012。其中人工加速模拟盐雾环境由标准的盐雾实验机进行,测试标准可参考 GB/T 2423。

另外机械振动实验主要目的是模拟一连串振动现象,测试产品寿命周期中是否能承受运输或使用过程的振动环境考验。机械振动实验主要依照 GB/T 2423.10—2019 和 IEC 60068-2-6-2007 等标准进行。机械振动实验主要依照机械冲击实验,主要目的是考察体系受到瞬态激发,其位置、速度或加速度发生突然变化的耐受性。通常机械冲击可能对整体材料的结构和功能完整性产生有害影响,通常有害影响的程度随冲击环境的幅度和持续时间的增大而加大。冲击实验主要依照 GB/T 2423.5—2019 和 IEC 60068-2-27-2008 等标准进行。

二、材料的降解性能评价与生物学响应

(一) 生物医学高分子材料的腐蚀与降解

GB/T 16886《医疗器械生物学评价》第 9 部分生物降解和腐蚀做了明确界定:生物环境引起的降解称为生物降解(biodegradation)。降解产物,有原始材料化学裂解而产生的任何颗粒或化学物质。腐蚀(corrosion),化学或电化学反应引起的对金属材料的侵蚀。(该术语在广义上有时也指其他材料的变质,在 GB/T 16886 中专指金属材料)

在降解研究设计中,宜考虑采用涉及降解产物定性与定量的具体材料或产品降解标准。如没有适用的具体材料标准,应采用 ISO 10993-13(用于聚合物)、ISO 10993-14(用于陶瓷)或 ISO 10993-15(用于金属和合金)。但机械应力,磨损或电磁辐射所导致的降解作用,需要考虑其他方法。

(二) 评价生物医学材料的降解

充分考虑材料的预期降解或非预期降解的可能性,是医疗器械生物安全性评价的基本着眼点,要考虑到化学特性和已知降解机制,再考虑设计评价生物降解实验研究的必要性。对所有医疗器械都进行降解研究既无必要也不现实,降解研究的必要性考虑参考(图 2-12)。降解测试中,如果产品具有经过证实的可接受的临床经验、新数据、已发表的数据并与已知器械、材料和降解产物相似,就无须再进行试验。

生物医学材料的降解进行分析评价时,应采用 ISO 10993-1、ISO 10993-16 和 ISO 10993-17 给出的降解产物和可沥滤物生物学评价指南,在进行降解研究之前,先考虑这些标准会有助于区分降解产物和可沥滤物。

三、材料降解性能的体外评价方法

对于非吸收性的生物医学材料有两种在体外生成降解产物的试验方法,一种是作为降解型生物医学材料筛选方法的加速降解实验,另一种是模拟环境的实时降解实验,GB/T 16886《医疗器械生物学评价》第 13 部分中指出,加速降解实验可用作筛选试验,如果加速试验中没有观察到降解,则无须实时降解试验。对于水解降解用的试验溶液可以选择符合 ISD3696 的二级水或缓冲液,氧化降解建

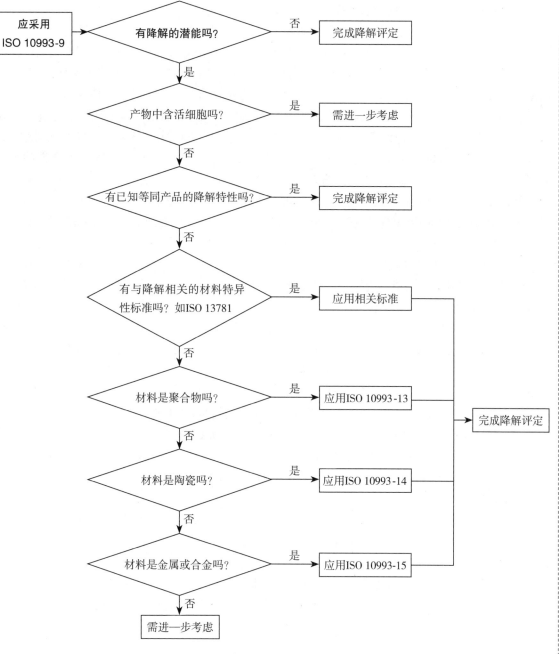

图 2-12 降解研究所需考虑的流程图

议使用水和过氧化氢,如 3% 过氧化氢溶液。在生物医学材料的降解实验中菌类和外源性其他生物会对材料产生不可预测的其他影响,因此实验需要在无菌条件下进行。

对于加速降解试验,选择的温度应高于 37℃ 但低于材料的熔化或软化温度范围,对预期使用超过 30d 的生物医学材料,应采用 2d 和 60d 的试验期,对于使用少于 30d 的器械,应采用 2d 和 7d 的实验期,对于可吸收的高分子制备的生物医学材料,试验期可以持续到仪器失去其完整性为止。

在研究初期,材料的物理、化学以及生物性能需要进行体外研究,材料可以在降解溶液以及体外细胞培养液中进行降解或者加速降解。在降解溶液中,溶液中的离子与材料充分进行了相互作用,其结果可以作为材料降解性能的参考。另外在体外细胞培养液中,可以显示一部分细胞与材料的相互作用也是材料降解性能的参考指标之一。

对高分子材料或降解产物进行表征的方法主要有溶液黏度测定法测定高分子的平均分子量和

支化度,溶胀性测定高分子的交联密度,流变性测定高聚物的熔化温度范围,熔化黏性,热稳定性,分子量分布,色谱法测定残留物单体,添加剂和可沥滤物,尺寸排阻色谱法/凝胶渗透色谱法测定平均分子量和分子量分布变化,光谱法例如紫外光谱法、红外光谱法、核磁共振法,用于鉴别成分和分布,原子吸收光谱法测定催化剂含量及重金属,热分析如差示扫描量热法测定玻璃化转变、熔化温度范围或软化点,混合物首先需要对材料降解的物理变化与化学反应进行评估与测量。水解反应、氧化还原反应与酶降解都可以通过体外环境模拟得以实施。材料的化学变化可以通过不同时间的物质特性进行跟踪。例如可以利用液相色谱(LC)、气相色谱(GC)、核磁共振(NMR)、质谱(MS)、X射线光电子能谱(XPS)以及红外光谱(IR)对降解的产物或者原材料进行跟踪。从不同的表征方法中可以看到材料化学结构随着时间与条件的变化。

材料降解过程中重量也会随时间而变化。可以通过对在不同降解溶液中浸没的材料在不同的时间进行干燥称重,从而得到材料重量随时间变化曲线。另外材料在体外细胞培养液中的重量变化,也可以通过类似办法得到。

材料的热学性能可以通过热重分析(TGA)与差示扫描量热法进行研究。从TGA得到材料的降解温度、DSC的热吸收峰可以推测出材料的玻璃态转变温度,溶解温度以及结晶状态。随着材料的降解,材料的热学性能也会发生变化从而改变材料的应用条件。

人们通过对材料的3D尺寸与形态进行测量,得到材料形貌在不同环境中随时间的变化。这些研究包括尺寸的宏观测量与材料形貌的宏观与微观的观察。光学显微镜与电子显微镜都可以被用来观察材料随时间的变化。材料的表面(例如粗糙度、接触角、形貌)以及材料的3D结构(形状、大小、孔隙率、孔的形状)都可以进行测量与分析。

材料降解在体外的机械性能研究有助于对材料的应用提供性能上的指导。这其中包括材料的拉伸强度,剪切强度,疲劳强度以及压缩强度。材料发生腐蚀,氧化还原反应,水解或是分解吸收等一系列降解过程后,其宏观结构与微观结构都会改变。这些改变一般来说都是对原有结构的破坏,对材料的机械性能也产生破坏,材料不能够完成设定的角色,会造成患者的身体损伤与经济损失。因此对降解条件下材料的机械性能研究很有必要。

除了利用降解液中对材料进行降解后研究材料的各项物理化学机械性能,材料最终会应用到生物体内。因此材料与生物的相互作用也就是生物性能,如细胞黏附,毒性与细胞支架以及细胞增殖都需要进行研究。尽管少了很多体内因子,通过体外细胞培养,材料与细胞相互作用也可以通过模拟手段研究。细胞黏附是材料与细胞相互作用,材料在与细胞的共同作用中发生降解,可以通过显微镜染色后观测,也可以利用电子显微镜观测。材料表面在与细胞的界面作用等都可以通过实验观测。材料的毒性与降解后产物的毒性需要仔细的研究,材料的物理结构,化学组成对细胞的伤害也可以通过细胞毒性实验进行检测。

材料的电学性能越来越被重视,研究显示一些有电学性质的材料可以促进骨骼或神经的再生。材料的降解势必会对材料的电学性能产生影响。利用电化学工作站对材料的腐蚀如电化学性质进行了解是很重要的。通过循环伏安法(cyclic voltammetry)可以获得详细的材料电化学性能。材料的电导率也可以通过简单的电学实验获得。通过对材料降解后的电性能研究,可以掌握材料在不同降解条件下的表现。

材料的再吸收可以通过体外的方法进行评估,利用破骨细胞可以对材料的再吸收进行体外测试。通过光学显微镜、电子扫描显微镜、共焦显微镜、无限变焦形貌仪等可以研究材料的再吸收。

四、材料降解性能的体内评价方法

材料在体外的研究始终存有条件缺陷。生物体中的复杂环境如生长因子,激素,酶以及细胞分裂分化都会对材料有影响。因此在临床应用之前,材料的降解性能需要进行体内定性或定量的评估。一般会采用动物模型,例如小鼠或者猪。

笔记

生物医学材料在体内的降解主要来自人体的水环境对材料的水解和氧化过程导致的化学键断裂,也包括酶、蛋白质和细胞等生物因素引起的材料降解并生成降解产物。降解产物指的是由于材料裂解而产生的化学成分,包括连续化学反应中产生的任何化学成分。同时值得注意的是,评价过程中,生物医学材料上可能含有的单体、低聚物、溶剂、催化剂、添加剂填充物和加工助剂等残留和可沥滤物的存在会干扰评价过程中对降解产物的定性与定量。了解和评测生物医学材料的降解及降解产物目的是协助确定生物医学材料降解产物的生物学危害。生物医学材料在体内的降解会引起一系列的生物医学材料 - 组织响应。这一现象由材料的一系列性质与生物内部的相互作用引起,包括物理化学性质、机械性能、形态变化以及表面性质。

生物体的运动、体内环境变化、细胞的生长都会对材料的降解有影响。材料降解后失去自身性能,降解产生的化学物质也会进一步在应用中影响生物体,材料的物理形态同时对生物体产生影响。材料在植入生物体内后会与细胞、组织接触,在复杂的生物环境中,材料的降解会带来一系列的生物学响应,如广义的细胞毒性作用、中心细胞激活、巨噬细胞活动、异物巨细胞生产、肉芽组织的形成、成纤维细胞与纤维细胞、微血管改变、组织 / 器官特定细胞响应(例如在骨骼里的破骨细胞、造骨细胞、内皮细胞增殖)、激活凝血、血小板黏附、激活与聚集、补体激活、抗体的产生、免疫细胞响应、速发型超敏反应、迟发型超敏反应、诱变反应与基因毒性、甚至肿瘤形成。

材料在植入体内后生物学响应分为四个阶段,包括血液效应、炎症反应、增殖期、修复期这四个阶段,如图 2-13 所示(文末彩插)。

炎症反应会在材料进入身体的愈合期发生,也会发生在材料降解的过程中。降解的产物例如无机盐,金属离子以及高分子降解后产生的酸与氧化产物都有可能引起非感染炎症反应。

异物反应主要包括巨噬细胞和异物巨细胞的响应。这一过程包括

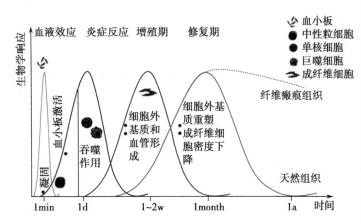

图 2-13　伤口愈合的四个阶段

降解产物与异物巨细胞融合。异物反应可能影响医疗装置,假体或植入的生物医学材料的生物相容性,并且可能显著影响含有蛋白质细胞和用于组织工程和再生医学的其他生物组分的组织工程构建体的短期和长期组织响应。可降解材料体外评价和体内评价的主要目的是明晰材料降解对生物学响应造成的影响。

对于材料的形貌在降解中的变化,根据材料的性质与拟观察的空间尺度,可以使用不同的手段进行研究,其中包括磁共振成像(MRI)、X 射线成像、光学显微镜等成像方式。如图 2-14 所示(文末彩插),A 为核磁共振成像不同电磁谱成像的能量与频率,B 为不同成像方式的空间尺度与分辨率。可以根据不同需求,来选择成像方式。

一些材料在降解后会产生生物不兼容的产物从而产生毒性。对材料降解产物的全身毒性的研究对材料可持续的生物兼容性非常重要。动物模型在材料置于体内期间的成活率、肌体伤害、炎症反应以及材料降解后的代谢途径需要进行观察和进一步的研究与分析。在了解了材料的生物兼容性与其代谢后,材料在生物体内的应用才会比较成熟。

材料在植入体内后,对样品进行测量就会有很大的难度。可以在不同的时间牺牲已经植入材料的动物样本,提取其组织与材料进行光学、电学显微镜的观察与分析。例如细胞外基质衍生支架的研究,可以用碳 14 标记的脯氨酸进行组织标记,然后利用液体闪烁计数对样品进行观测分析。但这种方式经济与道德上都不是最佳的。

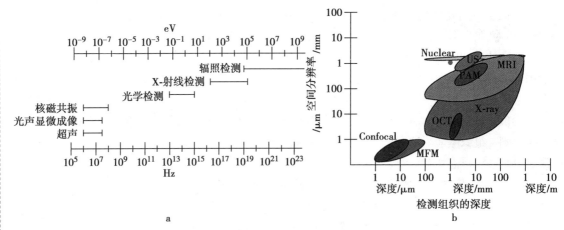

图 2-14 不同电磁谱成像的能量与频率及不同成像方式的空间尺度与分辨率

a. 不同电磁谱成像的能量与频率;b. 不同成像方式的空间尺度与分辨率 Confocal:共聚焦显微镜;MFM:多光子荧光显微镜;OCT:光学相干断层成像术;X-ray:X 射线;PAM:光声显微成像;US:超声;MRI:磁共振成像;Nuclear:辐照检测。

　　随着技术的发展,对材料的形貌研究可以通过无创的方法从而减少对动物样本的伤害,节省样本数量达到经济节约的效果。这些技术包括超声扫描、磁共振成像(MRI)、断层摄影技术、Micro CT 等。如图 2-15 所示为利用 Micro CT 对合金材料降解的研究。其中包括材料的体积、表面积以及腐蚀产物的观察与分析。利用 Micro CT 还可以结构重建得到直观的材料降解过程图。

　　可以生物降解的材料,例如再吸收材料在体内的应用非常广泛,因此对这一类材料体内降解性能的研究非常有必要。通过不同方式对材料降解后形貌的观察,能够帮助研究者分析生物宿主与材料的再吸收性能间的关系。

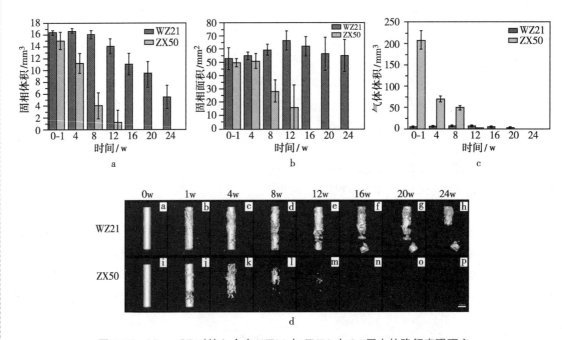

图 2-15 Micro CT 对植入合金 WZ21 与 ZX50 在 24 周内的降解表现研究

a. 丢失体积;b. 表面积变化;c. 氢气泡的体积;d. 植入材料的 3-D 结构重建。

思考题

1. 试描述正常伤口愈合和组织对"惰性"和"刺激性"材料的反应之间的主要区别。除了选择材料之外,还有哪些因素会影响局部组织对种植体的反应?
2. 会影响局部组织对种植体的反应其他因素有哪些?
3. 什么是生物可降解和生物可吸收材料?

（王　婷）

生物医学材料与蛋白质相互作用评价

第三章

第一节 概　述

一、蛋白质的结构与功能

蛋白质结构与功能的研究是从分子水平上了解生命现象的基础。蛋白质分子是由多种氨基酸相互缩聚组成的具有三维结构的复杂分子。在不同的空间尺度上,蛋白质有四种不同的结构,即一级结构、二级结构、三级结构和四级结构。一级结构是蛋白质分子链组成的化学结构,包括氨基酸种类、数量及其分布;二级结构是由主链上酰胺键间的氢键偶联形成;三级结构由分子链内的相互结合形成,主要作用力包括氢键、离子键、疏水力、盐桥和二硫键;四级结构由三级结构所形成的亚基结合而成。

蛋白质一级结构是其三维空间构象的基础,特定的空间构象主要是由蛋白质分子中肽链和侧链的基团所形成的次级键来维持。在生物体内,蛋白质的多肽链一旦被合成后,即可根据一级结构的特点发生自然折叠和盘曲,形成一定的空间构象。一级结构相似的蛋白质,其基本构象及功能也相似,例如,不同种属的生物体分离出来的同一功能蛋白质,其一级结构只有极少的差别。蛋白质多样的功能与蛋白质特定的空间构象密切相关,构象发生变化,其功能活性也随之改变。蛋白质变性时,由于其空间构象被破坏,故引起功能活性丧失,变性蛋白质在复性后,构象复原,活性即能恢复。

从化学组成上来说,蛋白质具备两亲性和两性聚电解质性。在极性溶液体系,如磷酸缓冲盐溶液(phosphate buffer saline,PBS)或血浆中,为降低体系界面的自由能,亲水的侧链间会相互聚集并趋向存在于与水接触的界面,而疏水链则趋向于聚集在蛋白质分子的内部。因此,会在蛋白质分子中产生截然不同的微区结构。

目前,抗凝血材料和组织修复材料是生物材料及其产品开发的重要方向,也是两大研究的热点。抗凝血材料接触血液后,血液中的白蛋白、纤维蛋白原和球蛋白都会吸附在材料表面,这些蛋白质的吸附也与后续其所导致的凝血级联反应有关,蛋白质吸附行为的研究对于抗凝血分子设计有重要意义。而对于组织修复材料,植入后首先接触的体液环境是细胞外基质,它们是机体中除了细胞之外的一些非细胞物质,是在机体的发育过程中由细胞分泌到细胞外的各种生物大分子。这些细胞外大分子在细胞周围高度水合构成凝胶或纤维网络,其结构精细而又复杂。细胞正是通过其特殊的细胞表面受体与周围的细胞外基质发生作用,将细胞骨架及细胞内信号通道与细胞外基质连接起来。细胞外大分子主要包括胶原、蛋白多糖、糖胺聚糖、层连蛋白、纤连蛋白和弹性蛋白等。因而对于细胞外基质中蛋白质在材料上吸附行为的研究,有助于了解植入材料对于细胞的粘附、迁移、增殖、分化以及基因表达的调控及影响。

(一) 白蛋白

白蛋白是人体血浆中含量最大的球蛋白,占血浆总蛋白的 40%~60%,水溶性很强。其分子结构已于 1975 年阐明,是含 585 个氨基酸残基的单链多肽,分子量为 66 458,整个分子可以看成由 3 个结构类似的结构域组成,这三个结构域共形成两个疏水性的"口袋",其中一个是由强疏水性的基团组成。白蛋白为 4nm×14nm 的椭圆形分子,在体液 pH 7.4 的环境中,白蛋白每分子可以带有 200 个以上负电荷,它是血浆中主要的载体,许多水溶性差的物质可以通过与白蛋白的结合而被运输。这些物质包括胆红素、长链脂肪酸(每分子可以结合 4~6 个分子)、胆汁酸盐、前列腺素、类固醇激素、金属离子、药物(如阿司匹林、青霉素等)。由于白蛋白取材容易,结构简单,因此,在大量蛋白吸附研究中常被作为模型蛋白使用。

(二) 纤维蛋白原

纤维蛋白原是与人体凝血过程直接相关的蛋白质,血液凝固的本质就是纤维蛋白原在凝血酶的作用下转变为凝胶状态的纤维蛋白网络。电子显微镜下,纤维蛋白原分子呈三球棒状,即两端和中间的球体由一条纤维状的联带连接。分子全长 45nm,两端的球体直经为 6nm,中间球体直径为 4~5nm。纤维蛋白原分子由两个相同的亚基组成,每个亚基含有三条不同的多肽链,这三条多肽链分别为 α 链(分子量 63 500)、β 链(分子量 56 000)和 γ 链(分子量 47 000)。纤维蛋白原分子的两个亚基之间以多肽链 N 末端附近的二硫键相连,其 C 末端指向分子的两端,形成对称的结构。纤维蛋白原极易在材料表面吸附,在血液接触生物材料的研究过程中通常被作为蛋白质吸附的研究对象。

(三) 胶原

胶原是哺乳动物体内结缔组织的主要成分。哺乳动物身上所有蛋白质中约 30% 都是胶原蛋白。胶原是皮肤、骨、腔、软骨和血管的主要纤维成分,因此,胶原不同程度地存在于所有器官中。胶原的种类共有 14 种,其中 I 型胶原最为丰富,且具有良好的生物相容性,广泛应用于生物材料领域。I 型胶原分子具有若干的三股超螺旋结构,它通过侧向共价交联、错位阶梯式排列聚集成直径 50~200nm 的胶原微纤维。胶原微纤维再进一步侧向排列形成胶原纤维。胶原蛋白的基本结构单位是原胶原,原胶原肽链的一级结构具有 (Gly-x-y) n 重复序列,其中 x 常为脯氨酸,y 常为羟脯氨酸或羟赖氨酸。原胶原是由三条 α- 肽链组成的纤维状蛋白质,相互拧成三股螺旋状构型,长为 300nm,直径为 1.5nm。研究材料表面的胶原吸附性能,对于设计组织工程支架有一定的借鉴意义。

(四) 纤连蛋白

纤连蛋白是一种广泛存在于体液及各种组织中的高分子糖蛋白,分子量为 450,由两个亚基通过 C 末端的二硫键交联形成,整个分子呈 V 形。其亚基有 6 个致密的球状体,每一区均有特定的功能,可与特殊的配体结合,具有多种生物学功能。纤连蛋白广泛参与细胞迁移、黏附、增殖、止血及组织修复等过程,可调动单核吞噬细胞系统清除损伤组织处的有害物质,具有生长因子作用。

二、蛋白质吸附的特点

蛋白质的界面吸附问题主要包括蛋白质的吸附总量、吸附厚度、吸附强度、竞争吸附、以及吸附取向和构象等。因为材料与其所处的生物学微环境的相互作用是通过界面来进行的,在生物学微环境不变的情况下,这种相互作用的种类和强度在很大程度上取决于材料的表面性质。当材料与生物环境相接触时,材料表面的物理化学性质是重要的参数,其可能会影响蛋白质吸附、与细胞的相互作用,并最终影响宿主反应。当材料一接触到生物环境,蛋白质就会吸附在材料表面,吸附的蛋白质层会影响后续的生物反应。因此,理解蛋白质和材料表面之间的相互作用是至关重要的,在设计生物相容性的材料表面时,蛋白质和材料表面相互作用的控制仍然是一个重要的考虑因素。

三、蛋白质吸附的 Vroman 效应

首先,蛋白质吸附受蛋白质在溶液中浓度的影响。溶液中,单一蛋白质的浓度越高,材料表面的蛋白质数量也就越多。其次,蛋白质在溶液中是运动的,它受扩散速率的控制。反过来,扩散速率又

受蛋白质尺寸的影响,在较大的蛋白质到达之前,较小的蛋白质先到达并吸附到表面。最重要的是,蛋白质对于基质表面的亲和力,它描述了蛋白质如何吸附以及吸附强度的大小。与具有低亲和力的蛋白质相比,高亲和力的蛋白质会有更强的化学键,从而更容易吸附并且留在材料表面。这种相互作用的大小取决于蛋白质与材料的相互作用。

综合考虑蛋白质浓度、扩散速率和亲和力这三方面的因素,可以得出结论,在多组分溶剂中,蛋白质为到达材料表面而出现竞争吸附。如果溶液中蛋白质分子浓度高和 / 或蛋白质的尺寸小(扩散系数大),则蛋白质将迅速到达表面,这些表面亲和力较小的蛋白质可能优先吸附。随着时间变化,表面亲和力较大的蛋白质将缓慢到达表面,并与已经吸附的蛋白质发生交换。直到与表面有强的相互作用的蛋白质全部吸附在材料表面,蛋白质交换的过程才结束。这个逐级碰撞、吸附和交换的过程称为Vroman 效应。

这一效应是由最先发现并且研究这一现象的科学家命名的。在蛋白质吸附过程中,蛋白质与材料表面形成的键并不完全是静态的,它可以随机地断裂和重组。然而,单一的蛋白质不倾向于从材料表面脱附,因为这一过程需要蛋白质和材料之间的键全部断裂。相反,另一种蛋白质可能会在已经吸附过蛋白质但键断裂的地方形成新的键。如果新的蛋白质有较强的亲和力,它就会在低亲和力蛋白质的位置建立新的作用位点。随着时间的推移,高亲和力的蛋白质取代先前的随机吸附的蛋白质,在材料表面形成动态蛋白质层。Vroman 效应表明在血浆体系或多组分蛋白质溶液中吸附蛋白质的组成是时间依赖的,是蛋白质沉积与置换结果的一部分。

四、蛋白质吸附研究的意义

蛋白质的界面吸附是自然界的一种基本的生物现象,同时也是生物界面科学的重要组成部分,它在许多领域中都有着广泛的应用,尤其是在生物过程方面。当生物医学材料进入机体内环境后,蛋白质会在材料表面发生非特异性吸附;不同蛋白质之间会相互竞争,从而形成由多种蛋白质组成的吸附层;而材料表面的蛋白质吸附层的组成和结构,又会影响材料在机体内环境中的生化反应。因此,探索蛋白质在生物材料表面上的吸附行为和规律对于生物材料生物相容性研究和评价具有重要意义。

在绝大多数情况下,当生物材料与生理环境相接触时,先到达材料表面的是水分子,其次是蛋白质分子,最后才是细胞。材料表面吸附的蛋白质种类、数量和构象都对后期的生物学响应起了一定的介导作用,也就是说,生物材料表面细胞的生物学响应是蛋白质吸附的次级反应。从生物体角度来看,表面吸附的蛋白质影响凝血、补体激活、细菌和细胞黏附以及组织的形成。从材料角度来说,蛋白质吸附也影响材料的表面性质和降解性能。

第二节　生物医学材料表面吸附蛋白质的模型和评价方法

一、蛋白质吸附热力学

蛋白质在材料表面的吸附可以理解为可逆的化学反应。从蛋白质接触材料表面,到在材料表面吸附,再到从材料表面脱附,每一个过程都有其单独的特征。决定蛋白质在材料表面吸附和脱附行为的物理化学因素通常有 8 种,如图 3-1 所示。

在接触过程中,蛋白质分子的运输性质和蛋白质与材料表面的相互作用共同决定蛋白质靠近表面的程度,它们也同时受溶剂分子运动和其本身分子运动性质的影响;在吸附的过程中,以下三个因素构成稳定黏附在材料表面的驱动力:①蛋白质和材料界面间的短程相互作用;②在蛋白质与材料表面之间释放结合水以及相反电荷离子而引起的熵增;③材料表面使蛋白质变性而引起的熵增。在蛋白质从材料表面的脱附过程中,有三个因素使黏附表面去稳定化并引起脱附:①溶剂热扰动;②剪切流动;③其他能够更稳定地吸附于表面的物质和蛋白质竞争吸附所做的功。

二、生物医学材料表面蛋白质吸附模型与研究方法

(一) 生物医学材料表面蛋白质吸附模型

大多数蛋白质与生物材料表面的相互作用会导致吸附。在液-固界面上的物理吸附主要是由于范德华力、离子或极性相互作用、氢键及疏水作用等造成的。大多数蛋白质具有复杂的表面,因此,它与生物材料表面存在多种形式的相互作用。在理论分析中,人们往往希望用包含时间、蛋白质种类和表面性质等参数的方程来估计蛋白质的吸附量。但是在实际实验中,蛋白质分子通过迁移扩散吸附在材料表面上,在蛋白质的浓度达到临界浓度之前,蛋白质的吸附都存在一个吸附速率限制机制,因此,材料表面对蛋白质的吸附过程是一个速率限制的过程。在这种情况下,少数满足这些条件并能预测吸附速率的模型便得以建立。

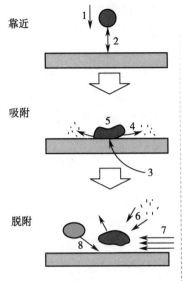

图 3-1　决定蛋白质在材料表面吸附和脱附行为的因素

1. **Langmuir 模型**　Langmuir 模型是一种最简单、最常用的吸附模型。其主要假设为:①单分子层吸附且无分子间吸附;②吸附表面的构成是等同的、均匀的且无相互作用的吸附位点,一个吸附位点吸附一个分子;③表面上位点对蛋白质分子的吸附能力与附近位点的占据无关,所有的吸附对蛋白质有相同的亲和性;④吸附平衡是一种动态平衡。

在蛋白质的亲和吸附中一般可发生 3 种类型的相互作用:①配体与配基的特异性相互作用;②蛋白质与吸附剂上其他类吸附位点的作用;③蛋白质配体间相互作用,包括蛋白质构型改变。②和③类吸附会使吸附偏离 Langmuir 模型,从而导致更复杂的等温表达式。

2. **简单颗粒模型**　Langmuir 模型对表面遮蔽因素的考虑十分有限,较好的处理方法是用颗粒模型的处理方法。这种方法将蛋白质分子模型简化为一种几何体,这种几何体受到表面斥力作用而没有发生重叠。最简单的颗粒模型是随机连续吸附。这一模型的主要假设为:①颗粒随机选择吸附位点,连续吸附在表面上;②没有脱附和表面弥散的发生;③吸附速率会受到已吸附颗粒的排斥力的影响而减小。

3. **扩散颗粒模型**　在标准的扩散颗粒模型中,吸附的粒子被假设为能一直保持它们初始的吸附状态这一特点,但实际吸附状态会随时间而发生多次改变。蛋白质在吸附到表面上后,还存在二级或三级构象变化。一些实验已经研究了多种蛋白质吸附后的变化。这些变化过程包括:蛋白质在吸附到表面后,其构象和取向会发生变化。这种变化会导致蛋白质的接触面积增大,因此,后被吸附的蛋白质落在空表面上的概率会降低。这种变化也会使蛋白质与表面的结合力增强,从而降低脱附速率。当表面变得拥挤时,则不利于这种变化的发生。这主要是由于相邻蛋白质的空间阻碍所导致。

吸附后变化会影响吸附过程的动力学,而简单颗粒模型不能解释这一过程。因此需要另一种吸附模型——扩散颗粒模型将在表面上吸附的蛋白质的构象 / 取向变化考虑了进来。如图 3-2 所示,扩散颗粒模型描述了蛋白质分子作为颗粒无重叠、连续且随机吸附在表面上。一旦发生吸附,就会形成两种竞争过程。分子会脱附或立即对称扩散成大尺寸的颗粒。这两种过程会在给定的条件下发生。扩散会在空间允许的情况下发生,并能描述构象和取向的后吸附变化。当然,吸附也受体积排斥的影响。

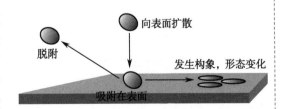

图 3-2　蛋白质在材料表面吸附过程示意图

这种模型的主要假设是:①仅仅可能发生单一的状态变化;②蛋白质通过一个较强的潜在核心进

行侧向的相互作用。

（二）生物医学材料表面蛋白质吸附动力学

一般认为蛋白质吸附包含下列全部或其中几个步骤：①蛋白质传递到表面；蛋白质吸附到表面；②吸附的蛋白质发生重排；③吸附的蛋白质发生交换；④蛋白质脱附反应；⑤蛋白质离开表面。

1. 蛋白质的传递　蛋白质传递到界面受实验设置参数、流动条件等因素的制约。即使是在对流支配的系统之中，也存在一个静滞的边界层，蛋白质分子通过该边界层进行扩散传递。在某些情况下，这一步成为吸附速度的控制步骤。

2. 蛋白质的吸附　在许多情况下存在一个吸附屏障，蛋白质分子必须克服这个障碍才能黏附到材料表面。因此，不是所有到达表面的分子都能够被吸附。如果吸附是受到扩散控制的话，实际的吸附要慢一点，吸附模型也要作相应的修正。蛋白质大分子的吸附一般是单层吸附。同时，伴随可吸附位点的减少，吸附过程也会受到影响。

3. 吸附蛋白质的变化　界面上吸附的蛋白质会随着时间改变与材料表面的连接强度。例如，用缓冲溶液或表面活性剂来冲洗吸附在表面的蛋白质，发现随着时间增加，清除的蛋白质的量减少。这可能是由于吸附的蛋白质分子发生构象转变或取向从而具有时间依赖性。

4. 交换反应　许多复杂的蛋白质溶液中可观察到交换反应，例如在血液或血浆中观察到的Vorman效应。但是，交换反应不仅仅发生在不同类型的蛋白质分子之间，也会发生在溶液里和表面上的同种蛋白质分子之间。

5. 脱附反应　吸附到界面的蛋白质分子也会同时发生脱附。实验观察到，不同的蛋白质与材料表面之间的脱附程度的变化非常大。有时，蛋白质会完全脱附，总的脱吸附动力学就可以用一个Langmuir类型的方程来描述。

三、生物医学材料表面蛋白质吸附的评价技术

各种形式的蛋白质吸附都已得到研究，包括研究蛋白质的吸附量、吸附动力学、吸附形貌、吸附的成分和吸附构象变化等。要研究生物材料表面发生的蛋白质吸附反应，需要从不同的层面和角度来获取吸附信息，许多技术被用来研究蛋白质吸附和生物材料特性的相关评价，每种测试技术都有自身的优势与缺陷，一种手段往往只能很好地反映某一方面的信息。因此，在蛋白质吸附的研究中，也需要采用多种手段协同进行研究分析。例如表面增强拉曼光谱法和衰减全反射傅里叶变换红外光谱可以研究蛋白质在吸附前后的构象变化；差示扫描量热法可以测量蛋白质在材料表面热变性时的热焓，通过转变热的差值推断蛋白质的构象变化；原子力显微镜方法可以观察蛋白质在材料表面的吸附形貌；圆二色谱可以用于蛋白质折叠与蛋白质构象研究；椭圆偏振光法可用于检测蛋白质层的厚度；荧光标记法可以观察到蛋白质在材料表面的分布；此外，还有较新的表面等离子共振和石英晶体微天平技术，可以同时检测吸附质量、动力学和构象变化。总的来说，蛋白质吸附在微观尺度上发生的，而且在液态环境下，这使得直接表征较难，多是间接手段。下面具体介绍几种表征方法。

（一）生化分析法

生化分析法研究材料表面的蛋白质吸附主要在于定量分析，即测定蛋白质的吸附量，这里介绍最为常用的染色法和同位素法。

染色法（以考马斯亮蓝法为例）是一种利用蛋白质和染料结合的原理，定量测定微量蛋白质浓度的方法，具有快速、灵敏的特点。考马斯亮蓝 G-250 存在着两种不同的颜色形式，红色和蓝色。考马斯亮蓝 G-250 在酸性游离状态下呈棕红色，最大光吸收在 465nm，当它与蛋白质结合后变为蓝色，最大光吸收在 595nm。在一定的蛋白质浓度范围内，蛋白质 - 染料复合物在波长为 595nm 处的光吸收与蛋白质含量成正比，通过测定 595nm 处光吸收的增加量可知与其结合蛋白质的量。该方法先要绘制吸光度随蛋白质浓度变化的标准曲线，再通过测得样品的吸光度，在标准曲线上找到对应的蛋白质

浓度。根据蛋白质在材料表面吸附前后浓度的变化间接算出蛋白质的吸附量。该方法在 2min 左右的时间内达到平衡,完成反应十分迅速,但误差较大。

在用放射性同位素法分析中,通常采用碘的放射性同位素 ^{125}I、^{129}I 和 ^{131}I 来标记蛋白质,碘的同位素可以接到酪氨酸的残基上。蛋白质的数量与放射的强度成正比,因此可以使用放免测量仪来定量测定蛋白质的吸附量。该技术不但可以测定吸附量,还可以测定多元组分蛋白质的竞争吸附与各种蛋白质的吸附动力学。

(二) 衰减全反射傅里叶变换红外光谱

红外光谱是化合物结构定性分析的重要手段之一,特别是衰减全反射技术适用于非均匀、表面凹凸和弯曲样品的微区无损测定,可以获得官能团和化合物在微分空间分布的红外光谱图像。因此可用于研究吸附在材料表面的蛋白质二级构象变化。蛋白质的酰胺 I 带位于 1 700~1 600cm^{-1} 区域。一般认为,酰胺 I 带反映了 α 螺旋、β 折叠、无规卷曲和转角结构等形式的蛋白质二级结构的信息。所以通过衰减全反射傅里叶变换红外光谱技术,对比蛋白质在材料上吸附前后酰胺 I 带峰的相对强度和位移,可推测蛋白质构象上的变化。

(三) 原子力显微镜

原子力显微镜是一种具有高分辨率(水平方向 0.1nm,垂直方向 0.02nm),对样品损伤小的成像技术。蛋白质的吸附往往是在液态条件下发生的,而原子力显微镜可以在液体和近生理条件下工作,所以在研究蛋白质吸附上原子力显微镜比传统电子显微镜更有优势。原子力显微镜在用于研究生物材料表面的蛋白质吸附领域有两方面作用,一方面可以用来表征材料表面的粗糙度和微相结构,另一方面,扫描探针经修饰后可以研究蛋白质分子和材料表面之间的作用力。

(四) 表面等离子共振

表面等离子共振技术以表面等离子波振荡的变化为基础,这种变化是由分子吸附到金属表面引起的。表面等离子共振技术是一种灵敏的表面分析技术,近年来被广泛地用来研究和检测生物分子之间的识别和特异性相互作用,是研究分子识别和分子间相互结合、相互作用的有力手段。在蛋白质吸附研究中,该技术可以用来检测蛋白质的吸附量和吸附动力学曲线。

(五) 石英晶体微天平技术

现代科学中化学、生物学、医学和材料学的研究对微观过程的作用机制已进行深入的研究。而传统的研究方法是:先对过程提出几种假设及模型,再用检测到的宏观量来反证假设和模型的正确性。这种方法对于研究微观作用机制具有一定局限性,因而需要一种微观实时监测技术来解决这一问题。石英晶体微天平是一种实时测量质量变化的检测器。其因为可以检测到纳克数量级的质量变化,因此可应用于微量蛋白质吸附的检测。该技术是根据压电效应的原理,采用间歇式振荡,多频率同时检测,表征材料表面的质量和黏弹性变化信息的技术,现已成为实验室常见的质量感测设备,其灵敏度为 0.001mg,理论上可以测到质量变化相当于单分子层或单个原子层的几分之一。

一定质量的物质沉积在石英晶体表面,其振荡频率就会发生相应改变。石英晶体谐振频率和晶体电极表面质量负载变化之间的关系可由 Sauerbrey 方程表示:

$$\Delta F = -KF^2 \Delta M/A \tag{3-1}$$

式(3-1)中 ΔF:晶体吸附外来物质后振动频率的变化,单位 Hz;K:常数;A:吸附物所覆盖的面积,单位 m^2;F:压电晶体的基本频率,单位 MHz;ΔM:被吸附物质的质量,单位 g。

由方程可知,ΔF 与 ΔM 呈线性关系。此公式仅适用于气相反应环境,在液相环境中,黏度、密度、电导率和溶液极性等因素会影响 ΔF 与 ΔM 的量值关系。于是,在此基础上建立的 Voigt 黏弹性模型使石英晶体微天平技术得以应用于液相反应环境中。

石英晶体微天平技术应用于蛋白质吸附研究具有以下优点:①生物样品无需标记;②能够实时记录蛋白质在材料表面的吸附行为;③传感器表面可重复利用;④可在短时间内完成蛋白质吸附检测,具有高效性。

第三节　生物医学材料表面蛋白质吸附的影响因素的评价

当生物材料与生物体接触时,蛋白质将自发地吸附到材料表面,形成蛋白质层,这是一个非常复杂的理化过程,受到多种因素的共同影响,大致可以分为以下三个方面:一是蛋白质本身的性质,包括蛋白质的分子量、形状、电荷分布、空间构象以及结构稳定性等;二是材料表面自身的性质,包括材料表面的化学性质、亲疏水性、带电性质以及拓扑结构(如表面曲率和表面缺陷)等;三是外界环境因素,包括温度、溶液 pH、离子强度、电场和磁场等。其中环境因素起主导作用,温度、溶液 pH 和离子强度等的变化既能引起蛋白质电荷和空间构象的变化,也能影响材料表面的亲疏水性、带电性质和微相结构等。

从生物相容性角度讲,蛋白质分子在材料表面吸附后,其分子的天然构象是否发生了变化尤为重要。换言之,就是材料是否会造成蛋白质的变性,进而影响对细胞的作用。蛋白质在生物材料表面吸附后,其构象会发生不同程度的变化。而且,有的吸附还可能是多分子层的,其中各层分子的构象变化也不尽相同,与材料表面直接接触的蛋白质分子其构象变化最大,后随着吸附层的增多而逐渐减弱。材料表面不同的性质会有不同的水合作用,水分子因为亲疏水性等因素而采取不同的排列方式。随后蛋白质在不同水层上吸附,而发生构象变化的蛋白质层再与细胞相互作用,可能会影响其细胞功能。

根据热力学公式:$\Delta G = \Delta H - T\Delta S$,如果 $\Delta G < 0$,则吸附是自发的。蛋白质的吸附可以是焓驱动的过程($\Delta H < 0$),也可以是熵驱动的过程($\Delta S > 0$),还可以是两者共同决定的过程。显然,蛋白质吸附过程是受各种因素综合影响的,只通过一个因素是不能用来准确预测蛋白质的吸附过程。蛋白质吸附的过程可以被不同的作用力驱动,如疏水作用、静电作用以及构象变化等,影响因素主要包括蛋白质和材料自身的物理化学性质以及周围环境的影响,也涉及两者界面水化层、所带电基团的重新分布、亲疏水相互作用以及蛋白质分子是否保持天然构象等因素。

一、影响蛋白质吸附的蛋白质因素的评价

蛋白质到达材料表面,它将通过内部分子键与材料相互作用,这些键的种类受个体蛋白质性能的影响,如表 3-1 所示。蛋白质的尺寸影响扩散速率,也影响其吸附。大的蛋白质有较多的结合位点,因此在材料表面会发生更多的相互作用,从而容易被吸附。考虑到蛋白质的氨基酸组成的根本性质,许多其他因素也起到作用。由于蛋白质分子本身是两性离子结构,其表面氨基酸基团有的呈酸性带负电,有的呈碱性带正电。因此,控制蛋白质在材料表面吸附行为的另一个主要因素是蛋白质分子侧链氨基酸基团表面上自由的氨基 NH_3^+ 和羧基 COO^-,这种带电的极性氨基酸更倾向存在于蛋白质外侧,将优先与材料表面的极性区域反应,如带正电的氨基酸优先吸附于带负电的材料表面。

表 3-1　影响蛋白质吸附在材料表面的蛋白质性质

蛋白质性质	描述
亲／疏水性	在水介质中,更多的亲水性侧链在蛋白质分子外侧,它能与基质表面发生反应,极性区域倾向于吸附至极性材料表面,疏水区域倾向于吸附至疏水材料表面
尺寸	在多组分溶液中,越小的蛋白质溶解越快,其到达材料基质表面的速度也就越快,较小蛋白质与材料表面形成较少结合位点
电荷	带电蛋白质优先吸附至带相反电荷的基质表面,在大多数材料表面,蛋白质优先吸附至中性电荷区域
结构稳定性	蛋白质的结构稳定性不好,展开时在材料表面形成更多的结合位点。在多组分溶剂中,在其他蛋白质到达之前,展开的蛋白质很快与材料表面形成键

然而,这种静电相互作用的机制并不主导蛋白质吸附的过程,因为蛋白质吸附也受其他因素的影响。一般来说,蛋白质更容易吸附在没有电荷的位点,这种吸附被认为是在材料表面减少了与其他蛋白质的静电排斥。亲水区域更易于与亲水表面区域相互作用,反之亦然。蛋白质在溶液中其疏水区域易被其三维结构埋藏。然而,当蛋白质与材料表面相互作用时,其疏水区域则会暴露。

另外,组成蛋白质的特殊氨基酸序列也会影响其在材料表面的吸附。实际上,决定蛋白质向某种材料吸附的主要因素是蛋白质的稳定性。根据其内部结构稳定性,蛋白质可以分为两类:软蛋白质和硬蛋白质。软蛋白质是指内部稳定性较低的蛋白质,如免疫球蛋白、血红蛋白和酪蛋白;硬蛋白质是指内部稳定性较高的蛋白质,如溶菌酶、核糖核酸酶和乳球蛋白。硬蛋白质具有刚性结构,且吸附过程中不易发生构象变化。与此相反,软蛋白质吸附到表面时会导致其二级和三级结构的数量显著降低。

蛋白质在材料表面上的吸附还可以是由蛋白质的构象变化引起的。构象变化的程度取决于蛋白质本身的稳定性以及材料和蛋白质的荷电性和疏水性等。如果吸附是吸热的,则吸附可以由构象熵增驱动,此熵增源于疏水片段上溶剂分子的释放。软蛋白质,其内部稳定性弱,可以在任何材料上吸附,其吸附的驱动力来源于吸附过程中构象熵的增加,且这个熵增可以克服其他的不利因素(如静电排斥和亲水材料脱水);而在疏水材料上吸附时,其结构变化将更大。硬蛋白质,其内部结构比较稳定,吸附主要依靠于疏水作用和静电作用。在疏水材料上,硬蛋白质吸附过程中可能伴随构象的变化;而在亲水材料上,只有在静电吸引的情况下硬蛋白质的吸附才可以发生。

蛋白质吸附在材料表面也受溶液中其他蛋白质的影响。比如,除了凝固时,大多数血清蛋白在材料表面不相互吸附,与蛋白质与材料表面之间的键相比较,蛋白质之间的键在总蛋白层中所占的比例较小,因此,在蛋白质吸附在材料表面上以单层分子和近单层分子为主。但也会有例外情况发生,例如材料表面蛋白质由于构象变化,可能会呈现出新的结合位点,引发与随后的蛋白质之间发生相互作用。另外,吸附在材料表面的蛋白质可能伸展,暴露出先前隐藏的生物活性表面位点,阻碍靶蛋白与其各自的结合位点相互作用,进而影响生物活性功能。

二、影响蛋白质吸附的生物医学材料性质的评价

蛋白质的性质本身在蛋白质吸附过程中非常重要,但它不是影响蛋白质吸附的全部因素,材料表面自身也是一个重要因素。生物材料表面结构对蛋白质吸附的影响主要有以下几个方面(表3-2)。

表 3-2　影响蛋白质吸附的材料表面性质

表面性质	描述
亲/疏水性	亲水表面抵制蛋白质的吸附;疏水表面倾向于吸附更多的蛋白质
电荷	材料表面与蛋白质之间电荷相反时促进蛋白质的吸附,同极性电荷则减少蛋白质的吸附
表面形态	表面粗糙度和拓扑结构的增加,会为蛋白质吸附提供更多的表面区域
化学特征	基质表面的化学成分决定蛋白质和材料表面键的类型

疏水作用,是指蛋白质的疏水部分脱水并进一步和材料的疏水区域相结合的作用,是影响蛋白质吸附的重要因素。分子缔合理论表明,在生物材料表面和大部分水相的界面之间存在不同的水相结构,对疏水性材料来说,水分子形成的外壳之间的相互作用要大于水分子与疏水性表面之间的相互作用。因此,在疏水性材料表面,可以观察到增强的蛋白质吸附和构象性变化。疏水性表面水密度相对较低,以开放的氢键网存在;亲水性表面水密度较高,以闭合的氢键网存在,即疏水材料有利于蛋白质吸附而亲水材料抑制蛋白质吸附。一般来说,蛋白质与材料间的疏水作用是不可逆的,此过程伴随着水分子的释放。当材料为亲水性材料或蛋白质为刚性的亲水蛋白质时疏水作用力较小。

从水溶液的热力学角度来看,疏水表面有利于蛋白质吸附,并可能引起强的不可逆吸附,同时破

坏蛋白质的天然构象,使蛋白质失活;另一方面,一个高度亲水表面可以排斥蛋白质分子,抑制蛋白质吸附。而且在水溶液中,蛋白质分子呈现疏水部分向内、亲水部分向外的天然构象,因此,在蛋白质分子的周围也存在着较高密度的水分子层。这种水分子层与亲水表面的排斥力将不利于蛋白质在亲水表面的吸附。蛋白质在疏水性表面可能会发生去折叠而形成一种中间物或重构,从而发生蛋白质聚集或铺展,而在亲水性表面蛋白质吸附的量降低或被排斥,构象几乎没有变化。

静电作用是亲水性材料与蛋白质结合时的主要驱动力,取决于材料表面和蛋白质表面的电荷,会随溶液离子强度和 pH 的改变而发生变化。一般认为,带正电荷的蛋白质容易吸附到带负电荷的材料上,带负电的蛋白质则容易吸附到带正电荷的材料上。这种作用是由离子 - 离子库伦相互作用力引起,并伴随着反离子和水分子的释放。所以从本质上说,静电吸附也是熵增控制的吸附。当介质的 pH 在蛋白质等电点附近时,蛋白质的吸附量最大。带电荷的材料周围扩散分布着反离子,也就是常说的双电层;当蛋白质与材料接触时,双电层重叠,这将引起电荷在界面的重新分布,并进一步引起界面区域极性的改变。

在生理环境中(pH 7.2~7.4)大部分蛋白质都带负电,材料本身的表面电性将影响蛋白质在材料表面的吸附。蛋白质在材料表面的吸附的推动力主要是蛋白质表面电荷与材料表面的相反电荷发生静电吸引作用。同极性电荷之间发生相互排斥作用,相反极性的电荷相互吸引,在基质上蛋白质发生离子键合。例如,由于大多数血清蛋白带负电,带负电荷的材料表面则会减少这类蛋白质的吸附。但是,因为蛋白质的双电性,即使整体上蛋白质只带负电荷,在分子上也依然会有带正电荷的区域,这在蛋白质吸附过程中也是要考虑的因素。

在众多的影响因素中,材料表面的拓扑结构也是重要的影响因素之一。表面粗糙度的增加为蛋白质吸附到材料表面提供了更大的区域,这样一来就会导致蛋白质吸附的增加。

三、影响蛋白质吸附的生物学环境

蛋白质吸附的环境也会影响蛋白质吸附的程度。蛋白质的吸附过程包含表面水分子、离子等的释放引起的熵增加,蛋白质内部结构的重组等。温度的变化会引起蛋白质结构及其吸附动力学的变化,因此调节温度可以调控蛋白质在材料表面的吸附,温度高可以增加蛋白质吸附量。

对于静电作用主导的吸附过程,蛋白质的吸附则强烈依赖于溶液条件,例如溶液 pH 和离子强度。pH 主要是通过影响材料表面和蛋白质分子的电荷变化来影响蛋白质的吸附。在单一的蛋白质的吸附过程中,pH 的变化会导致带电的蛋白质分子之间的斥力增加,从而降低蛋白质吸附量。溶液 pH 的变化会引起某些带电表面的质子化或去质子化,从而导致表面亲疏水性和表面电荷的变化,影响蛋白质与材料表面之间的相互作用。

一般情况下,较高的离子强度会屏蔽蛋白质与表面之间的静电作用,使得原本带相反电荷的体系的吸附强度减弱,而原本相互排斥的体系可以发生吸附现象。当表面电荷和离子强度都较高时,在表面附近可能会形成一个抗衡离子层从而介导带相同电荷的蛋白质的吸附。

表面活性剂(即亲水性和疏水性的分子)的存在,可以通过与蛋白质的吸附位点的竞争或直接与蛋白质结合,从而改变吸附到材料表面的蛋白质吸附量。虽然此类的研究较少,但是也应该考虑到在损伤组织中(生物材料的植入位点)细胞膜的破裂会导致磷脂分子的释放对蛋白质吸附的影响。

四、阻抗蛋白质吸附的生物医学材料的设计与评价

(一) 抗蛋白质吸附研究的意义

对于人工器官或与血液直接接触的生物医用材料来说,在长期植入的过程中除了要求耐生物老化外,还需要经受住体液和各种酶的作用。而其中非特异性蛋白质吸附、血浆蛋白或血小板的沉积等,直接影响到材料的生物相容性,从而导致炎症、异体反应。例如,血液接触材料表面非特异性蛋白质的吸附会诱发体内的生物排斥反应、细菌聚集与感染、导致血栓或凝血形成;泪液中非特异性蛋

白质的吸附会导致人工晶状体的透明度下降、诱发二次白内障等;作为药物载体的材料若被非特异性蛋白质吸附并隔断,阻断了药物释放,则达不到治疗的目的。这些都是与由蛋白质迅速吸附在无保护的材料表面所引起的。因此,材料的表面必须要经过分子修饰或功能化构建来抑制非特异性蛋白质的吸附,才能改善和促进材料表面与生物环境的相互作用,有效提高此类材料与生物体的相容性。

非特异性蛋白质吸附是生物体内的一种自然现象,过程较为复杂。由于蛋白质可能结构发生变化或产生变性,大多数吸附过程都是不可逆的,因此非特异性蛋白质的吸附会带来一系列的问题。在免疫分析中,非特异性蛋白质在活性位点的吸附会引起高背底、低灵敏度和选择性、假阳性和低信号强度等问题。当生物材料植入或接触体液时,由于非特异性蛋白质吸附而引起细菌或细胞在材料表面的黏附,导致炎症或生物污浊;与血液接触时,由于血液中非特异性蛋白质的吸附而引起血细胞或血小板的沉积,导致凝血。因此,抗蛋白质吸附即抗非特异性蛋白质的吸附对于生物医用材料在植入、药载及包装等临床应用意义重大。

目前研究及应用最多的抗非特异性蛋白质吸附的生物医用材料主要是眼科植入材料和血液接触材料。眼科植入材料包括人工晶状体、角膜、角膜接触镜等;血液接触材料包括人工血管、心脏瓣膜、人工肾脏或血液包装等。

(二) 材料表面抗蛋白质吸附机制推论

材料表面抗蛋白质吸附的影响因素有很多,例如表面粗糙度、亲疏水性、电荷效应、空间作用、生物效应等,对吸附性能均有很大影响,目前对抗蛋白质吸附机制的研究现在也仅限于推论阶段,包括如下:

1. **水屏障效应推论** 分子之间的相互作用力有三种:极性作用、静电作用和疏水作用。水是极性分子,其中的氧原子极易与材料上的极性基团形成氢键,而材料上的电荷和非极性基团也极易与水相互吸引,只是没有极性基团的作用力强。修饰后的材料表面吸附大量水后形成一层水化层,这层水化层柔软有弹性,消除了蛋白质的吸附位点。蛋白质分子本身可看作两性聚电解质,分子周围亦会有一些水分子包围。材料上的水化层和蛋白质周围的水层将材料与蛋白质隔离开,就如屏障一样竖立在两者之间,从而起到抗蛋白质吸附的效果。

2. **空间排斥效应推论** 蛋白质靠近聚合物分子链时,链压缩产生的压缩张力和链上的一些基团会排斥蛋白质的吸附。实验研究发现,聚合物分子链对蛋白质的阻抗吸附的主要影响参数有分子链长度、密度、支链种类、化学基团等。对于分子链较短的聚合物,它的空间排斥作用会较小,这时水合作用起主要抗吸附作用,而对于分子链较长的聚合物,其水合作用较大,主要是空间排斥为主,但两者相辅相成,共同抵抗蛋白质的吸附。

对于材料表面的水化层,其分子链的柔韧性性对于抗蛋白质吸附,尤其是对长链聚合物的抗蛋白质吸附来说也扮演着极重要的角色。当蛋白质接触到表面,聚合物链的收缩会导致空间排斥从而抑制蛋白质吸附。尽管大多数溶于水的聚合物能够减少蛋白质吸附,但聚合物的最佳抗吸附能力只有在表面水化层和空间排斥共同作用时才能体现;假设链长的柔韧性比较差,那么表面的水化层是抗蛋白质吸附的唯一动力。

3. **维持天然构象推论** 蛋白质具有一定的生物学性能,正常状况下蛋白质与外界的相互作用、构象的改变都有一定的规律,但未能被蛋白质特异性识别的材料与之接触后,蛋白质可能会发生构象进而形成一些如蛋白质吸附、团聚等宏观的现象。因此,抗蛋白质吸附的材料在与蛋白质接触时应能保持其原有的天然构象。

蛋白质与材料间的作用力大致可分为界面力、分子间作用力和反冲力。例如上面提到的空间排斥推论中的高分子链,由于链段一般具有水溶性和柔韧性,消除了蛋白质与材料表面的界面,因而界面力较小;链段经过特异性改性后,链上的基团对蛋白质有一定的电荷排斥,或增加侧链,使两者互相排斥;链段会在组织液中随意漂动使蛋白质保持其天然构象。链段较长且柔软时,蛋白质与链段碰撞后会减少其反冲力,通过这些方式可以保持其生物学性能,减少对材料的异物反应。

4. 官能团作用推论　研究发现,具有抗蛋白质吸附功能的表面需要具备以下几种条件:

(1) 具有亲水性:从前面几种推论中可以知道,水可以消除材料与蛋白质之间的界面,将两者隔离开,减少材料表面基团与蛋白质分子之间的相互作用。

(2) 含有氢键受体:含有氢键受体的表面可以结合更多的水分子,从而减少蛋白质与材料直接的相互作用力。

(3) 不含有氢键供体:因为蛋白质可以看作带有两性电荷的聚电解质,若材料表面也含有两性离子结构,与蛋白质等生物体大分子表面的基团发生排斥,减小相互作用,各自形成的水化层使蛋白质吸附降低。如果材料上含有氢键供体,供体极易与蛋白质发生极性相互作用,导致蛋白质的吸附甚至变性。

(4) 电中性:这与第三条机制相同,均是为了减少蛋白质与材料的电荷吸引。

5. 作用力取向性推论　蛋白质的生物性能主要决定于它的化学结构、构型和构象,蛋白质分子上的某些活性位点也决定了它的特殊功能。如蛋白质分子发生形变到一定程度就会变性,活性位点被埋藏,失去其生物性能。

若材料表面与蛋白质的相互作用以静电力为主或具有一定取向性,则蛋白质分子在材料上的取向性就高;反之,若两者相互作用力以范德华力为主或取向性不强则取向性就低。材料表面所带的电荷必须与蛋白质本身的电荷相反,这样才具有吸引的作用,蛋白质达到相互吸引且取向性高时,蛋白质不容易变性,但若电荷强度过大,蛋白质亦容易变性。除了静电力及取向性的要求外,还要求溶液的离子强度低。离子强度过大时,蛋白质分子不同构象间的能量差减少,各种构象可以相互转化,这样取向的随机性就会增大。

除了以上推论之外,蛋白质在材料表面的吸附还受到蛋白质的种类、溶液温度、pH 和离子强度的影响。溶液 pH 处于蛋白质等电点时吸附量最大,远离等电点则递减。这可能是由于蛋白质处于等电点时,静电荷为零,蛋白质主要通过疏水相互作用吸附到材料表面。另外,液相电解质浓度(离子强度)较高时蛋白吸附量会因盐析效应而有所增加。

(三) 表面抗蛋白质吸附的功能化设计

生物"惰性"作为人们期望材料所具有的特性,在实验研究与临床中被广泛设计以更好地适应于实际应用。设计这类具有生物"惰性"材料的主要目的是尽可能地减少人体对异物或人工材料的不利免疫。生物医用材料,尤其是直接接触血液的材料,尽管这类材料具有潜在的非特异性蛋白质吸附且细胞间的相互作用也相对较弱,但这些性能被认为是有利的,因为在临床应用中诱导表面血栓形成仍是一个主要的问题。且生物材料在接触到生物环境是首先发生的是蛋白质吸附,因此,设计一个表面惰性材料以减少其对非特异性蛋白质吸附是非常重要的。

有人认为蛋白质吸附主要是依赖于材料的表面化学性质,在过去的几十年里,大量的研究都集中在通过表面改性来改善抗非特异性蛋白质吸附的生物材料的表面性质。由于疏水作用和静电力是导致非特异性蛋白质吸附的主要因素,因此调控这两种作用是表征抗非特异性蛋白质吸附的先决条件。为了改善生物医用材料表面的亲水性,以达到抗蛋白质吸附的效果,可以分为物理方法和化学方法。物理方法包括物理吸附或共混、表面涂层等;化学方法包括等离子体表面改性、接枝改性等。通过改变材料表面的极性、电荷、化学组成、功能化基团和润湿性来修饰其反应性能,达到抗蛋白质吸附效果。

1. 物理吸附或共混　物理吸附是通过静电作用、氢键作用或疏水作用,在表面预先吸附一种具有良好的生物相容性的聚合物,从而改变原材料的表面性能,达到抗蛋白质吸附的目的。该方法操作简单、成本低,适合一次性医疗制品的表面修饰应用。研究比较多的是吸附水溶性均聚物或两亲共聚物。

物理共混主要是将亲水性聚合物、两亲性聚合物两类抗非特异性蛋白和细胞黏附的材料混合到基体材料中,主要包括聚乙二醇、磷脂层、多糖和聚酰胺、天然氨基酸等。但这种方法取决于共混后所形成的材料表面中抗蛋白质组分的含量,但混合物的结构、成分及比例难以控制,因此抗蛋白质吸附性能也具有不确定性。

2. 表面涂层　表面涂层是通过物理涂覆、疏水作用或旋涂、化学键链接或自组装等将两亲性聚合物结合在材料表面,过程易操作、可测量。常用于修饰材料表面,如抗菌涂料、医用导管和角膜接触镜等。物理涂层方法只能在一定时间内达到良好的表面改性效果,比如水凝胶涂层,是一种水溶性高分子,在材料表面涂层后具有极强亲水性,其网状结构还可以增加透氧性,但因其水分过高容易引起材料表面的剥离。

3. 等离子体表面改性　近年来发展起来的低温等离子体技术由于其独特的性质使其在生物材料的表面改性方面得到越来越广泛的应用。低温等离子体表面改性只限于几百埃以内的表面,对材料本体的性质影响较小,而且能够处理各种形状的材料表面,且改性条件容易控制,因此被广泛用于生物材料的表面改性。对于很多聚合物材料来说,控制相关参数,利用特定的气体可于材料表面产生特定的基团。低温等离子体对材料表面改性可分为两类:等离子体表面接枝聚合和等离子体表面处理。等离子体表面处理技术主要是在材料的表面引入一些亲水性的化学基团,如—OH、—NH$_3$、—COOH和磺酸基等,从而提高材料表面的亲水性,进而调节蛋白质在材料表面的吸附性能。目前常用的是O$_2$、N$_2$、NH$_3$以及SO$_3$等具有反应活性的气体。

等离子体表面接枝聚合是一种很有吸引力的聚合物材料表面化学和形貌修饰的方法。主要是利用一些惰性的Ar、He和H$_2$等非反应性气体,这些气体的原子不直接进入到高聚物材料表面的大分子链中,但由于这些非反应性气体等离子体中的高能粒子在轰击材料表面时传递能量,使材料表面产生大量自由基,然后将一些目的单体在等离子激发的表面上引发聚合,最终在聚合物的表面接枝形成一种刷状薄层。这种接枝的表面也可以提供一些活性位点用于结合蛋白质分子。该方法具有高的表面选择性,同时该类修饰能够被限制在几个纳米的范围内而不引起本体性能的变化。因此,等离子体表面接枝聚合也被认为是一种可成功得到固定生物分子和适合细胞培养的功能化的界面的方法。

4. 表面功能化接枝　表面接枝改性是生物材料表面改性中应用较为广泛的一种方法,聚合物的表面接枝和传统的聚合物接枝不同。传统的聚合物接枝一般是在均相的溶液体系中进行,接枝几乎涉及每一个大分子。而表面接枝则只是限于在固体的高分子材料表面发生接枝反应,材料的本体并不参与反应。因此,表面接枝反应是一种非均相的反应,利用特定的物理化学方法,在聚合物的固体表面生成活性反应中心,引发单体进行接枝反应。通过接枝聚合反应,可将一些具有生物相容性的分子引入到聚合物的表面,从而改善和提高生物材料的生物相容性。

另外,表面化学处理利用聚合物本体材料中已存在的基团的反应或通过主链侧基上某些反应活性高的基团或原子的反应,可使聚合物表面产生小分子功能基团。如含有易被水解的酯基的聚合物可在碱溶液中部分水解使表面产生羧基,与二元胺反应可在表面引入胺基,与乙酐反应可引入羟基等。除此之外,像化学氧化法、辐射技术、离子注入技术等物理化学方法也逐渐被应用到生物材料表面处理领域。

第四节　蛋白质吸附评价的现状和展望

蛋白质吸附在胶体尺度上得到了极好的描述,但是还有许多基本的问题尚未解决,这些问题的解决措施有待于高分辨率的实验测量和更精细的氨基酸尺度和原子上吸附模型的提出。建立完善的蛋白质吸附模型仍然面临许多困难,主要包括:①在目前所建立的模型中,一般都将蛋白质近似为均匀带电的刚性球,很显然这一近似是十分粗略的,并且还忽略了许多相互作用和流体的流动效应,这进一步增大了模型的局限性;②实际在与蛋白质大小可以比拟的尺度上,作为许多理论模型基础的连续性假设已经不再成立。同时处理该问题的精确方法量化计算(如分子动力学模拟)目前还不能用于处理蛋白质以及吸附衬底这样复杂的体系；③蛋白质吸附与溶液初始条件密切相关，溶液 pH、温度或离子强度的微小改变都可能会导致吸附量出现很大的变化。

当生物材料（例如医疗器械和埋植剂）进入生物体后，表面会立即被生物分子（例如蛋白质、天然有机物质、酶等）包被，形成一种新的"生物学实体"，其决定之后的细胞和组织应答。随着纳米技术的快速发展，纳米颗粒在生物医学领域的应用越来越广泛。由于其具有较大的比表面积，与大体积的同种组分材料相比，纳米颗粒具有较强的表面化学活性。因此，纳米颗粒会与分散介质中的组分相互作用来降低自身的表面能。与大体积同种组分材料的平坦表面相比，生物分子在纳米颗粒表面形成的蛋白质冠，具有不同的组成和结构，并且会产生不同的生物学效应。细胞，组织和器官"看"到的不是初始的纳米颗粒表面，而是被生物分子包被的纳米颗粒。这种"生物学实体"在纳米颗粒和生物分子之间产生一个新的界面，称为"纳米生物界面"。

蛋白质竞争性结合纳米颗粒表面，形成所谓的"蛋白质冠"。可以控制多种蛋白质的构象，从而为细胞提供不同的诱因和信号，产生一系列生理或病理效应。蛋白质冠的形成是一个动态的竞争过程，必须建立纳米材料和蛋白质相互作用体系，包括两者相互结合的热力学参数和平衡常数。纳米颗粒进入生物体后，会立即与低亲和力、高丰度的蛋白质结合，然后被低丰度但亲和力高的蛋白质所取代。同时，纳米颗粒表面结合的蛋白质与介质中的自由蛋白质也处于动态平衡状态。蛋白质冠直接接触细胞，包括细胞摄取时的细胞受体。虽然生物体中有上千种蛋白质竞争性结合纳米颗粒表面，但能和纳米颗粒发生作用并产生生物响应的是有强结合力含量却极少的蛋白质分子，而不是那些结合很多的蛋白质分子。所以，建立一种高效、可重复、可体外进行，且可测定其动力学常数和平衡常数的生物纳米相互作用的研究方法是很有必要的，就这一点而言，现有的文献报道非常少。

纳米颗粒与蛋白质的反应速率由颗粒的种类及蛋白质的性质决定；两者的结合程度由纳米颗粒的尺寸、表面电荷等决定。纳米颗粒表面性质活跃，在溶液中极易团聚，其水合动力学半径远远大于实际粒径，是纳米颗粒在溶液中分散稳定性的重要指标。此外，Zeta 电位是衡量纳米颗粒之间相互排斥强度或吸引力大小的指标，能反映纳米颗粒在分散介质中的稳定性。

近些年来，科研工作者已用不同的方法研究了纳米材料和生物分子相互作用，具体如下：

一、动态光散射

动态光散射提供颗粒的流体动力学粒径分布。当蛋白质结合到纳米颗粒表面时，纳米颗粒的粒径增加。当蛋白质的结合达到饱和时，纳米颗粒的粒径不再增加，所以该方法也可以用来估算蛋白质和纳米颗粒的结合比。流体动力学直径代表颗粒在溶液中运动时的粒径，包括水合作用和平衡离子层，因此该值通常大于显微镜下的测量值。有时候，纳米颗粒在介质中会发生团聚，导致粒径分布会发生移动。

二、Zeta 电位

许多纳米颗粒在溶液中带电荷，可以通过静电排斥阻碍纳米颗粒之间的团聚。溶液中的离子和离子表面活性剂会吸附到纳米颗粒表面形成双电层，内层称为腹层，稳定结合在纳米颗粒表面，外层称为扩散层，结合不牢固。扩散层的边缘，即为滑移面。离子和纳米颗粒形成稳定的实体，在电场作用下一起移动，Zeta 电位即测量滑移面的电势。Zeta 电位值大的纳米颗粒之间排斥力大，不易团聚，可以分散得比较稳定。纳米颗粒与蛋白质作用后，会改变纳米颗粒的表面电荷。

三、紫外可见吸收光谱

纳米颗粒与蛋白质相互作用会导致纳米颗粒或者蛋白质的吸收光谱发生变化，这种变化可以用来评价两者之间的相互作用。纳米颗粒与蛋白质复合物吸收峰的移动和拓宽依赖于纳米颗粒的尺寸、聚集状态以及所处的环境。纳米颗粒与蛋白质作用后,颗粒尺寸分布会发生变化,可能形成二聚体或三聚体,从而对整个吸收光谱产生影响。与其他方法相比,紫外可见吸收光谱具有快速、灵活、操作简单等特点,但是实验结果需要与其他实验结果互相补充。

四、荧光分析法

荧光分析法通过荧光强度来测定样品中荧光物质的含量,影响荧光强度的因素有检测器的灵敏度,激发光的波长和强度,荧光物质的自身特性以及荧光物质的浓度。来自蛋白质色氨酸的内源荧光也可以用于检测纳米颗粒作用于蛋白质后微环境的改变。一定条件下,纳米粒子与蛋白质发生相互作用,使蛋白质内源性的荧光发生猝灭。通过分析纳米颗粒作用前后的蛋白质在发射波长处荧光强度值和峰位及峰形的变化可获得两者相互作用的信息。荧光分析法快速、灵敏、准确且选择性强的特点使其发展迅速,应用广泛。

将蛋白质用荧光探针标记后,可以通过荧光光谱探究蛋白质的结构和动力学性质。荧光标记的设计应该避免对蛋白质引起大的结构改变。荧光光谱可以检测蛋白质动力学,是因为激发荧光态存在时间是数纳秒,在这个时间段内会发生许多重要的生物学过程,例如蛋白质侧链的旋转、分子结合及构型改变。如果纳米颗粒内源性发光或将纳米颗粒标记荧光,也可以检测纳米颗粒的荧光发射。检测纳米颗粒蛋白质结合的方法有:稳态或时间分辨荧光光谱、荧光共振能量转移等。

五、圆二色光谱

蛋白质不同的二级结构(α 螺旋、β 折叠等)在紫外区有其特征性吸收。纳米颗粒通常是非手性的,不会影响蛋白的圆二色谱。但是,如果纳米颗粒尺寸较大,颗粒的散射会对谱图产生影响。近紫外区(250~350nm 的圆二色谱反映蛋白质的三级结构,这一区域的发色团是芳香族氨基酸和二硫键。需要特别指出的是,250~270nm 区域、270~290nm 区域及 280~300nm 区域分别是苯丙氨酸、酪氨酸与色氨酸的特征吸收。圆二色谱法广泛应用于研究纳米颗粒与蛋白质相互作用之后蛋白质结构的改变。

六、等温滴定微量量热分析

等温滴定微量量热分析是通过热力学参数来描述一个结合反应,用于直接测量纳米颗粒与蛋白质相互作用的结合常数、焓变和化学计量。通过测量温度的微小改变,可以计算出吉布斯自由能和熵变。该方法从分子水平上将热力学参数和相关的物理反应相结合,是探索生物热力学与动力学的一种可靠技术。典型的方法是将蛋白质溶液滴到纳米颗粒溶液中,记录体系热量的变化,然后将热交换通过等温方程换算成热力学参数。

七、毛细管电泳

毛细管电泳,是以弹性石英毛细管为分离通道,以高压直流电场作为驱动力,通过样品中各组分之间淌度以及分配系数的不同来进行分离的一种技术。它于 20 世纪 80 年代晚期开始,发展到现在以单细胞甚至单分子进行分析。这很大程度上帮助了我们分析生物大分子的分离。近些年来,毛细管电泳,特别是毛细管区带电泳作为一种非常高效的分离手段,在硅球、聚苯乙烯、橡胶微球、无机氧化物粒子以及金、银等大粒径纳米材料的分离表征方面取得了比较显著的效果。同时,毛细管电泳是一种非常成熟的研究生物分子相互作用的方法。

思考题

1. 简述蛋白质吸附的 Vroman 效应是什么。

2. 简述决定蛋白质在材料表面吸附和脱附行为的 8 种物理化学因素是什么。

3. 简述 3 种生物医学材料表面蛋白质吸附模型及其主要假设条件是什么。

4. 举例说明生物医学材料表面蛋白质吸附的影响因素有哪些。

5. 简述抗蛋白质吸附研究的意义及其临床应用需求是什么。

6. 简述材料表面抗蛋白质吸附机制的 5 种推论是什么，并对其中的 1 种进行详细描述。

7. 简述荧光分析法用于测定纳米离子和蛋白相互作用的机制是什么。

（焦延鹏）

| 第四章 | 生物医学材料的细胞相容性评价 |

细胞是生命体结构和功能的基本单位。生物医学材料植入机体后将通过多种途径(如直接接触、离子释放等)作用于植入部位的细胞,使其产生不同的应答,进而影响植入材料与组织的结合方式(纤维包裹或有机结合)及机体组织的修复过程。因此,对生物医学材料进行细胞相容性评价有助于预判该材料对机体组织修复过程的影响,具有重要意义。同时,由于其具有简便、敏感性高、节省动物、节约经费、缩短生物医学材料研究周期等优点,已经被广泛用作生物相容性评价的重要指标之一。

第一节　概　　述

要对生物医学材料进行细胞相容性评价,需要使材料和/或材料浸提液直接接触培养细胞,或通过扩散的方式与培养细胞接触。对于直接接触试验,各种形状、尺寸或物理状态(如液体、凝胶、固体等)的材料未经修整即可进行测试,固体材料首选试验样品宜至少有一个平面,如无平面可修整出平面。如需使用材料浸提液进行细胞相容性评价,浸提条件宜模拟或严于临床使用条件,但不导致试验材料发生诸如熔化、溶解或化学结构改变等明显变化,对于在使用过程中混合两种或多种组分而成为的材料(如骨水泥),在浸提前不宜清洗。关于测试样品的制备及与细胞的孵育方法,可参考根据国际标准 ISO 10993-5:2009《医疗器械生物学评价》第 5 部分:细胞毒性体外试验法及国家标准 GB/T 16886.5—2017《医疗器械生物学评价》第 5 部分:体外细胞毒性试验的规定,在此不再赘述。本节将主要介绍细胞的结构与功能以及基本的细胞培养技术。

一、细胞的结构与功能

当讨论生物医学材料的细胞相容性时,这里的细胞一般特指动物细胞。生物医学材料的最终使用主体是人类,因此其直接作用对象是人体特定组织的细胞。另外,很多模式动物(如大鼠、小鼠、兔等)的细胞,由于与人源细胞十分相似,也常用于评价生物医学材料的细胞相容性。动物细胞均属于真核细胞,其结构大致相同,均由细胞质膜、细胞质和细胞核组成,其中细胞核中含有染色体,细胞质中含有线粒体、内质网、高尔基体、溶酶体等细胞器。细胞质膜作为细胞的界膜围绕在细胞的最外层,使胞内具有一个相对稳定的内环境,同时在细胞与环境之间的物质运输、能量转换及信息传递过程中发挥重要作用。细胞核通常是一个真核细胞中最显而易见的细胞器,是真核细胞区别于原核细胞最为显著的标志之一,主要由核被膜、核纤层、染色质、核仁及核体组成。细胞核是遗传信息的储存场所,与细胞遗传及代谢活动相关的基因复制、转录和转录初产物的加工过程均在此进行。胞内另一个引人注目的细胞器是线粒体。线粒体是由双层膜包被的产能细胞器,能够将有机物氧化作用产生的能量转换为细胞生命活动的直接化学能源——三磷酸腺苷。除了细胞核和线粒体外,动物细胞细胞质中还含有其他多种膜被细胞器,包括内质网、高尔基体、溶酶体等。它们大多只被单层膜包裹着,参与输入"原材料"以及输出"制成品"和"废物",在特化为专司分泌蛋白质以及分解外源物质的细胞内尤为丰富。其中,内质网是生物分子合成和加工的场所;高尔基体可以对内质网上合成的物质进行加工、包装和运输;而溶酶体是细胞内的消化系统。另外,值得注意的是,细胞质不只是包含化合物和细胞器的一种无结构"汤汁"。实际上,在电子显微镜下可以看到真核细胞内存在又细又长的蛋白质丝纵横交错地分布在胞质溶胶中。这些蛋白纤维构成了细胞骨架,由微丝、微管与中间丝构成。这三种纤维以及与它们连接的其他蛋白质一起形成了具有类似"梁""轨道"和"马达"功能的结构,赋予细胞机械强度,控制细胞的形状并且驱动和引导细胞运动。

二、细胞培养技术简介

细胞培养是指在体外条件下使细胞生长繁殖并维持其结构和功能的一种培养技术,其培养物是单个细胞或细胞群。通过细胞培养,可以对特定种类活细胞的生长状态、生理活动进行直接观察与研究,具有经济、可规模化等优点。

细胞培养可分为原代培养和传代培养。原代培养是从体内取出细胞后的第一次培养,指将细胞从组织中分离后,使其在合适条件下增殖直到汇合(细胞相互连接成片,占据所有基底面积)的培养阶段。而传代培养也称再培养,指将培养物分割成小的部分,重新接种到另外的培养器皿,再进行培养的过程。首次传代培养后,原代培养物即被称为细胞系或者亚克隆。来自原代培养的细胞系寿命有限(即有限细胞系),随着细胞的传代,生长能力最强的细胞会占据优势,最终导致细胞群体在基因型和表型上达到一定程度的均一性。如果将细胞系的一个亚群通过克隆或者其他方法从培养物中明确地选择出来,则此细胞系就会成为一个细胞株。与起始时的亲代细胞系相比,细胞株往往会获得一些遗传学改变。正常细胞通常只能分裂有限的次数,随后就会丧失增殖的能力,这就是细胞衰老,这种细胞系被称为有限细胞系。但是,一些细胞系会通过被称为转化的过程变为永生性细胞系,这一过程可自然发生,也可经化学或病毒诱导发生。有限的细胞系发生转化获得无限分裂能力后,就成为连续细胞系。

细胞培养所需的基本设备有超净工作台、细胞培养箱、水浴锅、离心机、冰箱、细胞计数器、倒置显微镜、液氮罐及高压灭菌锅等。此外还需要一些耗材,如细胞培养器皿(培养瓶、培养皿、滚瓶、多孔板等)、吸管和移液器等。

(一)细胞培养基本操作技术

1. **贴壁培养和悬浮培养** 目前主要有两种基本的细胞培养体系,一种是使细胞在人工基底上单层生长(即贴壁培养),另一种是使细胞在培养基中自由漂浮生长(悬浮培养)。除造血细胞系和其他一些细胞外,大多数脊椎动物细胞均具有贴壁依赖性,必须在合适的培养基底上培养,且该基底一般经过特殊处理,以便细胞黏附和伸展(即组织培养处理)。悬浮细胞可在未经处理的培养瓶中培养,但由于培养容量表面积比(通常为0.2~0.5ml/cm²)的增加,阻碍了有效的气体交换,因此需要对培养基进行搅动。这种搅动一般通过磁力搅拌器或者转瓶实现。定期检查细胞形态对于细胞培养至关重要。除了确认细胞健康状态外,每次操作细胞时通过肉眼和显微镜检查细胞还可早期发现污染征象,避免污染扩散至实验室其他细胞。细胞变质的征象包括核周出现颗粒、细胞与基质解离以及细胞质空泡形成。

2. **无菌技术** 由于体外培养的细胞没有抗感染能力,因此防止细胞受到细菌、真菌和病毒等微生物的感染是决定培养成功与否的首要条件。非无菌物品和试剂、带有微生物的空气颗粒、不干净的培养箱和污染的工作台面均可导致微生物污染。无菌技术的作用是在环境微生物与无菌的细胞培养物之间形成一道屏障,它通过一套操作流程来降低培养物被上述污染源污染的可能。无菌技术的组成要素包括:无菌工作区域、良好的个人卫生、无菌试剂和培养基以及无菌操作。

(1)无菌工作区域:最为简单、经济的减少空气颗粒和气体挥发污染的方法就是采用超净工作台。超净工作台应放置于专门用于细胞培养的区域,同时要避免来自门、窗及其他设备的气流,不能有直接的来往通道;工作台面应保持整洁,只放置特定实验所需的物品,不能用作储存区域;使用前后均应彻底消毒工作台面,周围区域和设备应定期清洁;常规清洁时、工作前和工作过程中,特别是发生泼溅后,应使用 70%~75% 乙醇擦拭工作台面;使用完毕后,可用紫外线灯对细胞培养通风橱内空气和暴露在外的工作台面进行灭菌;在超净工作台内不需要也不建议使用煤气灯火焰;超净工作台应始终保持运转,长时间不使用时方可关闭。

(2) 良好的个人卫生:操作细胞培养物前后应洗手,穿戴个人防护设备,这不仅可保护实验者免受危险品污染,还可降低皮屑以及衣服上污物和灰尘污染培养物的可能。

(3) 无菌试剂和培养基:商品化试剂和培养基经过严格的质量控制以保证其无菌性,但是在操作过程中这些产品可能被污染,因此应遵循无菌操作原则以防污染。同时必须采用适当的灭菌方法(例如高压蒸汽、无菌过滤)对实验室中配制的所有试剂、培养基和溶液进行灭菌。

(4) 无菌操作:必须用 70%~75% 乙醇擦拭双手和工作区域;在将容器、培养瓶、培养板和培养皿放入细胞通风橱之前,必须用 70% 乙醇擦拭其外部;无菌培养瓶、试剂瓶、培养皿等物品使用时方可揭开盖子,不得将其暴露于环境中,操作完成后尽快盖上盖子;不要从试剂瓶或者培养瓶中直接倾倒培养基和试剂,使用无菌玻璃吸管、一次性塑料吸管或移液器操作液体;试剂瓶和培养瓶用后必须盖上瓶盖,用胶带将多孔板密封起来或者将其放入重复性密封袋中,以免微生物和空气污染物进入,污染培养物;取下盖子时应将盖子开口朝下放在工作台面上;进行无菌操作时不要说话、唱歌或者吹口哨;尽快完成实验,以尽量避免污染。

3. 细胞培养基本操作

(1) 传代:接种后培养的细胞生长将从延滞期进入对数期(即细胞呈指数增殖)。当贴壁培养的细胞已占据所有可用基质、没有扩增空间或者悬浮培养的细胞已超过培养基所能支撑的能力,无法进一步生长时,细胞增殖速度将大大降低甚至完全停止。为了将细胞密度维持在最佳水平,以便细胞继续生长,并且刺激其进一步增殖,必须将培养物分成若干部分,将其从原培养基底转移到新的培养基底并添加新鲜培养基,这就是传代。对于贴壁细胞而言,一般利用胰酶将细胞从基底上解离下来。胰酶可以通过水解细胞间的蛋白质,使细胞离散。由于乙二胺四乙酸(ethylenediamine tetraacetic acid,EDTA)能与细胞上的钙、镁离子结合形成整合物,利用结合后的机械力使细胞变圆,或使贴壁细胞从瓶壁上分离,因此常将 EDTA 与胰蛋白酶混合使用,既利于细胞脱壁,又利于细胞分散。悬浮细胞传代比贴壁细胞传代稍微简单一些。由于细胞已经在生长培养基中悬浮,因此无须通过酶的作用使其从培养容器表面脱离,整个过程较为迅速,对细胞的损伤也较小。悬浮细胞培养时不进行生长培养基的更换,而是每 2~3d 加料一次,直到细胞汇合。可以直接在培养瓶中稀释细胞,然后继续培养扩增,或者也可以从培养瓶中取出一部分细胞,将余下的细胞稀释到该细胞系适宜的接种密度。在整个细胞传代过程中,必须严格保持无菌操作,以及要合理控制胰酶消化时间和吹打细胞的力度,尽量减少气泡,避免细胞损伤。另外,在传代时,需要对细胞进行计数,以便将细胞以较适合的密度进行传代培养。细胞计数的方法包括血细胞计数板计数法以及细胞计数器计数法。两种计数方法都要在取样前充分混匀细胞悬液,并对细胞悬液进行一定程度的稀释,以保证计数的准确性。具体传代及细胞计数步骤可参见附 4-1、附 4-2。

(2) 冻存:对于富余或暂时不需要继续培养的细胞,应将其作为种细胞储备冻存,加以保管。细胞冻存可以节省人力、经费,减少污染,以及避免因长期培养导致的细胞生物学特性变化。一般将细胞置于含有二甲基亚砜等冷冻保护剂的完全培养基中于液氮中储存。冷冻保护剂可降低培养基的冰点,并可减缓冷却速度,大大降低冰晶形成的危险(冰晶可损伤细胞,导致细胞死亡)。具体冻存步骤可参见附 4-3。

(3) 复苏:当冻存的细胞需要再次进行培养时,可以将冻存在液氮中的细胞解冻之后重新培养,使细胞恢复生长,此即细胞复苏。复苏一般采用快速融化法(37℃水浴),保证细胞外结晶快速融化,避免慢速融化水分渗入细胞内,再次形成冰晶损伤细胞。具体复苏步骤可参见附 4-4。

(二) 细胞培养条件

不同的细胞在体外培养所需的条件差别很大，但是都必须包括合适的容器，容器中含有一定的基质或介质，为细胞提供必需的营养素(氨基酸、碳水化合物、维生素、矿物质)、生长因子、激素和气体(O_2、CO_2)，以及合适的物理化学环境(pH、渗透压、温度)。

1. 培养基　培养基是培养条件中最重要的成分，它为细胞提供生长增殖所必须的营养素、生长因子和激素，还能调节培养体系的 pH 和渗透压。培养基的种类按来源可分为合成培养基和天然培养基。其中合成培养基是根据细胞所需营养物质的种类和数量严格配制而成，一般含有碳水化合物、氨基酸、脂类、无机盐、维生素、微量元素和细胞生长因子等。单独使用时，细胞虽能生存但通常难以很好地生长增殖。血清是使用最为普遍的天然培养基，含有多种细胞生长因子、黏附因子及其他多种活性物质。因此，常将血清与合成培养基合用，使细胞顺利增殖生长，常见使用比例为 5%~20%。但由于血清是一种成分复杂且不确定的混合物，不同来源的血清成分存在很大的差异，因此不同批次血清支持细胞生长的效果也有较大差别。另外，由于来源于动物，血清有可能携带传染源，包括病毒和有毒物质，可能对细胞培养物带来风险。再加上价格昂贵等问题，人们开始研发不添加血清的无血清培养基，通过适当的营养和激素成分代替血清，避免了使用动物血清带来的问题。

2. 气体　细胞培养中，需要控制培养箱的气体环境(包括 O_2 和 CO_2)。由于所有动物细胞的营养型均为异养需氧型，因此充足的供氧是维持动物细胞生长的必要条件，一般来说，培养箱中的 O_2 含量控制在 20% 左右，在特定实验条件下(如癌细胞等)，有时也会进行低氧培养。CO_2 可以帮助将培养体系中 pH 维持在适宜动物细胞生长的 pH 区间(7.2~7.4)，一般 CO_2 含量控制在 5%。

3. 酸碱度(pH)　大多数正常的哺乳动物细胞系都能在 pH 为 7.4 的环境中生长良好，而且不同细胞株间差异极小。但也有一些转化细胞系更适于在轻度偏酸性(7.0~7.4)的环境中生长，而有些正常的成纤维细胞系则更适合轻度偏碱性(7.4~7.7)的环境。常用的基础培养基可对培养体系中 pH 的改变进行适度缓冲，这种缓冲作用通常通过添加有机缓冲盐(如 HEPES)或者二氧化碳 - 碳酸氢盐缓冲盐实现，后者必须要配合外源性二氧化碳实现。

4. 温度　细胞培养的最佳温度取决于细胞供体的温度，也受到解剖部位体温差异的影响。大多数人和哺乳动物细胞系在 36~37℃下具有最佳生长状态。

第二节　细胞的形态与膜效应评价

一、材料影响细胞形态学的评价

细胞形态是细胞重要的生物学特征，因此在细胞与生物医学材料作用后，对细胞的形态学进行观察与鉴定，从而了解材料对细胞生命活动的影响，是评价生物医学材料细胞相容性的一个重要指标。不同组织来源的细胞，其形态及结构各有不同，可以通过形态学观察进行区分。此外，细胞形态与结构的改变，会反映出细胞的生长状态、代谢情况以及迁移分化等各种细胞行为。在细胞接触材料(或材料浸提液)后，可以对细胞进行多层次的形态学检查，包括活细胞观察、化学染色观察、免疫细胞化学染色观察以及细胞超微结构观察等。

(一) 活细胞观察

细胞的形态学观察最简单的方法就是在光学显微镜下对活细胞形态直接进行观察。

活细胞近乎无色透明，其内部各微细结构的折射率和厚度仅略有不同，因而光波通过 / 反射时，波长和振幅并不发生变化，仅相位有变化(相位的差值即相差)，这是人眼无法识别的，故在普通光学显微镜下观察到的细胞透明度大，轮廓不清。为了观察活细胞的显微结构，就需要使用相差显微镜。相差显微镜用环状光阑代替了普通光学显微镜的可变光阑，同时用带相板的物镜(通常标有 pH 标记)代替了普通物镜，从而可以利用光的衍射和干涉作用，将光波通过样品时产生的相差转变成振幅差

（明暗差），分辨出细胞中密度不同的各个区域，如图4-1所示（文末彩插）。

　　一般而言，生长状态良好的细胞，内部颗粒较少，无空泡，胞膜较为清晰，无明显的细胞碎片及悬浮细胞；而状态不佳的细胞，胞内可以观察到空泡及其他颗粒状物，细胞形态不规则，胞间间隙增大，甚至失去原来的细胞形态。

　　该方法适用于细胞接种前的状态观察以及与材料浸提液、颗粒或者较为透明的材料上的细胞形态观察。在使用显微镜观察时，应该注意培养瓶、培养板及培养皿质地均匀，透光性好，并在观察前擦拭干净外部，减少污渍对结果的影响。

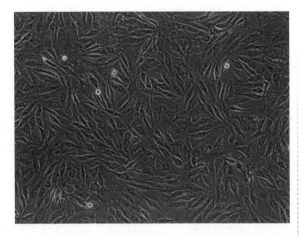

图4-1　相差显微镜观察MG63细胞形态（谢委翰博士惠赠）

（二）化学染色观察

　　化学染色也是常用的一种观察细胞形态的技术，可以展示细胞各部的细微结构。根据染色方法及目的的不同，可以分为一般染色法以及特殊染色法。前者适用于观察细胞的一般形态，后者用于观察细胞的胞内结构及特殊成分。在染色前，通常需要使用甲醇、乙醇、甲醛、戊二醛或丙酮等固定剂对细胞进行固定，以终止细胞酶活性，防止细胞自溶，保持细胞结构及内部化学物质的稳定，从而使下一步的化学试剂能够准确定位。

　　以下根据染色剂的不同，对一些典型的染色方法进行简单介绍。

1. 一般染色法

　　（1）吉姆萨（Giemsa）染色法：吉姆萨染色法是最常用的细胞染色法之一。吉姆萨染液由天青和伊红组成。染色原理是利用胞内嗜酸性颗粒即碱性蛋白质，与酸性染料伊红结合，染粉红色，而核蛋白为酸性，能与碱性染料天青结合，染紫蓝色，从而最终使细胞核呈紫红色或蓝紫色，细胞质呈粉红色。这个方法优点在于对细胞核着色较好，结构显示更清晰，而缺点是胞质和中性颗粒则着色较差。另外，吉姆萨染液对pH极为敏感，偏酸时染色过红，偏碱时则过蓝，所以染色工作液宜现用现配，保存时间不超过48h以免被CO_2酸化。

　　（2）苏木精-伊红染色（hematoxylin-eosin staining，HE）：苏木精为碱性染料，主要使细胞核内的染色质与胞质内的核酸着紫蓝色；伊红为酸性染料，主要使细胞质和细胞外基质中的成分着红色。细胞的不同成分对苏木精的亲和力不同，染色性质也不一样。经苏木精染色后，细胞核及钙盐黏液等呈蓝色，可用盐酸乙醇分化和弱碱性溶液显蓝，如处理适宜，可使细胞核着清晰的深蓝色，细胞质等其他成分脱色。再利用细胞质染料伊红染细胞质，使细胞质的各种不同成分呈现出深浅不同的粉红色。具体实验步骤可参见附4-5。

2. 特殊染色法

　　（1）胞内糖类染色法——过碘酸希夫反应（periodic acid-Schiff reaction，PAS reaction）法：葡萄糖的乙二醇基可以被过碘酸氧化成两个游离的醛基，再与席夫试剂反应生成紫红色产物。胞内的糖原、黏多糖、糖蛋白及糖脂都可以通过这个反应染色。通过染色后，细胞内含糖原区呈现紫红色。

　　（2）胞内脂类染色法——苏丹红Ⅲ染色法：苏丹红染料在脂类物质中的溶解度大于其在溶剂中的溶解度，如果染料与含有脂类的样品接触，便有大量染料进入脂类物质的结构内，使这些结构呈红色。除苏丹红外，油红O（oil red O）、尼罗蓝等易溶于脂类的染料均可用于脂类染色，使细胞内含脂类区域呈现橘红色。另外，由于脂类不溶于水，易溶于乙醇等，一般用冷冻切片保存脂类，固定需要采用甲醛类固定剂。

　　（3）胞内DNA染色法——福尔根反应（Feulgen reaction）：是显示DNA的最典型的染色方法之一，

因该反应对 DNA 具有高度专一性,常用来显示细胞内 DNA 的分布情况。其具体反应原理是,DNA 可在弱酸性条件下水解,嘌呤碱基与脱氧核糖之间的糖苷键断开,形成醛基,之后再与显示醛基的特异性试剂席夫试剂反应,可形成含有醌基的化合物分子,因醌基为发色团,呈现出紫红色,从而显示出 DNA 的分布。此法既可以定位,又可以用显微分光光度计进行定量分析。

(4)胞内 DNA 和 RNA 染色法——甲基绿 - 派洛宁法(methyl green-pyronin method):甲基绿 - 派洛宁为碱性染料,它分别能与细胞内的 DNA、RNA 结合呈现不同颜色。其中,甲基绿与染色质中 DNA 选择性结合显示绿色或蓝色;派洛宁与核仁、细胞质中的 RNA 选择性结合显示红色。两种染料在混合染液中有竞争作用,相对而言,甲基绿易与 DNA,尤其是高度聚合的 DNA,结合显绿色,而派洛宁则易与 RNA,尤其是聚合程度较低的 RNA,结合显红色。不过,解聚的 DNA 也能和派洛宁结合呈现红色。

(三)免疫细胞化学染色观察

免疫细胞化学(immunocytochemistry)是利用免疫学抗原抗体反应的原理,先将已知的抗体进行标记,再用这种已标记抗体作为探针结合细胞的相应抗原,从而对细胞内特定的抗原的表达及分布进行定性分析的一种技术手段。免疫细胞化学的优势在于特异性强、灵敏度高、简便快速以及成本低廉。只要是能够让抗体结合的物质,也就是具有抗原性的物质包括蛋白质、核酸、多糖、病原体等都可用此法侦测。

部分细胞(如表皮内朗格汉斯细胞和黑色素细胞等)在光学显微镜下不易辨认,通过对胞质内的特定蛋白质实施免疫细胞化学染色,便能清楚显示此类细胞外形轮廓。此外,有些蛋白质具有组织特异性,因此通过该染色方法还可对细胞种类进行鉴定。例如,胶质细胞原纤维酸性蛋白(glial fibrillary acidic protein,GFAP)只存在于星形胶质细胞内,神经丝蛋白(neurofilament,NF)只存在于神经细胞内。处于不同分化程度的同种细胞往往表达不同的标志性蛋白质,因此,还根据这些蛋白质的表达情况确定细胞的分化程度。例如,神经上皮细胞的标志性蛋白质是巢蛋白(nestin),当其分化为放射状胶质细胞时则表达波形蛋白(vimentin)。未成熟的神经元表达神经元类型 Ⅲ β- 微管蛋白(TUJI),而当其分化为成熟的神经元时则表达神经丝蛋白(neurofilament,NF)。

根据标记物的不同,可以将免疫细胞化学技术分为:免疫荧光、免疫酶标及免疫胶体金技术等。

1. 免疫荧光技术 免疫荧光(immunofluorescence,IF)技术将已知抗体标上荧光分子,以此作为探针检查细胞或组织内的相应抗原。当细胞中存在该抗体相对应的抗原时,标有荧光分子的抗体便能识别并与之结合形成抗原抗体复合物。用荧光显微镜观察时,抗体上标记的荧光分子受到激发光的照射,由低能态进入高能态,以辐射光量子的形式释放能量后,再回到原来的低能态,会发出明亮的荧光,据此可以对相应抗原在细胞中的表达及分布进行定性分析,如图 4-2 所示(文末彩插)。常用的荧光染料包括异硫氰酸荧光素(fluorescein isothiocyanate,FITC)、四甲基异硫氰酸罗丹明(tetramethylrhodamine isothiocyanate,TRITC)、四乙基罗丹明(tetraethyl rhodamine B200,RB200)等。免疫荧光技术具有特异性强、灵敏度高、快速简便等优点,在科研中大量使用。

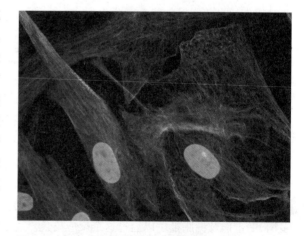

图 4-2 免疫荧光技术观察成纤维细胞中 α-tubulin 蛋白质的表达(α-tubulin,FITC 荧光标记;细胞核,DAPI 标记)

根据抗原抗体反应结合步骤,免疫荧光技术主要可分为两类,即直接法和间接法。

(1)直接法:这是最简便、快速的方法。用已知特异性抗体与荧光素结合,制成特异性荧光抗体,直接用于细胞或组织抗原的检查。此法特异性高,但灵敏度较差,另外由于一种荧光抗体只能检测一种特定抗原,费用较高。

(2)间接法:这是现在最广泛应用的技术,是对直接法的重要改进,灵敏度高,同直接法相比荧光亮度可增强 3 或 4 倍,而且一种种属间接荧光抗体(二抗)可适用于同一种属产生的多种一抗。先用特异性抗体(一抗)与细胞反应,随后洗去未与抗原结合的抗体,再用间接荧光抗体(二抗)与结合在抗原上的抗体(相当于二抗的抗原)结合,形成抗原 - 抗体 - 荧光抗体复合物。具体实验步骤可参见附 4-6。

免疫酶标技术和免疫胶体金技术也可根据操作步骤分为上述两类,除抗体上标记分子不一样外,其余实验原理及操作程序均差别不大,因此不再赘述。

2. 免疫酶标技术 免疫酶标(immunoenzyme)技术是继免疫荧光技术后,于 20 世纪 60 年代发展起来的技术。其基本原理是先以酶标记的抗体与组织或细胞中特定抗原作用,然后加入酶的底物,生成有色的不溶性产物或具有一定电子密度的颗粒,再通过光学显微镜或电子显微镜观察,从而对细胞表面和细胞内各种抗原成分的表达及分布进行定性研究。常用的酶有辣根过氧化物酶(horseradish peroxidase,HRP)和碱性磷酸酶(alkaline phosphatase,ALP)。相较于免疫荧光技术,免疫酶技术具有定位准确,对比度好,染色标本可长期保存,适合于光学显微镜、电子显微镜研究等优点,在临床病理诊断、检验中广泛应用。

3. 免疫胶体金技术 免疫胶体金(immune colloidal gold,ICG)技术是以胶体金这样一种特殊的金属颗粒作为标记物。胶体金是指金的水溶胶,它能迅速而稳定地吸附蛋白质,且对蛋白质的生物学活性没有明显的影响。因此,用胶体金标记一抗、二抗或其他能特异性结合免疫球蛋白的分子(如葡萄球菌 A 蛋白)等作为探针,就能对组织或细胞内的抗原的表达及分布进行定性分析。由于胶体金有不同大小的颗粒,且胶体金的电子密度高,所以免疫胶体金技术特别适合于免疫电子显微镜的单标记或多标记定位研究。另外,胶体金本身呈淡至深红色,因此也可以用光学显微镜进行观察。

(四) 细胞超微结构观察

电子显微镜分辨率比光学显微镜高 1 000 倍,比肉眼高 100 万倍,分辨率可以达到 0.2~0.25nm,可用于观察细胞形貌及表面 / 内部超微结构。其中扫描电子显微镜及透射电子显微镜应用范围最广。

1. 扫描电子显微镜技术 扫描电子显微镜适用于观察细胞的外部三维形态及表面的超微结构,如图 4-3 所示。其原理是利用电子束与阴极射线管的电子束在标本表面逐点、逐行进行扫描,使之形成一个具有三维结构的图像,该图像可以直接在屏幕上观察及拍照保存。扫描电子显微镜样品制作简单方便,周期短。为观察细胞在材料上的生长状态及形貌,一般无需将细胞从材料上消化下来,而是细胞和材料一起进行固定、观察。样品的制备过程主要

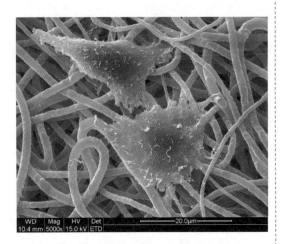

图 4-3 扫描电子显微镜观察在纳米纤维上生长的 3T3 细胞(王恺博士惠赠)

包括清洗与固定、梯度脱水、干燥和喷镀。值得注意的是,细胞样品均含有一定的水分,一般干燥后会使细胞扭曲变形,破坏细胞的形态与结构。因此针对细胞样品,常用下列两种干燥方法:

(1)冷冻干燥法:将已经固定脱水的细胞样品于液氮中冷冻,再抽真空,除去液氮和丙酮,得到干燥后的样品。这种方法优点是简单方便,避免了由于自然干燥引起的表面张力的变化导致的细胞变形。

(2)临界点干燥:该法是利用液体 CO_2 与梯度脱水试剂置换,再利用温度的升高除去 CO_2,从而得到干燥样品。这种方法应保证液体 CO_2 浸没样本,并控制好排气速度和温度,否则标本可能膨胀变形。

2. 透射电子显微镜技术 透射电子显微镜(transmission electron microscope,TEM),适用于观察

细胞内部的亚显微结构,如图4-4所示,可以对样品放大到50万倍,对细胞内部结构及成分进行定性和定量研究。其原理是把经加速和聚集的电子束投射到极薄的样品上,电子与样品中的原子碰撞而改变方向,从而产生立体角散射。散射角的大小与样品的密度、厚度相关,因此可以形成明暗不同的影像,该影像在放大、聚焦后可在成像器件(如荧光屏、胶片、以及感光耦合组件)上显示。利用透射电子显微镜观察细胞,一般多用超薄切片技术,将较大材料制成适当大小的超薄切片,并且利用电子染色和放射自显影等方法显示各种超微结构或化学物质的部位及其变化。对分离的细胞器等颗粒

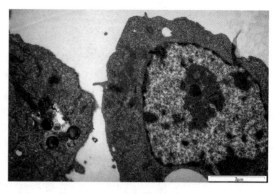

图4-4　透射电子显微镜观察吞噬了生物活性玻璃颗粒的小鼠巨噬细胞(谢委翰博士惠赠)

样品,则用投影、负染色等技术以提高反差,显示颗粒的形态和微细结构。

常用的透射电子显微镜样品制备方法有如下三种:

(1) 超薄切片法:制备超薄切片,需要使用到超薄切片机,并根据样品的硬度不同,选用玻璃刀或钻石刀。为了能切成薄片,包埋标本的包埋剂一定要达到一定的硬度,通常是用树脂聚合包埋。一般样品制备步骤为:样品固定(锇酸和戊二醛)、丙酮梯度脱水、环氧树脂包埋、超薄切片机切片及重金属(铀和铅)染色。

(2) 冷冻超薄切片:冷冻超薄切片技术是对常规超薄切片的改进,是为了更好研究细胞形态结构和功能而发展起来的电子显微镜样品制备技术。该法先把样品进行冷冻固定后再进行超薄切片,省去了超薄切片法中长时间的固定、脱水和包埋等处理过程。在切片前后,样品不需要经过强烈的化学处理,细胞结构能得到很好的保存,尤其是可溶性成分不会被抽提,使得电子显微镜图像更接近于细胞真实状态。

(3) 冷冻复型法:冷冻复型法需要先将生物样品在液氮中进行快速冷冻,防止形成冰晶,然后迅速抽真空。在真空条件下,断裂样品,加温使冰升华,再在样品断裂面45°角方向喷铂,90°角方向喷碳成膜,然后分离出复型膜进行观察。这种方法的优点是样品通过冷冻,保持细胞结构完整性,使其微细结构接近于细胞活体状态;能够观察到不同劈裂面的微细结构,从而可研究细胞内的膜结构及内含物结构;具有很强的立体感且能耐受电子束轰击和长期保存。缺点是无法有目的地选择断裂面,且断裂时也有可能造成人为损伤。

二、材料影响细胞膜效应的评价

当材料与细胞相互作用时,部分材料有可能会导致细胞膜的通透性发生改变,引起一定的细胞毒性。当细胞膜的通透性发生改变时,一些正常情况下不能透过细胞膜的外部物质进入细胞的量增多,正常细胞内的有些物质也易于释放到细胞外,据此,可通过多种方法检测细胞通透性的变化。下面将列举几种目前常用的细胞膜通透性检测方法。

(一) 死 / 活细胞化学染色法

该法使用可选择性通过死 / 活细胞细胞质膜从而使死 / 活细胞着色的特殊染料来区分死活细胞并计数,从而间接判断细胞膜通透性的改变情况。该方法简单、方便、价廉,但灵敏度和精确性差。

常见的几种化学染料包括:

1. **台盼蓝**　台盼蓝(trypan blue)是细胞生物学中最常用的死细胞鉴定剂之一。它是一种阴离子型染料,不能透过完整的细胞膜。所以正常的活细胞,胞膜结构完整,台盼蓝不能够进入胞内;而丧失活性或细胞膜不完整的细胞,胞膜的通透性增加,可被台盼蓝染成蓝色。染色后,通过显微镜下直接计数或显微镜下拍照后计数,就可以对细胞存活率进行比较精确的定量。台盼蓝染色只需 3~5min 即

可完成,并且操作非常简单,可以快速地区分活细胞和死细胞。

2. **亚甲蓝**　亚甲蓝是一种无毒染料,氧化型为蓝色,还原型为无色。由于活细胞中新陈代谢的作用,使细胞内具有较强的还原能力,能使亚甲蓝从蓝色的氧化型变为无色的还原型,因此活细胞染色后细胞呈无色;而死细胞或代谢缓慢的老细胞,则因它们无还原能力或还原能力极弱,使亚甲蓝处于氧化型,从而被染成蓝色或淡蓝色。

3. **中性红**　中性红是一种低毒性染料,活细胞可以摄取中性红并蓄积在溶酶体内,用中性红染液洗脱剂(乙醇或乙酸)溶解中性红后可通过酶标仪定量。活细胞摄入中性红的水平与活细胞的数量呈正比。该方法已被纳入国际标准 ISO 10993-5:2009《医疗器械生物学评价》第 5 部分:细胞毒性体外试验法及国家标准 GB/T 16886.5—2017《医疗器械生物学评价》第 5 部分:体外细胞毒性试验。

(二) 荧光素二乙酸(FDA)-溴化乙锭(EB)双色荧光分析法

FDA 是一种本身不带荧光,无极性的,可以自由进入活细胞的化学物质,但在其进入活细胞后,活细胞内部的酶会分解 FDA,产生有极性的产生荧光的物质(荧光素),并在胞内累积,从而使活细胞带上绿色荧光。而 EB 只能够进入受损的细胞,发出橘红色的荧光。因此通过在荧光显微镜下观察细胞样品荧光表达的情况即可判断细胞膜受损情况。此外,还可用流式细胞仪检测不同荧光阳性细胞的比率,进行定量分析。此法在灵敏性和准确性方面明显要优于普通化学染色法。

(三) 硝酸镧(La)示踪法

包括硝酸镧示踪法在内的镧盐标记技术是一种有效的监测细胞膜通透性变化的标记技术。在正常的生物组织中镧微粒只可沉积于细胞间隙,但不能穿过仅具有 1~2nm 微小间隙的细胞膜性结构(包括细胞膜和细胞器膜),也不能穿过细胞间的紧密连接。在膜性结构通透性增高时,镧微粒则可进入细胞、细胞器和紧密连接内,从而可通过电子显微镜观察镧微粒的分布判断细胞膜通透性。

(四) 乳酸脱氢酶测定法

乳酸脱氢酶(lactate dehydrogenase,LDH)是一种存在于活细胞中稳定的胞质酶,可参与细胞内部糖酵解过程。特定类型的细胞在特定的培养环境下每个细胞的 LDH 含量是恒定的。在正常情况下,作为细胞内大分子物质,LDH 是不能通过细胞膜的。但在细胞受损或者死亡的时候,膜通透性增加,LDH 会从细胞质中暴露并可通过受损的细胞膜释放出来,使胞质内 LDH 减少,培养基中 LDH 浓度上升。因此,LDH 是细胞质膜完整的重要指标之一,同时也是细胞活性的指标,其渗出增加提示细胞膜的稳定性遭到破坏。该方法的原理是在 pH=10 的条件下,以乳酸为原料,利用 LDH 催化乳酸生成丙酮酸,通过测定生成丙酮酸的量逆推出 LDH 的活性。该法只需测定培养后上清液的 LDH 活性,操作简单方便,客观性好。且 LDH 广泛存在于各种细胞中,仅在靶细胞变性时释放胞外,易检测,无标记过程,不存在安全问题。

第三节　细胞生理活性的评价

细胞的生理活性是生物医学材料细胞相容性评价的一个重要指标。生物医学材料对细胞生理活性的影响主要包括细胞黏附、增殖、代谢以及凋亡等。细胞生理活性评价方法繁多,按照生物学终点进行分类,可以大致分为细胞代谢活性评价、细胞增殖评价以及细胞凋亡评价等方法。

一、材料影响细胞代谢活性的评价

鉴于酶在细胞代谢中的关键作用,细胞的代谢活性常通过检测细胞内酶的活性来进行评价,如 MTT 法、XTT 法、CCK-8 法等。下面将详细介绍几种常用检测细胞代谢活性的方法。

(一) MTT 法

MTT 化学名为 3-(4,5-二甲基噻唑 -2)-2,5-二苯基四氮唑溴盐,商品名为噻唑蓝,是一种黄色试剂。利用 MTT 检测细胞代谢活性的原理为:活细胞线粒体中的琥珀酸脱氢酶能将外源性 MTT 还原为不溶于水的蓝紫色结晶甲𬊤沉积在细胞中,用二甲基亚砜溶解甲𬊤后,可通过测定490nm波长处吸光度值得知甲𬊤生成量,从而间接反映细胞代谢活性。MTT法还常用于检测活细胞数量。但需要注意的是,如果材料对细胞代谢活性有明显影响,则不能用该法检测活细胞数量。另外,在实际应用MTT法检测过程中,应注意有一些因素对实验结果产生影响,例如体系pH、MTT浓度以及反应时间等。该方法试验过程简便、无需复杂昂贵的仪器、灵敏度高并且经济快捷,是目前应用最广的细胞代谢活性评价方法之一,已广泛用于一些生物活性因子的活性检测、大规模抗肿瘤药物的筛选、细胞毒性试验以及肿瘤放射敏感性测定等。该方法已被纳入国际标准 ISO 10993-5:2009《医疗器械生物学评价》第5部分:细胞毒性体外试验法及国家标准 GB/T 16886.5—2017《医疗器械生物学评价》第5部分:体外细胞毒性试验。

由于MTT经还原所产生的甲𬊤产物不溶于水,需被溶解后才能测定吸光度。这不仅增加了操作步骤,对实验结果的准确性也会产生影响,而且可挥发的有机溶剂对实验者及设备也存在潜在损害。为解决这个问题,研究人员又开发了多种水溶性的四氮唑盐类,如 XTT、MTS、CCK-8(WST-8)法等。

(二)XTT 法

XTT是一种与MTT相类似的四氮唑衍生物。作为线粒体脱氢酶的作用底物,它可被活细胞还原成水溶性的橙黄色甲𬊤产物,与电子耦合剂(例如PMS)共同使用时,其所产生的水溶性的甲𬊤产物的吸光度与细胞的代谢活性呈正比,在450nm波长测定其光吸收值,可间接反映细胞代谢活性。

研究人员对比了XTT法和MTT法,结果显示XTT法产生的甲𬊤多于MTT法,且使用方便、省去了洗涤细胞的步骤、实验时间短、检测快速、灵敏度高,甚至可以测定较低的细胞密度,并且其重复性优于MTT法,因此认为XTT法优于MTT法。不过该法实验成本较MTT法略高,且XTT水溶液不稳定,需要低温保存或现配现用。与XTT类似的四氮唑衍生物还有MTS以及WST-1,它们亦可经活细胞线粒体脱氢酶转化形成水溶性的有色物质,可直接进行比色,从而减少了实验操作的误差。

XTT法已被纳入国际标准 ISO 10993-5:2009《医疗器械生物学评价》第5部分:细胞毒性体外试验法及国家标准 GB/T 16886.5—2017《医疗器械生物学评价》第5部分:体外细胞毒性试验中。

(三)CCK-8 法

CCK-8(cell counting kit-8)试剂盒的主要成分是水溶性四唑盐 WST-8,其化学名是 2-(2-甲氧基-4-硝基苯基)-3-(4-硝基苯基)-5-(2,4-二磺酸苯)-2H-四唑单钠盐,它在电子耦合剂 1-Methoxy PMS 的作用下被细胞线粒体中的脱氢酶还原为具有高度水溶性的黄色甲𬊤产物。生成的甲𬊤物的量与活细胞的代谢活性为正比关系,因此在450nm波长处测定其光吸收值,可间接反映细胞代谢活性。CCK-8法也常用于检测活细胞数量。由于该法具有检测快速、灵敏度高、重复性好以及对细胞毒性小等优点,CCK-8法也常用于检测活细胞数量。其实验步骤可参见附4-7。

二、材料影响细胞增殖的评价

评价生物医学材料对细胞的增殖的影响,主要有集落形成试验、DNA合成检测以及细胞增殖相关蛋白质检测等方法,下面将详细介绍上述几种方法。

(一)集落形成试验

集落形成试验检测的是细胞与生物医学材料作用后的集落形成能力。并不是每一个贴壁的细胞都能增殖并形成集落,形成集落的细胞必为贴壁且有增殖活力的细胞。该试验成功的关键是细胞悬液的制备和接种密度,接种细胞要尽量分散成单细胞悬液(单细胞悬液百分比应在95%以上),接种密度不能过大。另外,不同的细胞,细胞集落形成率差别也很大,一般初代培养细胞集落形成率较弱,传代细胞系强;二倍体细胞集落形成率较弱,转化细胞系强;正常细胞集落形成率较弱,肿瘤细胞强。在进行集落形成试验时,可将细胞直接接种在培养皿(板)中,保持培养24h至开始对数生长阶段,然后与系列浓度的试验物接触,孵育一周,随时检查,到形成较大集落时终止培养并计数由 50 个或更多细胞组成的集落数量,浸提液平均集落数量除以对照组集落数量就是平板效率(PE,以百分数表示系数)。当用该法评价材料浸提液的细胞毒性时,可参照 ISO 10993-12 制备样品浸提液,推荐选用 ZDEC 阳性对照材料(ZDEC 的 IC_{50} 宜不超过 7%),ZDBC 为阴性对照材料(ZDBC 的 IC_{50} 宜不超过 80%)。当样品浸提液最高浓度(100% 浸提液)平板效率小于对照组的 70% 时,则材料应被认为有潜在毒性,试验样品的细胞毒性以 IC_{50}(浓度抑制 PE 至 50%)值百分数表示;平板效率如大于等于对照组的 70%,材料应被认为无细胞毒性。

常见的集落形成试验主要包括平板集落形成试验以及软琼脂集落形成试验。平板集落形成试验方法简单,适用于贴壁生长的细胞。玻璃及塑料瓶皿均是适宜的基底。软琼脂集落形成试验常用于检测肿瘤细胞和转化细胞系。正常细胞在悬浮状态下不能增殖,不宜用于软琼脂克隆形成试验。

集落形成试验较其他几种方法更敏感,并能检测出微弱的细胞毒性,已被纳入国际标准 ISO 10993-5:2009《医疗器械生物学评价》第 5 部分:细胞毒性体外试验法及国家标准 GB/T 16886.5—2017《医疗器械生物学评价》第 5 部分:体外细胞毒性试验。

(二) DNA 合成检测

DNA 合成检测通过直接测定进行有丝分裂的细胞数来评价细胞增殖能力,是目前实验室中检测细胞增殖最准确可靠的方式。主要有氚 - 胸腺嘧啶核苷(^{3}H-TdR)渗入法、5- 溴脱氧尿嘧啶核苷(BrdU)渗入法和 5- 乙炔基 -2′ 脱氧尿嘧啶核(EdU)标记法。

^{3}H-TdR 渗入法是将具有放射性标记的 ^{3}H-TdR 与细胞一同孵育几小时或者过夜,使 ^{3}H-TdR 作为 DNA 合成的前体掺入到新合成的 DNA 中,通过测定细胞的放射性强度,从而间接反映 DNA 的合成和细胞增殖情况。该方法不能忽视的一个弊端就是存在放射性。另外,放射性自显影技术的工作量繁重而且耗费时间(检测有时持续数月),在镜下观察时这种标记方法的分辨率和信噪比都很低,因此并没有得到广泛推广。

BrdU 是组织细胞非内源表达的一种胸腺嘧啶核苷的类似物,在 S 期(DNA 合成期)可替代脱氧胸腺嘧啶核苷掺入到新合成的 DNA 之中,之后便可应用 BrdU 单克隆抗体通过免疫细胞化学、细胞内 ELISA、流式细胞术分析等检测方法来识别新增殖的细胞。相较于 ^{3}H-TdR 法,该法无放射性、试验流程快(仅需数小时)、染色结果易于镜下观察。但是,BrdU 抗体分子较大,双链 DNA 中互补配对的碱基会阻碍抗体分子与 BrdU 的结合。为了暴露其抗原表位,细胞或组织标本必须经过变性处理(酸解、酶解、热解等),这就影响了标本的结构,也使得染色结果过分地依赖于不同的实验条件,重复性略差。

EdU 同样是一种胸腺嘧啶核苷的类似物,可在 S 期取代脱氧胸腺嘧啶核苷掺入到新合成的 DNA 之中。基于 EdU 与染料的共轭反应可以进行高效快速的细胞增殖检测分析,有效地检测处于 S 期的细胞百分数。与 ^{3}H-TdR 法相比,该方法无放射性、操作更方便更简洁;与 BrdU 法相比,该方法更简单、快速、准确。EdU 检测染料只有 BrdU 抗体大小的 1/500,在细胞内更容易扩散,不需要严格的样品变性(酸解、热解、酶解)处理,有效地避免了样品损伤,有助于在组织、器官的整体水平上观测细胞增殖的真实情况。同时,EdU 反应能在几分钟内完成,使得组织成像更简单易行。因此该法也适用于高通量筛选试验,如在进行材料基因组研究时可检测大量材料学因素对细胞增殖的影响。具体实验步骤可参见附 4-8。

(三) 细胞增殖相关蛋白质检测

由于有些抗原只存在于增殖细胞中,而非增殖细胞缺乏这些抗原,因此可通过针对这些抗原的特异性抗体检测细胞的增殖情况。Ki-67 是一种存在于增殖细胞中的核抗原,其确切功能目前尚不清楚,但其表达与细胞周期密切相关。细胞处于 G0 期时不表达,当细胞进入 G1 晚期 /S 早期开始微量表达,S 期聚集,尤其在 S 期后期表达明显增高,有丝分裂后期迅速降解或失去抗原决定簇。由于其半衰期短,可以准确反映细胞的增殖活性,目前已成为检测细胞增殖应用最为广泛的增殖细胞标记之一。另外,增殖细胞核抗原也常用于评价细胞增殖状态。增殖细胞核抗原是真核细胞 DNA 合成所必需的一种核蛋白,在细胞周期的 G1 期增殖细胞核抗原的表达逐渐增加,S 期达最高峰,而 G2/M 期则减少。

三、材料影响细胞凋亡的评价

细胞凋亡(apoptosis)是一种为维持内环境稳定,由基因控制的细胞主动的生理性自杀行为。细胞凋亡具有明显的形态学和生理生化特征,下面将就几项常用的评价方法作详细说明。

(一) 形态学观察

形态学观察细胞凋亡的变化是多阶段的,细胞凋亡往往涉及单个细胞,即便是一小部分细胞也是非同步发生的。根据凋亡细胞固有的形态特征,人们设计了不同的细胞凋亡形态学检测方法,主要包括下面几种。

1. 光学显微镜观察　应用光学显微镜观察凋亡细胞通常需要先对细胞进行染色处理。有些染料(如台盼蓝)不能进入活细胞,只能使死细胞着色,从而区分出凋亡的细胞。吉姆萨染色可以观察到凋亡细胞的染色质固缩、边缘化及凋亡小体等典型的凋亡形态。

2. 荧光显微镜和共聚焦激光扫描显微镜观察　应用荧光显微镜或共聚焦激光扫描显微镜主要观察凋亡细胞细胞核染色质的形态学改变。细胞凋亡过程中细胞核染色质的形态学改变可分为三期:I 期的细胞核呈波纹状或呈折缝样,部分染色质出现固缩;IIa 期细胞核的染色质高度固缩、沿核膜分布(趋边化);IIb 期的细胞核裂解为碎块,产生凋亡小体。目前常用的 DNA 特异性荧光染料有:HO 33342(Hoechst 33342)、HO 33258(Hoechst 33258)以及 DAPI 等,在紫外线激发时可发射明亮的蓝色荧光。这三种染料与 DNA 的结合均是非嵌入式的,主要结合在 DNA 的 A-T 碱基区。

3. 透射电子显微镜观察　应用透射电子显微镜可以观察到凋亡细胞体积变小、细胞质浓缩、细胞核及各细胞器的变化。

(二) DNA 片段化检测

细胞凋亡时,胞内特异性核酸内切酶被激活,导致 DNA 在核小体间被切割,产生大小为 180~200bp 的整倍数的 DNA 片段,这是细胞凋亡的特征性表现。基于此,可利用常规的琼脂糖凝胶电泳检测凋亡细胞。凋亡细胞的 DNA 会呈现出梯状条带。

(三) DNA 断裂的原位末端标记法

一般指末端脱氧核苷酸转移酶介导的 dUTP 缺口末端标记法(terminal deoxynucleotidyl transferase-mediatated dUTP nick end labeling,TUNEL)。细胞凋亡的重要特征之一细胞内的 DNA 会断裂产生大量片段。TUNEL 利用容易观测的标记物(如荧光素)对凋亡细胞 DNA 断裂缺口中的 3′—OH 进行原位标记,从而对凋亡细胞进行检测。TUNEL 法检测灵敏度高,可检测出极少量的凋亡细胞,目前已经成为鉴别和定量凋亡细胞的最常用方法之一。具体实验步骤可参见附 4-9。

(四) Annexin V-PI 双染色法

Annexin V-FITC-碘化丙啶(propidium iodide,PI)双染色法可区分出处于凋亡早期和凋亡晚期的细胞。在正常细胞中,磷脂酰丝氨酸(phosphatidyl serine,PS)只分布在细胞膜脂双层的内层,细胞凋亡早期 PS 从细胞膜内层翻转至外层。该过程发生于细胞皱缩、染色质浓缩、DNA 片段化和细胞膜通透性增加等凋亡现象出现之前,因而检测细胞质膜外侧暴露的 PS,能分辨处于早期凋亡的细胞。Annexin V 是相对分子质量为 3.5×10^4 的 Ca^{2+} 依赖性磷脂结合蛋白,对 PS 有很高的亲和性,故可以利用标记了荧光的 Annexin V 识别早期的细胞凋亡。Annexin V 被认为是检测细胞早期凋亡的灵敏指标之一。在凋亡早期,细胞的细胞膜是完整的。此时核酸染料 PI 不能透过细胞膜,因而无法使细胞核着色。但在凋亡中晚期的细胞和死细胞中,PI 能够透过细胞膜与细胞核结合呈现红色。将 Annexin V 与 PI 联用,凋亡早期的细胞只显示 Annexin V 的荧光,而凋亡晚期的细胞和死细胞则同时显示 Annexin V 和 PI 的荧光,呈双阳性。具体实验步骤可参见附 4-10。

第四节　细胞相容性的新型评价方法

传统上,对生物医学材料的细胞生物相容性评价侧重于考察材料对细胞的形态、增殖及凋亡所产生的影响。近年来,随着细胞生物学及分子生物学研究技术的进步及对材料与细胞相互作用了解的深入,学界普遍认为生物医学材料的理化性质可以对细胞的基因表达、蛋白质翻译及修饰等进行调控,从而影响细胞的细胞周期运转、迁移、分化、活性物质分泌等重要细胞功能。20世纪90年代初,有学者提出并确定了对生物医学材料进行分子水平生物相容性研究的设想,从分子水平研究生物医学材料对细胞行为的影响,进而阐明其对细胞作用的机制。

一、材料影响细胞特定基因表达的评价

生物医学材料对细胞行为及功能的调控往往是通过调控特定基因的转录而实现的,因此,评价在生物医学材料作用下细胞的基因转录情况有助于我们了解该材料的细胞相容性。检测细胞特定基因表达的方法主要包括:核酸分子原位杂交、Southern印迹杂交、Northern印迹杂交、聚合酶链式反应、基因芯片等。

(一) 核酸分子原位杂交

核酸分子原位杂交是将组织化学与分子生物学技术相结合来检测和定位核酸的一种技术,可在原位研究细胞某种特定基因表达。其基本原理:在适当的温度和离子浓度下,使具有特异序列的单链探针通过碱基互补原则直接与细胞涂片、细胞爬片或组织切片上的靶核酸(DNA或RNA)进行特异性结合,再应用与标记物相应的检测系统,通过荧光、免疫酶染色或放射性核素显示杂交信号,对相应核酸进行细胞内的定位及定量。其流程主要为:①杂交前准备;②预杂交前处理;③变性和杂交;④杂交后清洗;⑤杂交体的检测。

根据所选用的探针和待检测靶序列的不同,核酸原位杂交有DNA-DNA杂交、DNA-RNA杂交和RNA-RNA杂交等。用于原位杂交的DNA或RNA探针有双链DNA探针、单链cDNA探针、单链cRNA探针和合成的寡核苷酸探针等。探针标记物有放射性同位素如^3H、^{35}S、^{32}P、^{14}C、^{125}I等,放射性同位素标记探针的敏感性高,但存在半衰期及放射性污染的危险,成本高且耗时(至少需数天),故其使用受限。非放射性探针的标记物有荧光素、生物素、地高辛以及其他化学发光物质等,尽管其敏感性不如放射性标记探针,但因其具有性能稳定、操作简便、成本低和耗时短等优点,得到越来越广泛地应用。用于细胞或组织原位杂交探针的长度以50~300个碱基为宜,能保证较强的组织穿透性和较好的杂交效果。

核酸原位杂交技术的特点是特异性和灵敏度高。与传统的生物化学方法相比,核酸原位杂交的主要不同之处在于可对被检测的靶序列进行细胞/组织内定位;在成分复杂的组织中对某一个或一类细胞进行观察而不受组织中其他成分的干扰;不需从待检细胞/组织中提取核酸,对细胞/组织中含量较低的靶序列也有相对高的敏感性,并可完好地保存细胞/组织的形态结构,从而实现将细胞/组织层面的表现与基因功能活动的变化相结合的多层面分析研究。

(二) Southern印迹杂交

Southern印迹杂交(Southern blot)是进行基因组DNA特定序列定位的传统方法,一般利用琼脂糖凝胶电泳分离经限制性内切酶消化的DNA片段,将胶上的DNA变性并在原位将单链DNA片段转移至尼龙膜或其他固相支持物上,即印迹(blotting),经干烤或者紫外线照射固定,再与相对应结构的标记探针进行分子杂交,用放射自显影或酶反应显色,从而检测特定DNA分子的含量。其基本原理是:具有一定同源性的两条核酸单链在一定的条件下,可按碱基互补的原则特异性地杂交形成双链。其流程主要分为:①待测核酸样品的制备;②琼脂糖凝胶电泳分离待测DNA样品;③电泳凝胶预处理;④转膜;⑤探针标记;⑥预杂交;⑦Southern印迹杂交;⑧洗膜;⑨放射性自显影检测。

Southern blot 的优点在于灵敏度高,在理想条件下,用放射性同位素标记的探针和放射自显影技术,即便每条电泳带仅含 2ng DNA 也能被清晰地检测出来。缺点在于克隆可表现基因组 DNA 多态性的探针较为困难;另外,实验操作较烦琐、检测周期长、成本费用也很高。

(三) Northern 印迹杂交

Northern 印迹杂交(Northern blot)实际上是依照比它更早发明的一项杂交技术 Southern blot 来命名。Northern blot 主要用于检测细胞在生长发育特定阶段或病理环境下特定基因表达情况。其基本原理:通过电泳的方法将不同的 RNA 分子依据分子量的大小加以区分,然后通过与特定基因互补配对的探针杂交来检测目的片段。其流程主要分为:①从组织或细胞中提取总 RNA,或者再经过寡聚纯化柱进行分离纯化得到 mRNA;②根据分子量的大小不同通过琼脂糖凝胶电泳对 RNA 进行分离;③将凝胶上的 RNA 分子转移至固相支持物(尼龙膜)上,转移过程需要保持 RNA 分子在凝胶中的相对分布;④将 RNA 分子经过烘烤或紫外交联的方法固定到固相支持物上;⑤固相 RNA 分子与探针分子(DNA/RNA)进行杂交;⑥除去非特异性结合到固相支持物的探针分子;⑦曝光于 X 线胶片中,对特异性结合的探针分子的图像进行检测、捕获和分析。

Northern blot 的优点在于能真实反映在经材料处理后细胞 mRNA 水平的变化,灵敏度较高,膜可长期保存且可再次杂交使用,但它的缺点是不能检测细胞内较低丰富度 mRNA 的变化,实验过程较为复杂。通常情况下,Northern blot 的灵敏度要好于基因芯片实验,但比定量 PCR 要低,但其较高的特异性可以有效减少实验结果的假阳性。

(四) 聚合酶链式反应

聚合酶链式反应(polymerase chain reaction,PCR)是一种能扩增特定 DNA 片段的分子生物学技术,它可看作是生物体外的特殊 DNA 的复制。其基本原理类似于 DNA 的天然复制过程,其特异性依赖于与靶序列两端互补的寡核苷酸引物(primer)。PCR 由变性 - 退火 - 延伸三个基本反应步骤构成:①模板 DNA 的变性:模板 DNA 双链经加热至 93℃左右一定时间后,解离成为单链;②模板 DNA 与引物的退火(复性):在温度降至 55℃左右后,引物与模板 DNA 单链的互补序列配对结合;③引物的延伸:DNA 模板 - 引物结合物在 72℃、DNA 聚合酶(如 Taq DNA 聚合酶)的作用下,以 dNTP 为反应原料,靶序列为模板,按碱基互补配对与半保留复制原理,合成一条新的与模板 DNA 链互补的半保留复制链。重复循环变性 - 退火 - 延伸三步过程就可获得更多的"半保留复制链",而且这种新链又可成为下次循环的模板。每完成一个循环需 2~4min,2~3h 就能将待扩目的基因扩增放大几百万倍。PCR 技术具有特异性强、灵敏度高简便、快速、对样本的纯度要求低等特点,目前已成为检测细胞基因表达最为常用的技术之一。PCR 技术的应用似乎是无止境的,并且在不断的发展。它还可应用在包括克隆目的基因、制备及筛选 cDNA 文库序列测定、检测突变碱基、标记探针、寻找新基因等生物学领域,以及临床医学、法医学、考古学研究中。

实时荧光定量聚合酶链反应(quantitative real-time polymerase chain reaction,qRT PCR)技术实现了 PCR 从定性到定量的质的飞跃,同时具有特异性强、有效解决 PCR 污染问题、自动化程度高等特点。其与普通 PCR 的不同在于在 PCR 反应中加入荧光基团,利用荧光信号积累实时检测 PCR 扩增反应中每一个循环扩增产物量的变化,通过内参或者外参法对特定 DNA 序列进行定量分析。qRT PCR 所使用的荧光物质可分为两种:荧光探针和荧光染料,常用的包括:①TaqMan 荧光探针是一种寡核苷酸,两端分别标记一个荧光报告基团和一个荧光淬灭基团。探针完整时,报告基团发射的荧光信号被淬灭基团吸收;PCR 扩增时,Taq 酶的 5'-3' 外切酶活性将探针酶切降解,使报告荧光基团和淬灭荧光基团分离,从而荧光监测系统可接收到荧光信号,即每扩增一条 DNA 链,就有一个荧光分子形成,实现了荧光信号的累积与 PCR 产物形成完全同步。②SYBY Green Ⅰ是一种结合于所有 dsDNA 双螺旋小沟区域的具有绿色激发波长的荧光染料。由于它在非特异性地掺入 DNA 双链后,发射荧光信号,从而保证荧光信号的增加与 PCR 产物的增加完全同步。SYBR 仅与双链 DNA 结合,因此可以通过溶解曲线,确定 PCR 反应是否特异。其优点是价格便宜、使用方便、不用设计复杂的探针。缺点是无模板特异性、对引物特异性要求比较高、不能进行多重定量分析。③分子信标是一种在 5' 和 3' 末端自身形成一个 8 个碱基左右的发夹结构的茎环双标记寡核苷酸探针。由于两端的核酸序列互补配对,导致荧光基团与淬灭基团紧紧靠近,不会产生荧光。PCR 产物生成后,退火过程中,分子信标中间部分与特定 DNA 序列配对,荧光基因与淬灭基因分离产生荧光。

(五) 基因芯片

基因芯片又称为 DNA 微阵列(DNA microarray),是通过微加工技术,将数以万计乃至百万计的特定序列的 DNA 片段(基因探针),有规律地排列固定于 $2cm^2$ 的硅片、玻片等支持物上,构成的一个二维 DNA 探针阵列,用以检测基因的技术,由于其与计算机的电子芯片十分相似,所以被称为基因芯片。其测序原理:杂交测序方法,即通过与一组已知序列的核酸探针进行杂交,通过检测每个探针分子的杂交信号强度进而获取样品分子的数量和序列信息。其主要流程:①芯片方阵的构建;②样品的制备;③生物分子反应和信号的检测。

基因芯片可分为三种主要类型:①固定在聚合物基片(尼龙膜、硝酸纤维膜等)表面上的核酸探针或 cDNA 片段,通常将用同位素标记的靶基因与其杂交,通过放射显影技术进行检测。这种方法的优点是所需检测设备与目前分子生物学所用的放射显影技术相一致,相对比较成熟。但芯片上探针密度不高,样品和试剂的需求量大,定量检测存在较多问题。②用点样法固定在玻璃板上的 DNA 探针阵列,通过与荧光标记的靶基因杂交进行检测。这种方法点阵密度可有较大的提高,各个探针在表面上的结合量也比较一致,但在标准化和批量化生产方面仍有不易克服的困难。③在玻璃等硬质表面上直接合成的寡核苷酸探针阵列,与荧光标记的靶基因杂交进行检测。该方法把微电子光刻技术与 DNA 化学合成技术相结合,可以使基因芯片的探针密度大大提高,减少试剂的用量,实现标准化和批量化大规模生产,有着十分巨大的发展潜力。

基因芯片的优点在于可一次性对样品大量序列进行检测和分析,从而解决了传统核酸印迹杂交(Southern Blot 和 Northern Blot 等)、PCR 技术操作繁杂、自动化程度低、操作序列数量少、检测效率低等不足。而且,通过设计不同的探针阵列、使用特定的分析方法可使该技术具有多种不同的应用价值,如基因表达谱测定、突变检测、多态性分析、基因组文库作图及杂交测序等。当然,基因芯片也存在一定缺陷,包括近缘物种的交叉杂交,杂交动力学不好以及低丰度转录本的灵敏度差,无法区别目的基因和假基因等,这些都会导致噪声数据。

二、材料影响细胞特定蛋白质表达的评价

蛋白质是细胞生命活动的主要承担者,因此评价生物医学材料对细胞特定蛋白表达的影响具有重要意义。虽然特定基因的表达(转录水平)通常与蛋白质的表达具有一定的相关性,但由于从 mRNA 到能发挥功能的蛋白质还存在翻译、翻译后(修饰)等多级调控,因此直接检测特定蛋白质的表达往往更具有说服力。用于细胞特定蛋白质表达检测的常用方法有:蛋白质印迹技术、酶联免疫吸附测定(ELISA)、流式细胞术、免疫细胞化学技术。

(一) 蛋白质印迹技术

蛋白质印迹技术(Western blotting)也被称为 Western blot,是将电泳分离后的细胞或组织的总蛋白质从凝胶转移到固相支持物上,然后用特异性抗体检测特定抗原的一种蛋白质检测技术,现已广泛应用于蛋白质表达研究、抗体活性检测和疾病早期诊断等多个方面。其基本原理是通过特异性抗体对凝胶电泳处理过的细胞或生物组织样品进行免疫反应,再与酶或同位素标记的第二抗体反应,经过底物显色或放射自显影以检测电泳分离的特异性蛋白质的表达。其主要流程:①总蛋白质的提取;②蛋白质定量;③SDS-PAGE 胶制作;④电泳;⑤转膜;⑥免疫反应及曝光。

与免疫细胞化学技术相比,定量可能更加准确;当然 Western blot 也可定性和定位(通过提取膜蛋白或核蛋白、细胞质蛋白分别检测其中抗原含量,进而间接反映它们的定位),但敏感性远远低于免疫组化技术。

(二) 酶联免疫吸附测定

酶联免疫吸附测定(enzyme-linked immunosorbent assay,ELISA)是继免疫荧光和放射免疫技术之后发展起来的一种免疫酶技术。其基本原理是采用抗原与抗体的特异反应将待测物与酶连接,然后根据酶与相应的底物产生颜色的深浅对样品中待测物的含量进行定性或定量分析。由于很少量的酶即可诱导大量的催化反应,间接地放大了免疫反应的结果,使该法具有很高的灵敏度。与免疫组化技术相比,酶联免疫吸附测定定量最准确,也是分泌性蛋白质检测首选方法之一。

ELISA 可用于测定抗原和抗体。该法需要 3 种必要的试剂:①固相的抗原或抗体;②酶标记的抗原或抗体;③酶作用的底物。根据试剂的来源和标本的性状及具备的检测条件,可设计出各种不同类型的检测方法。

1. 双抗体夹心法测抗原 其基本原理是将已知的特异性抗体包被在固相载体上,形成固相抗体,加入待检样品(含相应抗原),抗原与固相抗体结合成复合物,再加入特异性酶标抗体,使之与已形成的抗原 - 抗体复合物结合,当加入该酶相应的底物时,酶催化底物显色,根据颜色的有无和深浅可对待测抗原进行定性和定量分析,如图 4-5 所示。适用于测定二价或二价以上的大分子抗原,不适用于测定半抗原及小分子单价抗原,因其不能形成两位点夹心。

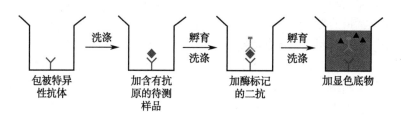

图 4-5 双抗体夹心法测抗原原理示意图

2. 竞争法测抗原 其基本原理是将已知的特异性抗体包被于固相载体表面,经洗涤后分成两组:一组加酶标记抗原和待测样品的混合液,待测样品中的抗原和酶标抗原竞争与固相抗体结合,待测标本中抗原含量越高,则与固相抗体结合越多,使得酶标抗原与固相抗体结合的机会越少,甚至没有机会结合;另一组只加酶标记抗原。经孵育洗涤后加底物显色,这两组底物反应量之差,即为所要测定的未知抗原的量,如图 4-6 所示。此方法测定的抗原只要有一个结合部位即可,对小分子抗原如激素和药物类的测定常用此法。优点是快,缺点是需要较多量的酶标记抗原。

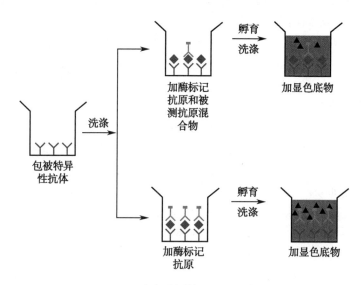

图 4-6 竞争法测抗原原理示意图

3. 间接法测抗体 检测抗体最常使用该法。其基本原理:将特异性抗原包被在固相载体上,形成固相抗原,加入待检样品(含相应抗体),样品中的抗体与固相抗原形成抗原-抗体复合物,再加入酶标记的二抗,与上述抗原-抗体复合物结合。此时加入底物,复合物上的酶则催化底物反应显色,如图4-7所示。本法只要更换不同的固相抗原,可以用一种酶标二抗检测各种与抗原相应的抗体。

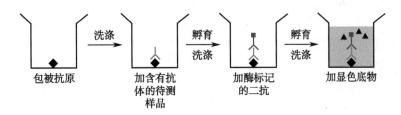

图 4-7 间接法测抗体原理示意图

(三) 流式细胞术

流式细胞术(flow cytometry,FCM)是一种可对单细胞或其他生物粒子的多种特性进行快速定量分析的技术。它不仅可以测量细胞大小、内部颗粒的形状,还可以检测细胞表达的抗原,细胞内 DNA、RNA 含量等。流式细胞术可以高速分析上万个细胞,并能同时从一个细胞中测得多个参数,与利用传统显微镜观察细胞相比,具有速度快、精度高、准确性等优点。其基本原理:使悬浮在液体中分散的经荧光标记的细胞或微粒逐个通过样品池,同时由荧光探测器捕获荧光信号并转换成分别代表前向散射角、侧向散射角和不同荧光强度的电脉冲信号,经计算机处理形成相应的点图、直方图或三维结构图像进行分析。部分高端流式细胞仪同时具有分析和分选细胞的功能,能够分类收集某一亚群细胞,分选纯度可达95%以上。

三、材料影响干细胞分化的评价

生物医学材料可以为干细胞提供黏附表面及特定理化刺激,从而对其定向分化产生影响。间充质干细胞(mesenchymal stem cells,MSCs)具有易分离获得、免疫原性低且具有多向诱导分化潜能等优点,已成为组织工程与再生医学中常用的细胞。这里我们将着重介绍针对 MSCs 的成骨诱导分化、成脂诱导分化和成软骨诱导分化的评价方法。

(一) 成骨诱导分化

针对部分具有成骨诱导分化能力的生物医学材料,可以直接使用常规的 MSCs 培养基培养细胞特定时间后,对该材料诱导细胞成骨分化情况进行评价。但一般而言,大部分生物医学材料难以独立诱导 MSCs 成骨分化,通常需要在培养体系中添加"成骨诱导组分"以促进细胞的成骨分化。成骨诱导组分一般由抗坏血酸、β-甘油磷酸钠和地塞米松组成。其中抗坏血酸的主要作用是促进胶原合成时脯氨酸和赖氨酸的羟基化,同时促进非胶原基质蛋白的合成,增加钙盐的沉积,促进矿化结节的形成。β-甘油磷酸钠则可为骨组织在体外培养体系中的钙沉积提供所需磷离子,促进磷从有机向无机形式转化,进而促进钙盐的沉积及细胞钙化。地塞米松能通过增强其受体与基因组靶序列的亲和性而调控细胞成骨分化相关基因的表达,提高 ALP 活性,它是体外诱导 MSCs 成骨分化的必需成分。

在 MSCs 向成骨分化的过程中,其成骨分化相关基因(RUNX2、碱性磷酸酶、I 型胶原、骨钙素等)的表达会上调,并在分化后期出现明显的钙结节沉积,这些特征常被作为 BM-MSCs 向成骨细胞分化的评价标准。

1. 碱性磷酸酶 碱性磷酸酶(alkaline phosphatase,ALP)是成骨细胞矿化过程中主要的功能活性酶,富含于细胞质中,能够通过水解磷酸酯,增加局部磷酸根离子浓度,从而促进矿化。ALP 活性在成骨早期尤其明显,随着成骨分化中晚期钙盐结节沉积的增多,活性逐渐减弱,是成骨细胞分化和功能成熟的早期标志。测定 MSCs ALP 的表达及活性变化可以了解 MSCs 向前成骨细胞及成熟成骨细胞分化的情况,是评价干细胞成骨分化最为关键的指标之一。常用的评价 ALP 的方法主要有 ALP 染色及活性测定,两种方法都已有成熟试剂盒可供使用。

(1) ALP 染色:该法的基本原理是碱性磷酸酶能将染色液中的 α- 磷酸萘酚钠水解,产生的 α- 萘酚又可与固蓝 RR(fast blue RR)耦联形成不溶性蓝色沉淀,从而显色。因此,分化的细胞经染色后在显微镜下呈现蓝色,未分化细胞则无明显颜色。最终可以通过统计不同样品中成骨分化细胞的百分比加以表征对比,也可以通过统计染色照片的平均灰度加以表征对比,还有一种方法是通过溶解蓝色物质后测定吸光度加以表征。

(2) ALP 活性测定:碱性磷酸酶在 37℃碱性环境下可以将对硝基苯磷酸盐(pNPP)分解成为对硝基苯酚(PNP)和磷酸盐,其中对硝基苯酚呈黄色且在波长 405nm 处有特异性吸收峰,因此可通过检测 405nm 处的吸光度强弱判断 ALP 的活性。

2. **钙结节**　由于除骨组织外,软骨、肝、肾等组织也表达 ALP,因此需要进一步对细胞进行矿化结节染色以证实 MSCs 确有向成骨细胞分化。骨钙素是多肽类物质,由分化成熟的成骨细胞分泌,可作为成骨细胞分化的中期指标。

钙结节检测通常使用茜素红 S(alizarin red S)染色,其染色原理是茜素红与钙发生显色反应,产生一种深红色的化合物,这样由成骨细胞分泌并沉积的钙结节就能被染成深红色。染色后可以通过着色物的面积和深浅来表征成骨分化的强弱。此外,染色后用 100mM 的氯化十二烷基吡啶溶解钙结节,后用酶标仪检测 562nm 处吸光度,可对细胞基质钙结节含量进行半定量测定。

3. **其他成骨分化相关基因和蛋白质**　在 MSCs 向成骨细胞分化的过程中,会表达一些成骨分化相关基因和蛋白质(ALP、Runx2、Osterix、ColⅠ、BSP、OPN、OCN 等),对这些基因和蛋白质的表达进行检测,可分析出 MSCs 的分化情况。其中核心结合因子 -1 即 Runx2,属于 Runt/Cbfa 转录因子家族,能识别并连接成骨特异性顺式作用元件 OSE2 中的序列,进而调节成骨分化相关基因的表达,是成骨分化的一个关键转录因子。Osterix(Osx)属于锌指 DNA 结合蛋白,是新近发现的一个调控成骨分化的转录因子。Ⅰ型胶原(ColⅠ)从增殖期开始表达,基质合成期开始出现,钙化期达到高峰,用于支持矿化组织成核并生长。骨唾液酸(bone sialoprotein,BSP)是早期成骨标记,而骨桥蛋白(osteopontin,OPN)位于 RUNX2 的下游,是成骨分化中晚期的重要指标。骨钙素(osteocalcin,OCN)是成骨细胞分化成熟的标志,一般钙化早期开始表达,钙结节成熟后达到高峰。

(二) 成脂诱导分化

与成骨诱导分化类似,生物医学材料如不能独立诱导 MSCs 成脂分化,则需借助"成脂诱导组分"的帮助。"成脂诱导组分"一般由地塞米松、吲哚美辛、胰岛素和 3- 异丁基 -1- 甲基黄嘌呤(IBMX)组成。地塞米松通过解离与胞质内的糖皮质激素受体结合的热休克蛋白 90(heat shock protein90,HSP90),增加糖皮质激素受体数量,激活其进入细胞核内,调控 CCAAT/ 增强子结合蛋白(CCAAT/enhancer binding proteins,C/EBPs),促进 MSCs 成脂分化。地塞米松还可激活甲状旁腺激素信号通路,放大细胞对骨形态生成蛋白(bone morphogenetic proteins,BMPs)的反应,上调成脂分化的关键转录因子过氧化物酶体增殖物激活受体 γ(peroxisome proliferator-activated receptor γ,PPARγ)的表达,促进 MSCs 成脂分化。吲哚美辛可以与 PPARγ 结合并使之活化。胰岛素与受体结合后,通过丝裂原活化蛋白激酶(MAPK)信号通路降低核蛋白磷酸酶的活性,激活 CREB 的转录,进而增加 PPARγ 和 C/EBPα 的表达,促进脂肪形成基因转录,促进低度分化的脂肪前体细胞成熟。此外,胰岛素还能通过激活磷酸肌醇 3 激酶信号通路,促进 MSCs 成脂分化。在成脂分化早期胰岛素主要通过胰岛素样生长因子 -1 受体发挥作用,随着分化的进行转而通过胰岛素受体发挥作用。IBMX 是磷酸二酯酶的特异性抑制剂,可提高胞内环腺苷酸(cyclic adenosine monophosphate,cAMP)的水平,进而激活 cAMP 反应元件结合蛋白,调控 C/EBPs 的表达,促进 MSCs 成脂分化。

在 MSCs 的成脂分化过程中,细胞的细胞质中将会有油滴(也称为脂肪滴)的产生和积累,并随时间的延长不断增多变大。油红是一种亮红色的油溶性染料,对细胞内的脂肪滴有较强的着色力,而对其他的细胞结构着色性差。因而可以通过该试剂将油滴标记为红色在显微镜下进行观察评价,未分化细胞无明显颜色。最终可以通过统计各样品中成脂分化细胞的百分比来对生物医学材料诱导细胞成脂分化能力进行评价。

MSCs 在成脂分化过程中会表达相关特征基因,其中最为重要的是 PPAR-γ 与 C/EBPs。尤其是PPAR-γ,它在脂肪组织中特异性高表达,是成脂分化的关键转录因子。C/EBPα 在脂肪细胞分化的终末阶段大量表达,和 PPAR-γ 协同作用促进干细胞成脂分化。

(三) 成软骨诱导分化

与成骨诱导分化类似,材料如不能独立诱导 MSCs 成软骨分化,则需借助"成软骨诱导组分"的帮助。"成软骨诱导组分"一般由 TGF-β1、地塞米松、抗坏血酸、丙酮酸钠、脯氨酸和 ITS 组成。与诱导 MSCs 成骨及成脂分化不同的是,诱导 MSCs 成软骨分化通常需要以高密度细胞悬液的形式培养细胞,使其培养过程中自发收缩聚集形成细胞微球,并逐渐形成具有一定硬度和弹性并呈白色外观的软骨样组织,在此基础上对其成软骨细胞诱导分化能力进行评价。常用的评价指标包括:①微球的自发形成能力以及细胞成软骨分化过程中外观形态变化;②软骨细胞细胞外基质合成能力;③成软骨分化相关基因及蛋白质(ACAN、SOX-9、COL1A2、COL2A1、COL10A1 和 MIA)的表达水平。

其中,软骨细胞细胞外基质的合成主要通过阿辛蓝和番红 O 染色进行评价。诱导分化产生的软骨细胞会合成并分泌大量细胞外基质,其中包括富含透明质酸的糖胺聚糖,可被阿辛蓝或甲苯胺蓝(toluidine blue)染色显蓝色,因此可根据样品着色程度判断细胞外基质合成情况,从而间接反映 MSCs成软骨分化的情况。而番红 O 是一种结合多糖阴离子的阳离子染料,可以与软骨细胞细胞外基质中多糖阴离子基团(硫酸软骨素或硫酸角质素)结合而呈现红色。番红 O 着色与阴离子的浓度近似呈正比关系,因此同样可间接反映细胞外基质中多糖的含量和分布。

另外,还可对细胞成软骨分化相关基因和蛋白质的表达进行检测,其结果可与微球形成和细胞学染色结果相互印证。软骨细胞除分泌糖胺聚糖等多糖成分外,还可合成分泌胶原蛋白,主要是 Ⅱ型胶原蛋白,以及软骨细胞特异的聚集蛋白聚糖(aggrecan,编码基因为 *ACAN*),这些多糖和蛋白质成分一起构成软骨细胞细外基质。另外,MIA(melanoma inhibitory activity)蛋白质,又名软骨来源的视黄酸敏感性蛋白(CD-RAP),主要在胚胎发育时以及软骨组织修复过程中在软骨组织表达合成,该分子与促进细胞向软骨分化和抑制骨分化有关,也常常用作软骨分化的一个分子标志物。因此,可对这些软骨细胞特定基质蛋白(包括 Col2A1、Col1A2、Col10A1、ACAN 和 MIA 等)的表达情况进行基因水平和蛋白质水平的检测,从而对特定生物医学材料诱导 MSCs 成软骨细胞分化的能力进行评价。

思考题

1. 为什么需要对生物医学材料的细胞相容性进行评价?
2. 请简述细胞培养的基本操作步骤。
3. 请比较免疫荧光、免疫酶标及免疫胶体金技术的优缺点。
4. 请列举出至少三种检测细胞凋亡的手段,并简述其原理。
5. 如果想要检测某材料是否能诱导间充质干细胞的成骨分化,你打算进行哪些实验,为什么?

附　录

附 4-1　常规贴壁细胞的传代步骤

（1）弃上清液。

（2）PBS 润洗 2 次。

（3）胰酶消化。

（4）完全培养基终止消化。

（5）玻璃滴管吹打,制备细胞悬液。

（6）细胞计数。

（7）离心后弃上清液。

（8）加入新鲜完全培养基重悬细胞,然后平均分装到培养瓶。

（9）显微镜下观察接种密度后放回培养箱。

注:具体消化时间和离心速度及时间可能因细胞种类的不同而不同。

附 4-2　血细胞计数板计数法的一般步骤

方法一:

（1）用酒精清洁计数池和盖玻片。待计数池和盖玻片干燥后,将盖玻片放在预定位置。

（2）收集细胞,将 10μl 细胞悬液加到血细胞计数器上(细胞稀释过一定倍数),不要使细胞溢出。

（3）将计数池置于倒置显微镜的 ×10 物镜下,使用相差模式以区分细胞。

（4）计数中间有网格的大方格(1mm² 内)的细胞数。计算则可得到每毫升培养基所含的细胞数。

方法二:

（1）用酒精清洁计数板和盖玻片,待干燥后,将盖玻片放置在预定位置。

（2）收集细胞制成单细胞悬液,取 10μl 细胞悬液上样品至血细胞计数板,注意上样时不要产生气泡或使细胞溢出。

（3）将计数池置于倒置显微镜的 ×10 物镜下,使用相差模式进行细胞计数。

（4）计数板四角的大方格分别包括 16 个中格,计数每个大方格的细胞数乘以 10^4 即为每毫升细胞悬液所含的细胞数。建议分别记录 4 个大方格的细胞数再取平均值,计数时需遵循“数上线不数下线,数左线不数右线”的原则,避免重复计数,以减小误差。

附 4-3　细胞冻存步骤

（1）得到离心在管底的细胞,收集方法如前面传代所述(离心前已进行过细胞计数)。

（2）加入一定量的冻存液重悬细胞,然后平均分装到冻存管。

（3）将冻存管放入程序降温盒,然后转移到 –80℃冰箱。

（4）–80℃冰箱存放 10~12h 后,即可将冻存管转移到液氮罐中。

附 4-4　细胞复苏步骤

（1）实验开始前摆好超净台内需要用的物品。

（2）戴低温防护手套。

（3）从液氮罐/–80℃冰箱中取出细胞(冻存管)。

（4）将细胞浸泡与 37.5℃水浴中复温。

（5）将细胞转移到离心管并离心。

(6) 离心后,弃上清液。

(7) 加入新鲜完全培养基,并用吸管吹打、重悬细胞。

(8) 将细胞转移到培养瓶。

(9) 翌日换液。

附 4-5 苏木精 - 伊红染色法染色试验

(1) 细胞样品制备:将贴壁细胞接种在盖玻片上,培养一定时间后,取出该细胞爬片,用 PBS 洗涤 3 次。

(2) 固定:95% 乙醇固定 20min,PBS 洗涤 2 次。

(3) 染细胞核:浸入苏木精溶液,染色 3min,之后用去离子水洗涤。

(4) 分色:在显微镜下观察,若细胞核染色太深了,可以用 1% 盐酸乙醇溶液分色几秒钟,之后再用去离子水洗涤。

(5) 染细胞质:用伊红溶液染色 1min,去离子水洗涤。

(6) 封片:吹干细胞爬片,用中性树脂封片。

此外,如果固定液采用的是 15% 多聚甲醛,需要将苏木精染色时间延长至 15min,伊红染色时间延长至 5min。

附 4-6 免疫荧光染色试验

(1) 样品准备:贴壁细胞可以直接接种在孔板或者盖玻片上,待细胞贴壁培养一段时间后再进行后续实验。对于悬浮细胞,需要先把细胞在固定液中固定,再滴加到载玻片上,待干燥后再进行后续操作。

(2) 固定:用 4% 多聚甲醛固定 10~15min,再用 PBS 洗涤 1 次。

(3) 通透:用 0.5%Triton X-100 覆盖细胞样品 5min,PBS 洗涤 3 次,如果是染细胞膜上抗原,则可以跳过该步骤。

(4) 封闭非特异性位点:用 1% 的 BSA 溶液封闭 30min,PBS 洗涤 1 次。

(5) 一抗孵育:加入一抗,根据实际需要孵育 1h 或者过夜,PBS 洗涤 3 次。

(6) 二抗孵育:加入二抗,根据实际需要孵育 1h 或者过夜,PBS 洗涤 3 次。

(7) 加入抗荧光淬灭剂,置于荧光显微镜下观察,拍照。

附 4-7 CCK-8 试验

细胞活性检测:

(1) 在 96 孔板中接种细胞悬液,将孔板置于 37℃,5%CO$_2$ 的培养箱预培养。

(2) 向每孔加入含 10% CCK-8 工作液的培养基,注意不要在生成气泡,它们会影响 OD 值的读数。

(3) 将培养板在培养箱内避光孵育 1h。

(4) 用酶标仪测定在 450nm 处的吸光度。

注:如果暂时不测定 OD 值,可向每孔中加入 10μl 0.1MHCl 溶液或者 1%w/vSDS 溶液,并在室温条件下避光保存。24h 内吸光度不会发生变化。

细胞增殖 - 毒性检测:

(1) 在 96 孔板中接种细胞悬液,将孔板置于 37℃,5%CO$_2$ 的培养箱预培养。

(2) 向每孔加入不同浓度的待测物质孵育适当的时间。

(3) 加入含 10%CCK-8 工作液的培养基,注意不要在生成气泡,它们会影响 OD 值的读数。

(4) 将培养板在培养箱内避光孵育 1h。

(5) 用酶标仪测定在 450nm 处的吸光度。

注:(1) 待测物质的具体孵育时间可能因待测物质种类的不同而不同。

(2) 如果暂时不测定 OD 值,可向每孔中加入 10μl 0.1MHCl 溶液或者 1%w/vSDS 溶液,并在室温条件下避光保存。24h 内吸光度不会发生变化。

(3) 若待测物质有氧化性或还原性,可在加入 CCK-8 之前更换新鲜培养基,以去掉药物的影响。药物影响比较小的情况下可以不更换培养基,直接扣除培养基中加入药物后的空白吸收即可。

制作标准曲线 :

(1) 用细胞计数器计数所制备的细胞悬液中的细胞数量后接种细胞。

(2) 接着按比例依次用培养基等比稀释成一个细胞浓度梯度,一般要做 3~5 个细胞浓度梯度,每组 3~6 个复孔。

(3) 接种后培养 2~4h 使细胞贴壁。

(4) 加 CCK-8 试剂培养一定时间后测定 OD 值,制作出一条以细胞数量为横坐标(X 轴),OD 值为纵坐标(Y 轴)的标准曲线。根据此标准曲线可以测定出未知样品的细胞数量。

注:使用此标准曲线的前提条件是实验的条件要一致,便于确定细胞的接种数量以及加入 CCK-8 后的培养时间。

附 4-8　EdU 检测细胞增殖试验

(1) 取对数生长期细胞,以每孔 10^3~10^5 个细胞的密度接种于 96 孔板中,培养至正常生长阶段。

(2) 用细胞培养基按 1 000 : 1 的比例稀释 EdU 溶液,在每孔加入 100μlEdU 培养基孵育 2h,弃培养基后用 PBS 清洗 2~3 次。

(3) 每孔加入 100μl 含 4% 多聚甲醛的 PBS,室温孵育 30min。

(4) 每孔加入 2mg/ml 的甘氨酸中和多聚甲醛,脱色摇床孵育 5min 后,弃甘氨酸溶液,用 PBS 摇床清洗 5min。

(5) 每孔加入 100μl 0.5%TritonX-100,脱色摇床孵育 10min,PBS 清洗 1 次,5min。

(6) 每孔中加入 100μl1X Apollo® 染色反应液,室温下避光脱色摇床孵育 30min 后,弃染色反应液用 PBS 清洗 3 次。

(7) 用去离子水按 100 : 1 的比例稀释试剂,制备适量 1X Hoechst33342 反应液,避光保存。

(8) 每孔加入 100μl 1X Hoechst 33342 反应液,避光、室温、脱色摇床孵育 30min 后,弃染色反应液,用 PBS 清洗。

(9) 染色完成后,立即进行观测;如果条件限制,请避光 4℃湿润保存待测,但不应超过 3d。

附 4-9　DNA 断裂的原位末端标记试验(TUNEL)

(1) 标本预处理:对于石蜡包埋的组织切片,将组织切片置于染色缸中,用二甲苯洗两次,每次 5min。用无水乙醇洗两次,每次 3min。用 95% 和 75% 乙醇各洗一次,每次 3min。用 PBS 洗 5min 加入蛋白酶 K 溶液(20μg/ml),于室温水解 15min,去除组织蛋白,最后用 PBS 清洗 4 次。对于冰冻组织切片,将冰冻组织切片置 10% 中性甲醛中,于室温固定 10min 后,去除多余液体。用 PBS 洗两次,每次 5min。置于乙醇与乙酸体积比为 2 : 1 的溶液中,于 -20℃条件下处理 5min,去除多余液体,最后用 PBS 清洗 2 次。对于培养的或从组织分离的细胞,将细胞以 10^7 个 /ml 的密度固定于 4% 中性甲醛中,固定 10min。在载玻片上滴加 50~100μl 细胞悬液并使之干燥,最后用 PBS 洗两次。

(2) 色缸中加入含 2% 过氧化氢的 PBS,于室温反应 5min。用 PBS 洗两次,每次 5min。

(3) 用滤纸小心吸去载玻片上组织周围的多余液体,立即在切片上加 2 滴 TdT 酶缓冲液,置室温 1~5min。

(4) 用滤纸小心吸去切片周围的多余液体,立即在切片上滴加 54μl TdT 酶反应液,置湿盒中于 37℃反应 1h(注意:阴性染色对照,加不含 TdT 酶的反应液)。

（5）将切片置于染色缸中，加入已预热到37℃的洗涤与终止反应缓冲液，于37℃保温30min，每10min将载玻片轻轻提起和放下1次，使液体轻微搅动。

（6）组织切片用PBS洗3次，每次5min后，直接在切片上滴加两滴过氧化物酶标记的抗地高辛抗体，于湿盒中室温反应30min。

（7）用PBS洗4次，每次5min。

（8）在组织切片上滴加新鲜配制的0.05%DAB溶液，室温显色3~6min。

（9）用蒸馏水洗4次，前3次每次1min，最后1次5min。

（10）于室温用甲基绿进行复染10min。用蒸馏水洗3次，前两次将载玻片提起放下10次，最后1次静置30s。依同样方法再用100%正丁醇洗3次。

（11）用二甲苯脱水3次，每次2min，封片、干燥后，在光学显微镜下观察并记录实验结果。

附4-10 Annexin V-PI 双染色试验

（1）将贴壁细胞用0.25%的胰酶消化。注意过度消化可损伤细胞，在消化时可加2%的BSA可防止消化过度。如果用含EDTA的胰酶消化时，注意必须在标记前用PBS洗涤以彻底清除EDTA，以免残余的EDTA与Ca^{2+}螯合，影响Annexin V的结合。

（2）进行细胞收集。对于悬浮细胞，离心5min以收集；对于贴壁细胞，用不含EDTA的胰酶消化收集后，于室温2 000rpm离心5min后收集。

（3）用4℃预冷的PBS重悬细胞一次，2 000rpm离心5min以洗涤细胞。

（4）加入300μl的结合缓冲液以悬浮细胞。

（5）避光加入5μl的Annexin V-FITC混合均匀，室温孵育15min。

（6）上机检测前5min加入5μl的PI染液，上机前补加200μl结合缓冲液。

在1h内用流式细胞仪或者荧光显微镜进行检测。

注（1）：对于使用流式细胞仪分析Annexin V-PI双染的细胞前，要求仪器的荧光补偿来除去两种染料激发光之间的叠加。因为荧光补偿设置与PMT的电压直接相关，所以不同仪器之间的补偿不同。建议在实验开始阶段分析经Annexin V、PI分别单染的细胞来调整荧光补偿以除去光谱重叠。根据未处理细胞空白对照和经Annexin V、PI分别细胞染色后的单染对照的分析设定十字门的位置。

注（2）：对于使用荧光显微镜观察，滴一滴用Annexin V-PI双染的细胞悬液于载玻片上，并用盖玻片盖上细胞。对于贴壁细胞，可直接用盖玻片培养细胞并诱导细胞凋亡。在荧光显微镜下用双色滤光片观察，Annexin V-FITC荧光信号呈绿色，PI荧光信号呈红色。

（付晓玲）

生物医学材料的组织相容性评价 第五章

第一节 概 述

一、生物医学材料的组织相容性

当生物医学材料或其制品植入体内,作为一种异物或抗原与机体组织接触时,会引起机体产生一系列的防御反应。组织相容性(histocompatibility)就是考核生物医学材料、人工器官或其他生物制品植入生物体内后,与受体组织之间相互接受程度的指标。若组织相容性好,则意味着植入物和组织之间不产生互相排斥或相互之间的排斥程度轻微,不影响细胞、组织的正常生理功能,机体组织不发生急慢性炎症、急性慢性毒性变化以及免疫排斥反应等。组织相容性差的植入物会引起明显的排斥现象,表现为炎症、毒性反应或免疫排斥等不良反应。

生物医学材料及制品与生物体组织的相互作用情况和效果,决定了其组织相容性的程度。在人和各种哺乳动物体内,诱导机体产生排斥反应的抗原称为组织相容性抗原,也称为移植抗原。组织相容性抗原种类繁多,十分复杂,但有一组抗原起决定性作用,称为主要组织相容性抗原(major histocompatibility antigen),其余的称为次要组织相容性抗原(minor histocompatibility antigen)。编码主要组织相容性抗原的基因是一组呈高度多态性的基因群,集中分布于各种动物某对染色体上的特定区域,称为主要组织相容性复合体(major histocompatibility complex,MHC)。MHC编码的产物称为MHC分子,可分布于不同类型的细胞表面,不但决定着宿主的组织相容性,而且与宿主的免疫应答和免疫调节密切相关。

从生物医学材料及其制品的角度分析,引起宿主产生各种组织相容性反应的原因与材料的组成、结构、形状、大小、表面粗糙程度都有很大的关系;从生物体的角度看,生物医学材料作用的部位和时间长短,也会对组织相容性有不同的影响。材料引起组织的生物学反应除了全身性的毒性和免疫反应外,更多的是材料周围组织的局部反应,包括材料与组织细胞的界面作用(细胞黏附性、生长活性、激活、分化等指标),生物医学材料引发的钙化作用,生物医学材料引发的炎症,以及急、慢性毒性(细胞毒性、致敏、刺激或皮内反应、全身急性毒性、慢性毒性、致癌、生殖毒性、降解毒性等)。生物医学材料对生物体产生的影响如图5-1所示:

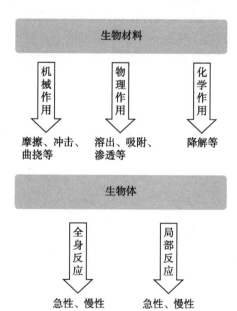

图 5-1 生物材料对生物体产生的影响示意图

80

当然,如前文所示,在材料对生物体产生各种影响的同时,生物体也通过各种方式影响生物医学材料自身的性能。本章着重从组织相容性的角度讲解材料对生物体的影响。

二、影响生物医学材料组织相容性的因素

生物医学材料的组织相容性影响因素众多而复杂,从微观尺度上看,包括材料表面和本体的化学组成、分子聚集状态、电荷分布、材料的微观形态结构等;从宏观尺度上看,材料的宏观形状、尺寸、物理化学性能等方面的差异也对组织相容性有较大的影响。由于生物医学材料及制品进入生物体后,首先是材料的表面(界面)与生理环境相接触,而且大多数生物医学制品始终是通过其表面(界面)与宿主发生作用的,因此我们可以简单地从材料的表面(界面)结构特性和本体结构特性两个方面来探讨其对生物体的影响。

(一) 材料的表面结构特性对组织相容性的影响

当生物医学材料及制品进入生物体,其表面(界面)与组织接触时,首先会发生生物体内的各种分子、蛋白质和细胞在材料表面的黏附。材料的表面结构特性对细胞的黏附有重要的影响,并会由此影响到其增殖、迁移和分化行为,进而影响材料的组织相容性。

亲水性强和疏水性强的表面都不利于细胞的黏附和铺展。亲水性强的表面不利于蛋白质的吸附,也不利于细胞的黏附;而疏水性强的表面则会吸附较多的非黏附性蛋白,从而影响黏附蛋白在材料表面的竞争性吸附,也不利于细胞的黏附、增殖和分化。一般而言,具有适度的亲水性的表面有利于细胞的黏附和铺展。

材料表面的粗糙度对组织相容性也有影响。从细胞黏附的角度,具有一定粗糙度的材料表面更有利于细胞的黏附。从材料致癌问题的角度看,若植入材料的表面粗糙,则发生肿瘤的潜伏期较长;若材料的表面光滑,则发生肿瘤的潜伏期较短。

材料表面电荷的影响则比较复杂,一般认为,若材料表面带有正电荷,由于静电作用,与带有负电荷的细胞之间容易产生吸引,有利于细胞黏附;但带有正电荷的表面也容易破坏细胞膜的结构,不利于细胞的增殖和分化。

(二) 材料的本体结构特性对组织相容性的影响

材料的本体结构特性对组织相容性的影响主要体现在材料的化学组成、整体的形态结构、材料与机体的力学性能匹配等方面。

生物医学材料,无论是金属材料、无机非金属材料、高分子材料,还是以上各种材料的复合材料,在加工过程中,都不可避免地会引入环境中和设备中的各种杂质;很多材料在加工过程中,还可能加入各种助剂;聚合物材料在加工和使用过程中还会发生降解。在材料植入生物体后,这些杂质、助剂和降解产物中的很多小分子物质会逐渐被体液溶解并渗出,刺激周围的组织,产生非感染性的炎症。

材料的形态与其组织相容性密切相关。一方面,骨组织工程支架材料的研究表明,多孔生物医学材料的孔隙率越高,越有利于材料和人体组织(例如毛细血管和骨组织)的长入和融合,对组织相容性有益。另一方面,大鼠皮下组织内的植入实验表明,恶性肿瘤的发生也与植入材料的外形有明显的相关性:粉末和海绵状材料几乎不诱发恶性肿瘤,纤维状材料也很少发生恶性肿瘤,但片状材料容易诱发恶性肿瘤。

材料与生物体的力学性能匹配也是非常重要的。在生物体的反复摩擦、屈伸、冲击等作用下,由于物理破坏或降解,材料的形态和力学性能若发生变化,对组织和细胞的相容性会产生不良影响。

(三) 改善材料组织相容性的方法

改善材料组织相容性的方法,除了尽可能减少或消除材料中可能引起不良反应的杂质之外,还包括改变材料的本体或表面的化学组成、微观或宏观的形态结构等。由于改变材料的本体结构牵涉面广、影响大、操作也更为复杂,相比较而言,对材料接触生物组织的表面进行改性,以改善其组织相容性,是最常用的手段。材料的表面改性基本有两种类型:一是通过加工手段的改进,改善材料的微观

结构,包括改变材料的结晶度、晶体形态、粗糙度、孔隙率等,以期从形态结构方面更适应组织相容性的要求;二是通过物理化学等手段,包括表面涂覆、化学接枝等手段,在表面引入适宜的功能性基团,固定某些特定的生物大分子甚至进行细胞修饰,以满足特定的组织相容性要求。

第二节　生物医学材料引发的钙化分析评价

一、生物医学材料的钙化现象

生物医学材料(无论是源自天然生物组织的改性材料还是合成的生物材料)在进入人体后,与循环系统或含有结缔组织的其他系统接触时,容易发生生物钙化的现象。生物钙化又称生物矿化,是指一定条件下,有机基质和细胞共同参与,通过多种作用方式,使无机元素选择性地作用在特定的有机基质上,经过成核、生长和相变等行为转变为结构有序的生物矿物的过程。因其中以钙元素的矿化为主,因此又常被称为生物钙化。

生物钙化是一个普遍的现象,除了进入人体的异物,人体和其他生物体的自身组织也会发生各种钙化。例如,自然界中珍珠、贝壳的形成,人体的骨骼、牙齿等器官的正常生长发育,都属于生物钙化过程,这类钙化现象被称为生理性钙化。除了这些正常的生物钙化以外,还有一类异常的生物钙化,譬如在人体泌尿系统(肾、尿道、膀胱等)、消化系统(牙、胃、胆、胰等)、呼吸系统(肺和支气管等)形成的各类结石都属于异常钙化。在生物体内发生的异常钙化也被称为病理性钙化。一般而言,病理性钙化有两种,一种为转移性钙化,是由于组织中钙含量的增高而导致的;另一种为营养不良性钙化,是由变性、坏死的组织或异物的钙盐沉积导致的。

与生物材料相关的钙化主要与人体的新陈代谢、生物材料的表面性质和材料所处的生理环境和力学环境有关。主要钙化物质是磷灰石,通常是结晶差的羟基磷灰石 $[Ca_{10}(PO_4)_6(OH)_2]$。晶界沉淀首先发生在靠近细胞膜的碎片上,然后是在富含胶原的天然材料中。

除了正常生物钙化(生理性钙化)和异常生物钙化(病理性钙化)的分类之外,还可以按钙化的形成因素将生物医学材料发生的钙化分为内源性钙化和外源性钙化。内源性钙化是生物医学材料自身因素导致的钙化:这类钙化与生物医学材料的成分和结构有关,在植入生物体后,在材料的内部开始钙化成核。外源性钙化是由材料以外的因素(如人体的细胞、组织等)所引起的钙化:这类钙化与生物材料表面形成的血栓、赘生物和假内膜有关,而与最初植入的材料成分和结构无关。当生物材料植入体内后,其表面黏附体液和细胞,以及组织长入多孔材料时发生的钙化大多是外源性钙化。

对于生物医学材料而言,钙化既有积极的作用,也有消极的影响。例如,在骨科领域的很多生物材料,包括骨组织工程和支架等材料的应用领域,希望发生钙化现象,以促进其治疗效果。然而,在另一些生物材料应用领域,尤其是柔性材料表面,却不希望钙化发生。例如,在人工心脏生物瓣膜、心脏起搏器和角膜接触镜等生物材料中的发生的钙化会限制其耐久性,影响其使用寿命,甚至导致严重后果。

钙化可以发生在生物体的不同部位,细胞的吸附和沉积是钙化发生的主要诱因。长期接触血液的生物材料及制品容易发生钙化。譬如,人工心脏生物瓣膜、心脏起搏器等材料,在长期接触血液后,表面会有多种细胞的吸附和沉积;细胞死亡后,局部的 pH 就会改变,从而吸附血液中大量存在的钙质,先形成无定形磷酸钙盐,再转变成结晶型磷酸钙,最后形成羟基磷灰石。一般来说,在生物材料承受应力和发生变形的部位容易发生钙化。研究表明,机械运动可以加速材料表面钙化的过程,在有应力存在处容易先发生钙化。

材料表面潜在的一些缺陷也会加速钙化的发生,因为这些缺陷会加速细胞在这一区域的沉积和破坏。例如,在心血管材料的折叠处会对血流产生流体力学上的影响,也容易引起细胞沉积。同时,在折叠处由于受到较大的剪切应力,局部产热而导致细胞死亡。这些因素共同作用,会导致钙化的发生。

对长期接触血液的材料而言,血小板和血细胞在其表面的吸附可能会引起钙化。如果材料表面有吸附血小板的倾向,不仅对其血液相容性不利,而且容易在其表面发生钙化现象。在材料表面发生的凝血也可能促进钙化的产生。由于凝血形成了血块,会造成更多的细胞沉积,细胞死亡即可能导致钙化。

对于纤维编织表面来说,由于其表面更容易吸附细胞,也更容易形成钙化。如果材料易吸附细胞且吸附得较厚,底层细胞可能由于供氧不足而先坏死,继而产生钙化。因此,很多钙化的发生是从假内膜的底层开始,而不是从假内膜的表面产生的。此外,体液方面的因素如钙含量、磷含量、成骨素、脂质和脂蛋白的水平也是加速钙化的原因。

二、人工心脏瓣膜及其他生物材料的钙化和抗钙化研究进展

用于心血管系统的生物材料,尤其是人工心脏瓣膜,是抗钙化研究的重点领域。心血管疾病患者,包括冠心病、风湿性心脏病、先天性心脏病患者,其中很多患者需要通过人工心脏瓣膜植入进行治疗。

研究发现,在手术后 10 年内,无论是植入生物瓣还是机械瓣的患者,发生与瓣膜相关的并发症的比例均为 50% 左右。机械瓣的主要问题是发生血栓栓塞并发症;而生物瓣的主要问题是由于组织的退行性变化(主要是组织破损)导致瓣膜发生营养不良性钙化。经戊二醛处理的动物组织来源的瓣膜材料,无论是猪主动脉瓣,还是牛心包瓣,在手术 5 年后,成年患者的瓣膜破损率逐渐增加;在术后 10 年内,在二尖瓣或主动脉瓣处植入猪主动脉瓣来源的生物瓣膜的患者,有 20%~30% 由于组织破损需要重新换瓣;戊二醛处理的牛心包瓣也常由于钙化而使瓣膜失效。在组织破损的病例中,最常见的是由于钙化导致瓣叶撕裂形成的破损。

生物瓣的钙化主要发生在其承受动态应力最大的部位,包括瓣叶接缝处和瓣叶与基底的连接处。一般认为,这些部位的钙化与瓣中结缔组织细胞及它们的碎片和胶原有关,属于内源性钙化。应力变形会促使合成材料钙化。这可能是由于应力变形会造成表面缺陷增加和 / 或促使在材料表面或附近的细胞破损。内源性钙化一般在瓣膜植入后数年才能变得明显,而外源性钙化的发生速度很快;但外源性钙化本身很少造成生物瓣失效。

植入人工心脏或心脏瓣膜的患者,一般其组织内的钙含量都是正常的,不会有转移性钙化产生,所形成的钙化均为营养不良性钙化。

在生理性钙化和营养不良性钙化中以及在生物材料引起的内部和外部钙化中都有一个共同的机制——最初晶核总是在细胞、细胞器和细胞膜碎片内出现,随后出现在细胞外的结缔组织尤其是胶原处。生物材料钙化也是发生在细胞部位,而钙浓度低的细胞外环境不发生钙化。

各种动物模型的数据表明组织钙化的程度与宿主因素、组织处理过程(包括交联剂的交联程度)和力学变形(包括动态和静态)有关。无论是小型啮齿类动物皮下植入生物材料后产生的钙化形态及程度,还是临床和大动物循环系统模型观察到的钙化,都发现了在组织折叠和弯曲部位的钙化增大。

研究表明,宿主的新陈代谢环境和植入物的固有性质是生物组织钙化的主要原因,而循环系统的动态应力也会促进生物组织钙化。这些因素,以及局部组织环境和临床影响因素之间的相互关系如图 5-2 所示。

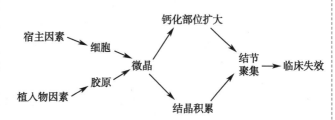

图 5-2　生物瓣钙化的形成示意图

若能改善宿主或植入物的影响因素,或中断图中钙化形成的各环节,就有希望减轻生物瓣的钙化。

人们通过改进生物材料的选材、设计和制备工艺,来探索阻止或延缓生物材料表面钙化的方法。

例如,使用环氧交联剂、京尼平等新型交联剂来替代戊二醛,对人工心脏生物瓣进行交联,可以改善其钙化现象。但迄今为止,尚无公认的防钙化的有效办法。在敏感的患者中,生物瓣因钙化失效是不能预防的。目前临床上比较有效的防钙化具体措施包括注射治疗、瓣叶的防血小板黏附预处理和可控药物释放等。

三、生物医学材料的钙化分析评价方法

表征生物材料钙化的部位和程度时,可以通过肉眼观察、X 射线照片、原子吸收光谱、光学显微镜(包括磷酸钙的 von Kossa 染色)、透射电子显微镜、扫描电子显微镜以及 X 射线能谱分析设备等手段进行。

(一) 体外钙化实验

在体外钙化实验中,将材料或装置置于一个反应槽中,然后加入模拟体液(或尿液、血液)。通过选择适当的反应装置,使液体处于静止或循环状态,并保持材料在实验过程中处于运动或静止状态。一定时间后,取出样品,进行钙化分析。

(二) 体内钙化实验

常见的体内实验评价生物材料钙化的方法有两种:皮下植入或预期使用部位植入。

例如,对于心脏瓣膜的钙化研究,最理想的动物模型研究是将瓣膜植入羊或小牛的三尖瓣或二尖瓣位置。一般三尖瓣位置较容易进行手术,但二尖瓣位置的钙化程度通常比三尖瓣位置大。大动物循环系统模型能更加接近模拟临床环境,能较为精确地预测材料植入人体后的真实情况,但由于技术难度大,手术时间长和费用昂贵限制了这种模型的使用。

通常钙化研究选择的动物模型是小型的啮齿类动物(主要是老鼠或兔子)的皮下。该方法的优点是手术简单,且费用相对较低。皮下钙的沉积情况与最终植入部位所表现的情况极其相似,而且矿化速度更快,缩短了研究时间。这种动物模型可模拟钙化的基本代谢要求,适合于对样品进行动态的研究,并可为相对定量比较而进行充分的重复试验。例如,在幼兔皮下植入模型常用于研究在退行性变生物瓣钙化中宿主与植入物间的各种病理因素。当然,这种方法不能完全模拟特殊环境中材料或装置在目标位置的工作状态,皮下的模型最终用于循环系统植入时并不一定有效,因为在血液循环中,可能会因为血液流动造成抑制钙沉积的有益的成分失去,或者血液中的磷脂或另外的潜在结晶成核物会沉积在样品上。

(三) 检测

无论是体外钙化实验,还是体内钙化实验,钙沉积的检测方法都是相似的。一般是将样品切成小块,运用组织工程技术,染色,检测植入部位的钙含量;通过 SEM 和 TEM 观察移植样品的形貌;运用 X 射线能谱分析(X-ray spectrometric analysis)技术测定钙和磷的含量。运用 X 射线衍射技术(X-ray diffraction technique,XRD)测试了解移植样品的晶体结构。

若不允许将体内样品取出进行分析时,可以通过 X 射线检测体内试样的钙化情况。在 X 射线照片中,当射线穿过样品的时候,质子和中子数量较高的元素(如钙和磷)容易吸收 X 射线,阻碍其到达检测端口,通常会在底片上形成一个白色区域,即钙痕。这些白色区域尺寸和位置能显示出同一个样品在不同时间的钙化情况。通过 X 射线计算机断层成像技术(CT),可以得到样品的三维图像。

第三节　生物医学材料引发的炎症分析评价

一、生物材料引发的炎症

如前所述,人体自身具有免疫系统等多重防御体系和机制,可以抵抗异物入侵、保持体内环境稳定;而生物医学材料植入人体这一行为,其实质是对人体内环境的侵袭,必然会导致人体防御机制的

笔记

响应。当人体组织接触到生物医学材料时,会将其视为异物,立刻自动产生防御性的应答反应,造成白细胞、淋巴细胞和吞噬细胞在生物材料周围聚集,引发不同程度的炎症。这是生物材料植入初期的典型特征。

急性炎症以渗出病变为特征,炎症细胞浸润以粒细胞为主,若材料组织相容性好,炎症过程较轻微,则持续时间较短,1~2 周基本消失。若在此期间材料中出现有毒成分渗出,局部炎症会不断加剧,严重时甚至导致组织坏死。

生物医学材料长期植入人体后,会被淋巴细胞、成纤维细胞和胶原纤维所包裹,形成纤维性包囊膜,将材料和正常组织隔离开。如果材料性能稳定、无任何毒性、组织相容性良好,则包囊会逐渐变薄。如果材料的组织相容性差,不断渗出小分子毒性物质,就会刺激局部组织细胞形成慢性炎症。慢性炎症持续时间较长,可达数月乃至数年,常以增生病变为主,其炎症细胞浸润则以巨噬细胞和淋巴细胞为主。材料周围的包囊膜会不断增厚,淋巴细胞浸润,逐步出现肉芽肿或发生癌变。

除了生物医学材料本身之外,在合成、改性或加工过程中引入的催化剂、添加剂等小分子杂质,以及生物医学材料在使用过程中降解产生的小分子物质,都有可能因为体内水溶性或脂溶性液体的浸出而引发机体的炎症反应。从本质上看,炎症是机体对各种致炎因素(如异物植入、病原体侵袭等)引起的损伤所发生的以非特异性防御为主的反应,它不特定地消灭某种病原体,而是以相同的方式攻击所有的侵入物(包括病原体或植入物)。从理论上讲,生物材料植入引发的炎症属于非感染性炎症,而实际操作中,生物医学材料和医用装置植入体内后,临床上最常见的并发症却是感染性炎症,引起感染的原因主要是植入物灭菌不彻底或植入被污染的无菌材料。

(一) 急性炎症

在植入生物材料后,因组织受到损伤,会首先产生急性炎症。此时血流动力学改变,血管通透性增加,白细胞渗出,从而造成富含蛋白质的渗出液、纤维蛋白及白细胞在损伤部位的血管外间隙积聚,以吞噬并破坏病原体及入侵者。这就是引起急性炎症病理组织学的主要特征。

渗出的白细胞可以吞噬和降解细菌、免疫复合物和坏死组织碎片,构成炎症反应的主要防御环节。完成此功能的吞噬细胞主要有两种:中性粒细胞和巨噬细胞。吞噬作用包括三个阶段:识别和黏着、包裹、消化吞噬。对于特定的生物材料,包裹和吞噬不一定发生。但此时白细胞可通过释放酶、化学介质和自由基等,引起组织损伤并可能延长炎症过程。

当植入的生物材料远远大于细胞时,白细胞难以包裹材料,中性粒细胞和巨噬细胞一般不会吞噬生物材料,但仍会释放出一些酶类分泌物,可能引起生物材料的降解。释放酶的数量依赖于生物材料的大小,其尺寸越大,释放得越多。因此,同种材料,若形态不同(如粉末、粒状、片状),引发的炎症程度也就不同。

(二) 慢性炎症

持续的炎症刺激可导致慢性炎症。慢性炎症的产生可能与接触生物体的材料本身的物理化学性质有关,也可能与植入物在生物体内的位移有关。慢性炎症通常持续时间长,并且仅发生在植入部位。与急性炎症相比,慢性炎症组织学反应均一化程度要小。它的基本特征是生成巨噬细胞、单核细胞和淋巴细胞,并伴有血管和结缔组织的增生。必须注意的是,慢性炎症的过程和组织形貌的改变受很多因素的影响。

因为巨噬细胞可以生成数量众多的生物活性产物,所以它可能是慢性炎症过程中最重要的细胞。巨噬细胞分泌的主要产物包括中性蛋白酶、趋化因子、花生四烯酸代谢物、活性氧代谢物、补体、凝结因子、促生长因子和细胞素等。

细胞释放的生长因子(例如血小板源性生长因子、成纤维细胞生长因子、转移生长因子、表皮生长因子和白细胞介素或者致瘤的生长因子)对成纤维细胞和血管的生成以及表皮细胞的再生有着重要的作用。生长因子可以进一步刺激更多细胞的生成,引发细胞的迁移、分化和组织的重建,在伤口愈合的不同阶段里都存在这些反应。

二、生物医学材料引发的炎症分析评价方法

(一) 炎症反应的体外检测

如前所述,炎症反应与白细胞(中性粒细胞或巨噬细胞)密切相关。因此,可以通过体外的白细胞和内皮细胞检测,来评价生物材料的炎症反应。

与白细胞和内皮细胞相关的体外检测一般包括下列一种或几种检测指标:细胞的黏附及铺展、细胞的死亡、细胞的迁移、细胞因子的释放、细胞表面标记物的表达。

可以用很多方法定量检测细胞的黏附。如放射性或荧光标记细胞,或裂解细胞进而检测细胞内特殊分子的释放。还可在细胞染色后,用光学显微镜为黏附的细胞拍照,从而定性评价细胞铺展的程度。

细胞的迁移可以采用多种方法进行检测,其中较为简便易行的是细胞划痕(修复)法,即在体外培养的单层细胞上,用微量移液管枪头或其他硬物在细胞生长的中央区域划线,去除中央部分的细胞,然后继续培养细胞至实验设定的时间,取出细胞培养板,观察其周边细胞是否生长(修复)至中央划痕区,以此判断细胞的生长迁移能力。实验通常需设定正常对照组和实验组。通过不同分组之间的细胞对于划痕区的修复能力,可以判断各组细胞的迁移与修复能力。细胞划痕实验成本低,经常被用来检测贴壁生长的肿瘤细胞的侵袭转移能力。除了细胞划痕(修复)法之外,细胞的迁移还可以通过 Transwell 小室法、实时追踪细胞轨迹法等多种方法测量。

促炎症细胞因子(包括若干促白细胞介素和肿瘤坏死因子)的释放是细胞激活的另一个明显标记。通常使用 ELISA 来完成这种特定蛋白质的检测。

细胞表面标记物的表达可采用荧光激活细胞分类仪、流式细胞术(flow cytometry)或成像流式细胞术(imaging flow cytometry)的方法进行分析。

(二) 炎症反应的体内检测

炎症反应包含了细胞和信号分子之间复杂的相互作用,因此,其体外评价不能取代体内测试。

由于生物医学材料与机体相互作用的复杂性和生物相容性测试的重要性,包括国际标准化组织在内的各级监管机构提出了体内生物相容性评估的一系列准则和操作程序,也包括炎症反应在内。

1. 动物模型及移植部位选择 在新材料的研究过程中,一般从小型动物模型(如小鼠、大鼠、仓鼠和兔子等)开始。如果第一阶段研究结果表明局部炎症的量可以接受,就转向较大的模型(如山羊、狗、绵羊、牛等)进行研究。

动物试验的移植部位,要么选择最接近于应用的位点,要么选择某些更容易进入的位点。

2. 生物材料及对照组 如前所述,植入生物材料的形态(包括其体积、表面积、拓扑结构等)会影响其与机体的接触面积和生物反应,因此对新材料以及最后制品的形状检测都很重要。

生物材料样本可以通过注射或手术的方式进入动物体内;也可以用提取的材料溶出物注入动物体内来评价动物对可溶性材料的反应。在注射的情况下,提取介质和注射位点都可能会影响炎症反应。

评价生物材料中溶出物对机体的影响,还有一种方法是使用网架植入模型。该方法是将生物材料置于不锈钢网架中,然后植入体内。这种方法可以使研究者在植入实验材料和周围组织没有直接接触的情况下检测溶出物导致的炎症反应。但网架材料直接接触局部区域的炎症反应,可能会受到不锈钢材料的影响。

根据不同的应用和比较目的,对照组可以是完整的对侧组织(来自另一侧肢体)或没有手术植入体的空位点。在某些情况下,也可以用标准材料或以前使用的材料作为对照。

3. 评价的方法

(1) 组织学/免疫组织化学法:在植入完成后,使用常规染料和抗体对含有植入体的组织进行切片、染色,通过对特定细胞类型和细胞外基质分子的鉴定来观察不同阶段的组织反应。然而,由于标

本之间的差异,或者染色方案的不完善,很难量化染色的量和强度。近几年,由于计算机对染色切片的辅助分析,使得这项技术得到了改善。

(2) 电子显微镜技术:应用透射电子显微镜(TEM)和扫描电子显微镜(SEM)都可以检查组织对植入体的反应。透射电子显微镜可以在超微结构水平上检测植入体的界面结构,如果结合 X 射线分析,这种方法可以检测到样品中渗出的材料的类型及他们所在的位点。透射电子显微镜可用于检测后期植入体与周围组织的整合情况。然而这项技术的一个很大缺陷是难以得到所需的超薄切片。除此之外,由于样品的成像需要在真空条件下进行,样品必须经过特殊的处理来固定和脱水,以保持组织形态。

扫描电子显微镜可以获得植入体 - 组织界面的拓扑结构,且无需进行样品切片。与透射电子显微镜相同的是,扫描电子显微镜与 X 射线分析的结合使用,可以定位从植入体上渗漏的可溶性成分。同样,大部分扫描电子显微镜也需要在真空条件下拍摄图片,所以恰当的固定和脱水对保持样品的完整性至关重要。随着扫描电子显微镜在有水环境下进行拍摄技术的成功应用,这一限制也会被克服。

(3) 生物化学分析:生物化学分析也可以用于协助鉴定生物材料移植之后的炎症反应。包括使用比色法分析生物活性分子的产生;使用免疫分析法鉴定特定的蛋白质。例如利用生物化学分析法,可以鉴定植入体周围组织的炎症介质含量。这种方法的最大优点在于可以定量,而且可以通过自动读数对大量样品同时进行检测。

第四节　生物医学材料的急、慢性毒性评价

生物医学材料的毒性评价涉及的范围较广,从评价时间来分,可以包括急性毒性评价、亚急性毒性评价、亚慢性毒性评价和慢性毒性评价。从评价部位来分,一般通过全身毒性试验或局部毒性试验来对具体的指标进行评价。急性毒性评价通常涉及细胞毒性、致敏、刺激或皮内反应、全身急性毒性等;而慢性毒性评价通常涉及慢性毒性、致癌、降解毒性等。

一、细胞毒性试验

细胞毒性是由接触细胞的生物医学材料和 / 或其浸提液引起的细胞溶解(细胞死亡)、细胞生长抑制、克隆形成和对细胞方面的其他影响。应通过细胞培养技术来测定生物材料制品或其浸提液(37℃,24h)潜在的细胞毒性作用。采用的细胞一般为 L929 小鼠结缔组织成纤维细胞株。采用的实验方法一般有直接接触法(包括材料直接接触法和琼脂扩散法)、洗脱浸提法等。国家标准 GB/T 16886.5—2017《医疗器械生物学评价》第 5 部分:体外细胞毒性试验规定了体外细胞毒性试验的具体要求。

对于初次用于医疗器械的全新生物材料,建议采用接触法和浸提法两种方法进行检测评价。

1. 接触法　接触法一般包括材料的直接接触试验和琼脂扩散法(间接接触法)。其中材料直接接触试验是最简单的细胞毒性试验,可用于细胞毒性的定性和定量评价。

(1) 材料直接接触试验:检测时,将持续搅拌的细胞悬浮液注入,并使其均匀分散在培养皿表面。在(37 ± 1)℃条件下进行培养,直至其长至接近汇合。弃去培养皿中的培养基,加入新鲜培养基,再在培养皿中央部位的细胞层上小心放置一个试样样品,覆盖细胞表面约十分之一。在操作过程中,应防止试样的不必要移动,以避免细胞的物理性损伤。再在(37 ± 1)℃条件下进行培养至少 24h。然后通过显微镜观察来评估细胞膨胀和溶解的情况。死亡细胞通常悬浮在培养基中,并在材料周围形成环状死亡细胞圈。采用特定方法可以测量环状死亡细胞圈(包括死亡和受损细胞)的大小。以材料样本为中心,根据细胞与样本的距离,如果影响的距离越远,则说明样本的细胞毒性越大。测试应该设定阳性和阴性对照组。根据试验结果,细胞毒性反应的级别如表 5-1 所示。

表 5-1　直接接触试验和琼脂扩散试验反应分级表

级别	反应程度	反应区域观察
0	无	试样周围和试样下面未观察到反应区域
1	轻微	试样下面有一些畸形细胞或退化细胞
2	轻度	反应区域局限在试样下方范围
3	中度	反应区域超出试样尺寸至 1.0cm
4	重度	反应区域超出试样 1.0cm 以上

还可以通过测量培养基中细胞内酶的数值来评价细胞毒性。例如,乳酸脱氢酶(lactate dehydrogenase,LDH)在细胞代谢中扮演了重要角色,当细胞溶解并释放出胞内物质时,可在悬浮液中检测该酶。因此,可以检测 LDH 数值,并通过事先绘制的标准曲线,将 LDH 数值转化为溶解的细胞数量。

此外,由于部分染料能改变活细胞的颜色,根据这一原理,可以通过染色观察法,利用分光光度计的特定波长,定量测定活细胞的数量。活细胞的数量表示为接种样本与未处理(阳性对照)空白样本的比值。该试验中最常用的化合物是 MTT,可使活细胞呈现紫色。

(2) 琼脂扩散试验:在生物医学材料与细胞直接接触试验中,某些材料样本可能对细胞产生压迫破坏,导致测试结果受到干扰。在这种情况下,可以考虑采用琼脂扩散试验方法。琼脂是一种轻质的、对细胞无害的天然聚合物材料,可以为细胞提供物理屏障,防止材料对细胞产生破坏或干扰。琼脂扩散试验方法用于细胞毒性的定性评定。

在琼脂扩散试验中,先吸取一定量的细胞悬浮液置于培养皿中,使细胞均匀分散在培养皿表面,然后在(37±1)℃条件下进行培养,直至细胞接近汇合。弃去培养皿中的原培养基,将溶解的琼脂与含血清的新鲜培养基混合,使琼脂最终质量浓度为 0.5%~2%,并吸取入培养皿中。待琼脂层固化后,在上面小心放置一个试样样品,覆盖细胞表面约十分之一。与直接接触试验一样,培养基中可以添加指示细胞存活的染料,以便更好地评价每个区的死亡细胞数量。测试应该设定阳性和阴性对照组。根据试验结果,确定细胞毒性反应的级别(见表 5-1)。

2. 浸提试验法　浸提(extract)或洗脱(elution)试验可检测生物医学材料中浸出分子(如各类添加剂、催化剂小分子或降解产物)的细胞毒性,可用于细胞毒性的定性和定量评定。为了测定潜在的毒理学危害,浸提条件应模拟或严于临床使用条件,但不应导致试验材料发生影响其性能的物理化学变化。浸提液可以根据需要,选择含血清或不含血清的培养基、生理盐水溶液或其他适宜的极性或非极性溶剂(例如纯水、植物油、体积浓度小于 0.5% 的二甲基亚砜溶液等)。浸提应按照 ISO 10993-12 的要求在无菌条件下进行。对于聚合物样品,浸提温度不应超过其玻璃化转变温度。可采用浸提原液,或以浸提介质稀释的浸提原液接触细胞。经过至少 24h 的培养后,确定细胞毒性级别。分级如表 5-2 所示。

表 5-2　浸提液细胞毒性形态学定性分级

级别	反应程度	全部培养细胞观察
0	无	细胞质内有离散颗粒,无细胞溶解,无细胞增殖下降情况
1	轻微	不超过 20% 的细胞呈圆缩、疏松贴壁、无细胞质内颗粒或显示形态学方面的改变;偶见细胞溶解;仅观察到轻微的细胞生长抑制现象
2	轻度	不超过 50% 的细胞呈圆缩、无细胞质内颗粒,无大范围细胞溶解;可观察到不超过 50% 的细胞生长抑制现象
3	中度	不超过 70% 的细胞层包含圆缩细胞或溶解细胞;细胞层未完全破坏,但可观察到超过 50% 的细胞生长抑制现象
4	重度	细胞层完全破坏或几乎完全破坏

二、刺激试验

生物医学材料的刺激试验包括皮肤与黏膜刺激试验、眼刺激试验、致敏试验等一系列试验。刺激试验可以用材料本身和/或浸提液进行。在试验选择上，一般是对于皮肤表面外用的材料和器械选择皮肤刺激试验，而对于植入体内的材料和器械采用皮内反应试验。对于其他材料和器械可根据其用途，选择相应的试验方法。例如眼科用材料和器械可选择眼刺激试验，口腔用材料选择口腔刺激实验，其他相应部位使用的材料选择相应的试验方法。动物刺激试验、动物皮内反应试验均首选家兔作为试验动物。皮肤致敏试验则可采用豚鼠和小鼠进行。关于刺激试验具体相关操作，可参考国家标准 GB/T 16886.10—2017《医疗器械生物学评价》第 10 部分：刺激与皮肤致敏试验中的方法进行。

三、免疫毒性试验

由于免疫反应包括非特异性免疫反应、特异性免疫反应、补体激活、免疫抑制等复杂的生物学反应，因此免疫毒理包括一系列试验，如表 5-3 所示为各种材料可能发生的免疫应答；如表 5-4 中所示为相应的试验举例和免疫应答评价指征。

表 5-3　免疫系统的潜在应答

器械分类			免疫系统应答					
人体接触性质		接触时间						
分类	接触	A：短期（≤24h） B：长期（>24h~30d） C：持久（>30d）	刺激/ 急性炎症	慢性 炎症	免疫 抑制	免疫 刺激	超敏 反应	自身 免疫
表面器械	皮肤	A	√	—	—	√	√	—
		B	√	√	—	√	√	—
		C	√	√	√	√	√	√
	黏膜	A	√	—	√	√	√	√
		B	√	√	√	√	√	√
		C	√	√	√	√	√	√
	损伤表面	A	√	—	√	√	√	√
		B	√	√	√	√	√	√
		C	√	√	√	√	√	√
外部接入器械	血液，间接	A	√	—	—	√	√	√
		B	√	√	√	√	√	√
		C	√	√	√	√	√	√
	组织、骨、牙接入植入器械	A	√	—	√	√	√	√
		B	√	√	√	√	√	√
		C	√	√	√	√	√	√
植入器械	组织、骨和其他体液	A	√	—	√	√	√	√
		B	√	√	√	√	√	√
		C	√	√	√	√	√	√

注：本表是关于各种类型医疗器械的材料与各部分免疫系统潜在相互作用方面考虑的一个框架，不是检验清单。

　　√表示存在此免疫系统应答；—表示不存在此免疫系统应答。

表 5-4 试验举例和免疫应答评价指征

免疫应答		功能性检验	非功能性检验		
			可溶性介质	表型	其他[a]
组织 / 炎症		植入 / 全身 ISO 10993-6 和 ISO 10993-11	不适用	细胞表面标志	器官重量分析
体液应答		免疫测定法(如 ELISA),用于抗体对抗原加佐剂的应答[b] 空斑形成细胞 淋巴细胞增殖 抗体依赖性细胞毒性 被动皮肤过敏反应 直接过敏反应	补体(包括 C3a 和 C5a 过敏毒素) 免疫复合物	细胞表面标志	
细胞应答	T 细胞	豚鼠最大剂量试验 小鼠局部淋巴结检验 小鼠耳肿胀试验 淋巴细胞增殖 混合淋巴细胞反应	T 细胞亚群(Th1、Th2)的细胞因子型式指征	细胞表面标志(辅助性和细胞毒性 T 细胞)	
	NK 细胞	肿瘤细胞毒性	不适用	细胞表面标志	
	巨噬细胞和其他单核细胞	吞噬作用 抗原递呈	细胞因子(IL1、TNFα、IL6、TGFβ、IL10、γ- 干扰素)	MHC 标志	
	树突状细胞	抗原递呈给 T 细胞	不适用	细胞表面标志	
	血管内皮细胞	活化作用			
	粒细胞(嗜碱性粒细胞,嗜酸性粒细胞,中性粒细胞)	脱粒作用 吞噬作用	趋化因子、生物活性胺、炎症细胞因子、酶	不适用	细胞化学
宿主抗性		抗细菌、病毒和抗肿瘤性	不适用	不适用	
临床症状		不适用	不适用	不适用	变态反应、皮疹、风疹、水肿、淋巴结病、炎症

注:a. 某些人自身免疫疾病的动物模型是可用的,但是不推荐将材料 / 器械诱导自身免疫病作为常规检验。
b. 最常使用的试验。功能性检验一般比可溶性介质或表型试验更重要。

四、全身毒性试验

全身毒性试验是一种非特异性的毒性实验,将生物医学材料或医疗器械的浸提液一次或重复通过动物静脉、腹腔或其他给药途径注射到动物体内,在不同的时间内观察动物的生物学反应,并结合动物死亡的数量来评价生物医学材料的毒性反应程度,以判断生物医学材料和医疗器械对动物的潜在的不良作用。这种不良反应,可以是生物医学材料和医疗器械的浸提液对直接接触的机体组织和器官的作用,也可以是通过其吸收、分布和代谢所产生的物质对不与之直接接触的机体组织和器官产生的间接全身作用。由于生物医学材料及其制品的范围很广,其用途也各不相同,因此对于每一种具体的生物医学材料和医疗器械在进行全身毒性试验时,应和材料的特性及器械的临床用途相适应。某些全身毒性试验也可以和其他生物学实验结合进行,例如和长期植入实验结合,可以进行慢性毒性和局部反应的评价;也可以对致癌性或生殖毒性进行检测。全身毒性试验包括急性、亚急性、亚慢性和慢性全身毒性试验。

急性全身毒性(acute systemic toxicity)是指在 24h 之内一次、多次或持续接触试验样品后在任何时间发生的不良作用。亚急性全身毒性(subacute systemic toxicity)是指在 24~28d 内多次或持续接触样品后发生的不良作用(国际规范大都选择 14~28d),也可称为短期重复性接触全身毒性。亚慢性全身毒性(subchronic systemic toxicity)是指反复或持续接触试验样品后在动物寿命期的某一阶段发生的不良作用(啮齿动物亚慢性毒性研究一般为 90d,其他种属动物在不超过其寿命起到 10% 的阶段内)。慢性全身毒性(chronic systemic toxicity)是指在动物的主要寿命期内反复或持续接触试验样品(一般指 6~12 个月的时间)后发生的不良作用。

急性全身毒性试验一般采用啮齿类动物(大鼠、小鼠)进行,设置对照组,对照组除了不接触试验样品,其他处置方式应与试验组动物相同。在 24h 内,将生物医学材料或其浸提液通过动物静脉和腹腔一次、多次或连续植入动物体内。分别观察记录 0h(接触样品前)、24h、48h、72h 时动物的体重和整个状态,观察周期至少 3d,必要时可延长。有临床指征时,应考虑进行临床病理学评价和大体病理学评价。除非有大体病理学明确指征的情况,典型的急性全身毒性试验不进行动物器官和组织的完全病理学检查。根据动物死亡数量或出现的各种生物学反应症状的数量来评价材料的毒性反应程度。

急性毒性是一次性(限制性)剂量接触导致的不良作用,但很多生物医学材料及制品更常见的接触方式是重复或持续接触形式,这样的方式可能会由于异物在机体组织内的积累或其他原因导致的反应。对于这样的情况,需要进行长期的重复接触毒性试验(亚急性、亚慢性、慢性毒性试验)来予以鉴别。重复接触毒性试验一般也采用啮齿类动物(大鼠、小鼠进行)。具体要求如下:

(1)亚急性全身毒性:在 24h 到 28d 内将生物医学材料或其浸提液通过动物静脉和腹腔多次或连续植入动物所发生的不良反应。亚急性静脉实验通常规定处理时间是大于 24h 小于 14d。

(2)亚慢性全身毒性:在动物寿命期的一段时间内(一般啮齿类动物是 90d,其他种的动物不超过寿命期的 10%),将生物医学材料或其制品的实验样品重复和连续给药后引起的不良作用。亚慢性静脉试验通常规定处理时间是 14~28d。

(3)慢性全身毒性试验:将生物医学材料和其浸提液植入动物体内,观察动物寿命的 10% 的时间以上(通常 6~12 个月,大白鼠要在 90d 以上)的毒性反应。

在上述重复接触毒性试验周期内,最好让实验动物保持每周 7d 接触试验样品,并进行相应的临床观察和病理学检查,包括血液学检查、临床生化检查、大体病理学检查、组织病理学检查等。详细检查项目可参照 GB/T 16886.11—2011《医疗器械生物学评价》第 11 部分:全身毒性试验进行。

五、热原试验

直接或间接接触心血管系统、淋巴系统、脑脊髓液以及标示无热原的产品需要进行热原试验。热原反应可能是由材料自身成分、内毒素或其他物质所造成的。热原试验有家兔法和细菌内毒素法。细菌内毒素检查法是应用试样与细菌内毒素产生凝集反应的机制,以判断材料或其浸提液中细菌内毒素的限量是否符合标准要求。家兔法是采用家兔来检测材料或其浸提液中是否有致热原物质。将生物医学材料和浸提液由静脉注入家兔体内,在一定时间内观察家兔体温变化,以判断材料和浸提液中所含热原量是否符合人体的应用要求。美国 FDA 建议热原试验同时采用家兔法和内毒素法。但内毒素导致的热原反应来源于革兰氏阴性菌的生物活性内毒素,通常是生物材料制造过程中由于环境因素而产生的,与生物材料自身的成分无关。因此,国家标准和 ISO 标准都推荐采用家兔热原实验来检验材料导致的热原反应。具体内容可参考 GB/T 16886.11—2011《医疗器械生物学评价》第 11

部分：全身毒性试验的附录 F 进行。

六、植入后局部反应试验

对于生物医学材料及其制品对机体的局部反应，是通过植入后的局部反应试验确定的，就是用外科手术法将材料和最终产品的样品植入试验动物的预定植入部位或组织内，在一段时间后，用肉眼观察和显微镜检查下的方式，通过比较试验样品与已确立临床可接受性和生物相容性的生物医学材料制品对照材料产生的组织反应，来评价材料对活体组织的局部病理作用。其目的在于表征生物材料及制品植入后组织反应的进程和演变，包括材料最终的组织整合或降解／吸收所产生的组织反应。可参照国家标准 GB/T 16886.6—2015《医疗器械生物学评价》第 6 部分：植入后局部反应试验的规定制定试验方案。

试验应该与接触途径和作用时间相适应。短期试验一般选择啮齿动物或家兔。长期试验则应选择啮齿动物、家兔、犬、绵羊、山羊、猪及其他平均寿命相对较长的动物。试验样品与对照样品应以相同条件植入到同一年龄、同一性别、同一品系同种动物的相同解剖部位。

由于材料植入后最初两周可能很难区分植入材料的局部生物学反应是材料本身造成的还是外科手术造成的创伤反应，故对于非降解和非吸收性材料，一般评定从 1~4 周的短期反应和超过 12 周的长期反应。对于可降解／可吸收材料，试验周期应根据预估的材料降解时间而确定。试验样品和对照材料应根据 ISO 10993-12 选定。

（一）皮下植入试验

皮下植入试验适用于通常预期在皮下组织植入的实验材料。如整形外科和肿瘤外科中的植入物；或通常与皮下组织、筋膜、肌腱等软组织接触的实验材料。如骨折治疗中，胫骨、手部的植入物；也可用于引流管、导线等短期植入物。每种材料和每一植入期至少采用 3 只动物和足够的植入部位，植入 10 个样品和 10 个对照样品。可采用背部中线侧植入和颈部植入方式，也可视情况采用在背部中线两侧或两肋侧和／或后肢植入。植入物尺寸原则上应根据试验动物的大小来确定，片状材料应制成直径 10~12mm，厚度 0.3~1.0mm 的样品。块状材料制成直径 1.5mm，长 5.0mm，两端为球面的试验样品。非固形试验样品（包括粉剂）应装入直径 1.5mm，长 5mm 的管内植入。

1. 背部中线侧植入　做一个皮肤切口，用钝性分离法制备一个或几个皮下囊，囊的底部距皮肤切口应为 10mm 以上，每个囊内放入一个植入物，植入物之间不能互相接触。

2. 颈部植入　若采用小鼠，在骶骨上方切一个 10mm 长的切口，用钝器解剖法向颈部剖开一个皮下通道，穿过通道向颈部推入植入物并加以固定。若采用大鼠，则应在颈部两侧分别植入一个对照样和试验样品，植入物之间不能互相接触。离开植入物一段距离用适宜的缝合线缝合植入通道，以防止植入物移动。

术后动物观察：如果植入部位发生感染和损伤，则该试验结果无效。应替换该只动物使动物数和样品质量符合要求。如果动物在预定的时间段内死亡，应进行活检，并确定原因。如果死因与植入样品无关，可替换该只动物。如果死因与植入样品有关，则应纳入最后结果。

对各种金属和聚合物的皮下植入实验表明，相容和不相容的材料引起的反应差异是明显的。可表现为植入后动物组织坏死、炎症、不同的材料组织界面和组织包囊。植入物周围的组织包囊厚度及细胞群组成在不同材料间有明显变化。

（二）肌肉植入试验

肌肉植入试验适用于评价肌肉组织对植入材料的生物学反应。该方法将植入物植入试验动物的肌肉组织，对试验材料植入物与准许临床使用的对照材料植入物的生物学反应进行比较。

试验动物可选择健康成年兔、大鼠。每一植入期至少采用 3 只动物和足够的植入部位，使总数达到 10 个试验样品和 10 个对照样品。应采用皮下针或套管针植入法。对于较大的植入物，可采用其他适用的外科植入技术。沿肌纤维长轴平行将植入物植入肌肉。植入物的尺寸应根据选用的肌肉群大小来确定。采用兔脊柱旁肌试验时,植入物一般宽 1~3mm,长 10mm。或者可手术植入直径 10mm、厚度 3mm 的较大样品。样品应制成圆形边缘,两端钝角修圆润。

对照材料应采用临床用途与试验材料相似的材料。如需要比较的对照材料产生的反应大于最小反应时,可以在试验材料的对侧部位植入另外的已知能引起最小组织反应的对照材料。植入周期应符合前文描述的相关规定。

(三) 骨植入试验

骨植入试验适用于评价骨组织对植入材料的生物学反应。该方法系将植入物植入到实验动物的骨组织内,对试验材料植入物与临床准许使用的对照材料植入物的生物学反应进行比较。植入部位应根据材料的最终用途选择松质骨或皮质骨。

一般而言,植入物可加工成螺钉状或刻有螺纹,以使植入物在骨内能保持最初的稳定性;如无法加工成螺钉状,可制成圆柱形。也可根据具体情况采用其他样品形状(如圆柱体、棒状、糊剂等)。植入物尺寸根据选用的试验动物及其骨的大小来确定。选择动物和植入部位时,应确保植入物放置不会造成试验部位病理性骨折的重大风险。

试验和对照样品应采用相对应的解剖部位,试验植入物应植于对照植入物的对侧。每一植入期应评价至少 10 个试验样品和 10 个对照样品。植入周期应符合前文描述的相关规定。

七、遗传毒性试验和致癌试验

(一) 遗传毒性试验

遗传毒性试验的目的是通过对细胞或生物体进行的一系列试验来检测生物医学材料或其浸提液导致人体基因突变,并能通过生殖细胞传递至下一代的潜力。根据相关国家标准的要求,如果生物材料成分可能会与遗传物质发生作用时,或对医疗器械的化学成分不明了时,应进行材料的遗传毒性试验。在对生物材料或制品进行遗传毒性试验前最好先评价有疑问的化学成分的遗传毒性及其协同作用潜力。

生物材料及制品的遗传毒性试验评价通常先采用体外系列试验。

遗传毒性试验方法有多种,但没有任何单一实验方法能够检测出所有的遗传毒性物质。参照国家标准 GB/T 16886.3—2019《医疗器械生物学评价》第 3 部分:遗传毒性、致癌性和生殖毒性试验的要求,应采用能反映不同遗传终点遗传毒性试验组合的方法。包括方案 1(细菌基因突变试验 + 哺乳动物细胞基因突变试验 + 哺乳动物细胞诱裂性试验)或方案 2(细菌基因突变试验 + 哺乳动物细胞基因突变试验,特别是小鼠淋巴瘤试验包含集落数和尺寸测定,可覆盖诱裂性和基因突变两个终点)。若所有体外试验结果均为阴性,为避免对动物的过度使用,通常不再进行动物遗传毒性试验,应按相关标准要求进行体内试验。若全部体外试验结果均为阳性,则应进行体内诱变性试验。

通常采用的体内试验包括啮齿动物微核试验、啮齿动物骨髓中期分析或哺乳动物干细胞程序外DNA 合成试验。应先通过体外试验确定的最适宜终点的基础上进行选择。

(二) 致癌性试验

对于吸收时间超过 30d 的可吸收性生物医学材料及制品,或进入人体和 / 或体腔持续或累计接触时间在 30d 以上的材料及制品,若无充分数据证明其可靠性,则需进行致癌性试验。

长期致癌性研究选择成年阶段的试验动物,通过适当途径使其接触不同剂量的试验物质,在接触期间或接触期后观察试验动物肿瘤性损伤的发展。

八、生殖和发育毒性试验

评价生物医学材料及其制品的生殖毒性包括生殖、生育力和致畸性等几个方面的试验。科学研究发现,很多物质会以一种不伴随其他毒性迹象的隐匿方式不同程度地影响生育能力和生殖功能。而致畸性是由于材料对胚胎和胎儿发育产生不良作用引起的。

生殖毒性对人类健康影响巨大。与生殖组织或胚胎(胎儿)直接长期或永久接触的器械、储能医疗器械、可吸收材料或可溶出物质,应视具体情况进行生殖、发育毒性试验。相关试验方案可参考国家标准 GB/T 16886.3—2019《医疗器械生物学评价》第 3 部分:遗传毒性、致癌性和生殖毒性试验的相关要求进行。

思考题

1. 生物医学材料植入人体后,在哪些情况下需要进行组织相容性的评价? 哪些情况下需要进行血液相容性的评价? 如何选择需要评价的项目?
2. 人工心脏瓣膜接触血液后发生的钙化与人体生长过程中牙齿、骨骼的钙化有什么相同点和不同点?
3. 生物医学材料植入导致的急性炎症和慢性炎症的表现和评价方法有何区别?
4. 判断材料是否导致热原反应,美国 FDA 建议可采用家兔法或内毒素法,但我国国家标准和 ISO 标准都推荐采用家兔热原实验,为什么?
5. 在用于评价细胞毒性的浸提试验过程中,选择浸提液的原则是什么?

(孙树东　赵长生)

第六章　　生物医学材料的血液相容性评价

第一节　概　　述

近年来,各种生物医学材料包括天然或合成的聚合物、金属、合金、陶瓷或其他无活性的物质,如无活性的组织等,已被广泛应用于制造各种生物医用制品,包括人工器官、医疗设备和临床使用的医疗器械等,如人工血管、导管、导丝、支架、心脏瓣膜、心脏起搏器及引线、体外氧合器、人工骨、人工肾脏、血浆分离器、传感器等。如图 6-1 所示为部分制品的示意图。以上医用制品有个共同点即是使用时直接或间接与血液接触,因此,必须考虑材料与血液接触时可能引起的各种反应,即材料的血液相容性。

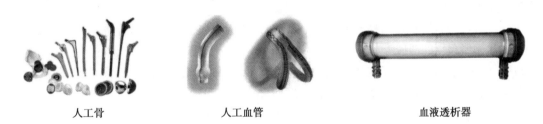

人工骨　　　　　　　　人工血管　　　　　　　　血液透析器

图 6-1　人工骨、人工血管和血液透析器的示意图

一、血液相容性简介

血液本身是一种复杂的组织,它一旦与外来生物医学材料(如医疗器械等)接触后会发生相互作用,这很有可能改变其原来正常的稳定状态,而且这种作用对血液成分及材料性能会产生各种影响,研究者依据这些接触对宿主或器械的有害程度来定义这些相互作用的相容性,即是血液相容性(blood compatibility)。从 1881 年最早的出版物记录的心脏泵装置开始,人们就已经关注材料和血液接触发生的一些反应。早期对血液相容性的认识仅局限于血液与材料的界面反应,人们只是赋予血液相容性一些规范,如材料的抗血栓能力,对红细胞的破坏程度(溶血性),血小板机能降低情况,白细胞是否减少,对人体血液中存在的蛋白质和各种酶活性的影响,等等。后来人们拓展了血液相容性的整体概念,即除了注重血液与材料的界面相互作用外,还注意到人体对材料的免疫防御作用、局部反应引起的全身反应的时间顺序等。现在,人们已经认识到,血液相容性包括相当广泛的内容,它既有材料与血液接触后的血栓形成(血小板黏附、聚集、变形)、溶血、白细胞减少等细胞水平的反应;又有凝血系统激活、纤溶系统激活等血浆蛋白水平的反应;也有凝血因子激活、血小板因子激活、腺苷二磷酸释放、血栓素释放等分子水平的反应;还有与补体系统激活相关的免疫成分改变;以及血液对材料的物理和化学性能的影响。可见血液相容性涉及的因素众多,其机制的研究及性能的表征也异常复杂,

笔记

单一参数的高低并不能说明某种材料的血液相容性的优劣。研究血液相容性时,实验条件和方法的不同也会得出不同的结论,因此应在接近材料实际使用环境下用综合指标来评价某种材料的血液相容性。

二、血液相容性评价的基本原理

(一) 血液相容性评价的基本方法

为了科学和严谨地用综合指标比较材料的血液相容性优劣,需要对材料的血液相容性作出系统性评价,以保证与血液接触的医用制品在临床使用中的安全。血液学凝血机制和血液成分的功能比较复杂,涉及的内容比较多,而评价医疗器械、材料与血液相互作用的血液相容性经典的试验方法比较少,除溶血试验外,其他涉及凝血、血栓形成、血小板功能改变、血浆蛋白吸附、补体系统等诸多方面的血液相容性试验方法,大多数为新近研究建立的方法,这些新方法在技术上尚需在普遍应用实施过程中不断成熟和完善,形成能够量化的血液相容性试验方法。目前,在 GB/T 16886.4—2003/ISO 10993-4:2017 标准中对试验选择的适用范围、规范性引用文件、术语和定义、缩略语、与血液接触器械的类型、血液相互作用特性、心血管器械和假体的临床前评价、实验室试验原理、科学依据和说明、血栓形成的体内试验方法、医疗器械及其成分的溶血性能评价、补体测试方法等均做了全面的规定,给评价机构、实验室进行医疗器械、材料的血液相容性评价提供了指南。

(二) 医疗器械、材料与血液接触的分类

1. 按接触方式不同　根据 GB/T 16886.1/ISO 10993-1 规定,可分为非接触器械、外部接入器械、植入器械三大类。

(1) 非接触器械:这类器械不会直接或间接接触体内或返回到体内的血液或血液成分。例如:体外诊断器械、采血管。

(2) 外部接入器械:这类器械与循环的血液接触,作为通向血管系统的管路。如 GB/T 16886.1/ISO 10993-1 中所包括的器械。

1) 与血路间接接触的外部接入器械包括以下器械(不局限于此):插管、延长器、血液采集器械、血液及血制品贮存和输注器械(如管、针、袋)、细胞贮存器。

2) 与循环血液接触的外部接入器械包括以下器械(不局限于此):动脉粥样硬化切除术器械、血液监测器、导管、导丝、血管内镜、血管内超声器械、血管内激光系统、冠状逆行灌注导管、心肺旁路回路、体外膜式氧合器、血液透析器/血液过滤器、血液成分采输器、血液特异性物质吸附器、心血管介入器械、经皮循环辅助系统、去白细胞滤器。

(3) 植入器械:植入器械大部分或全部植入血管系统,包括以下器械(不局限于此):瓣膜成形环、机械或组织心脏瓣膜、人工或组织血管移植物、循环辅助器械(心室辅助器械、人工心脏、动脉内球泵)、下腔静脉过滤器、栓塞器械、血管内植入物、植入式除颤器和复律器、支架、动静脉分流器、血液监测仪、血管内药物释放导管、起搏器导线、血管内膜式氧合器(人工肺)。

2. 按接触时间不同　可分为短期、长期、持久接触三大类,在评价时可选择不同的血液相容性试验。

(1) 短期接触:在 24h 以内 1 次、多次或重复使用或接触的器械;

(2) 长期接触:在 24h 以上 30d 以内 1 次、多次或重复长期使用或接触的器械;

(3) 持久接触:超过 30d 以上 1 次、多次或重复长期使用或接触的器械。

如果一种材料或器械兼属于两种以上的时间分类,应采用较严的试验和/或评价考虑。对于多次接触的器械,对器械分类应考虑潜在的累积作用和这些接触总的跨越时间。

(三) 血液相容性的评价试验方法的分类

1. 根据 GB/T 16886.1/ISO 10993-1 标准中指出的血液相容性试验方法,推荐的测试是基于器械类型列举的,如表 6-1 所示。根据检测的主要过程或系统可将血液相互作用分类如下:

表 6-1　常用的评估血液相互作用的测试分类

实验分类	评估方法
溶血	材料诱导
	机械诱导
血栓形成(体内/半体内)	重量分析[a]、闭塞百分率、光学显微镜、扫描电子显微镜
血栓形成(体外):凝血	凝血酶[如:凝血酶-抗凝血酶复合物(TAT),凝血酶原激活片段 $1+2(F_{1+2})$]、纤维蛋白[如纤维蛋白肽 A(FPA)]测试、部分凝血激活酶时间(PTT)测试
血栓形成(体外):血小板激活	血小板计数(损失百分率)、一些指标的激活(如:产物释放、血小板表面标记物[β-血栓球蛋白(β-TG),血小板因子 4(PF-4),血栓素 B2(TxB2)]、扫描电子显微镜(血小板形态)
血栓形成(体外):血液学	全血细胞计数、白细胞活化
血栓形成(体外):补体系统	末端途径补体激活产物(SC5b-9)(补体 C3 裂解出的活化产物(C3a)可选)

注:a.包括所有的动物研究。

每个类别不需要做所有的测试,每个类别中的测试可能并不等同。

(1) 溶血:①材料诱导;②机械诱导。

(2) 血栓形成:①体内/半体内;②体外:凝血、血小板激活、补体、血液学。

需要说明的是表格中凝血试验是测试 PTT(非活化),即部分凝血激活酶时间,该标准特意提到因为大多数标准凝血评价是用于检测导致血液凝固延迟或过量出血的临床凝血失调,所以应修改血液/器械相互作用评价方案,使其适于评价生物材料引起的加速凝血作用。活化部分凝血激活酶时间(APTT)测定试验所用的试剂包括一种激活剂,比如白陶土、硅藻土或鞣花酸。应避免使用这种有激活剂的试剂,因为激活剂会掩盖材料和器械引起的加速凝血。APTT 对体外血液/器械相互作用评价没有意义,这是因为激活剂会掩盖器械或其组成材料所致的激活作用。

2. 根据试验的类型分为以下三类:

(1) 体外试验(in vitro test):应考虑设计每个器械的体外试验(模型)模拟预期最坏的临床使用情况。体外试验方法应考虑的因素包括血细胞比容、抗凝剂、样本采集、样本年龄、样本贮存、供氧,以及 pH、温度、试验与对照试验的顺序、表面积与体积之比和血流动力条件(特别是壁剪切率)。试验应尽快进行,一般在 4h 内,因为采血后血液的某些性能会迅速发生改变。在某些情况下,如果冷冻/解冻过程不影响被评估的分析物,那么所得到的样品也可以用适当的技术进行冷冻,以便将来进行分析。

当用于评价改性器械的血液相容性时,可对改性后的器械与临床可接受的器械之间进行溶血、血栓形成、血小板和凝血反应的体外测试的评估和对比。

(2) 半体内试验(ex vivo test):该试验系统是从人体或试验动物体直接将血液引入一个置于体外的试验容器中[注:如果使用动物模型,血液可直接返回动物体内(循环),也可收集至试管内进行评价(单向通过)]。半体内试验适用于半体内器械,例如外部接入器械。半体内试验也适用于像血管移植物这样的体内器械,但这种试验不能替代植入试验。

半体内试验系统适用于监测血小板黏附、血栓形成、纤维蛋白原沉积、血栓重量、白细胞黏附、血小板消耗和血小板激活。用多普勒或电磁流量探测头可测量血流速度,血流变化可指示血栓沉积和栓塞形成的程度和过程。

许多半体内试验系统应用放射性同位素标记血液成分以监测血液/器械相互作用,血小板和纤维蛋白原是最常用的放射性同位素标记血液成分。通过严格控制试验步骤,可将标记过程引起的血小板反应性变化控制在最低程度。

半体内试验与体外试验相比,其优点在于使用流动的本体血(提供了生理血流条件),由于能改变试验容器,故能评价多种材料,还可对一些状况进行实时监测。缺点则是各试验之间的血流条件不一致,动物间血液的反应不同,可供评价的时间间隔相对较短。建议在试验中采用同一动物进行阳性与阴性对照试验。

(3) 体内试验(in vivo test):是将材料或器械植入动物体内。用于体内试验的器械有血管补片、血管移植物、瓣膜环、心脏瓣膜和辅助循环器械等。

对于大多数体内试验,测定血液管道是否开放是衡量试验成败的最常用方法。器械取出后测定闭塞百分率和血栓重量,应通过肉眼及显微镜仔细检查器械下游器官,评价器械上形成的血栓梗塞末端器官的程度。此外,周围组织和器官的组织病理学评价也是有价值的。肾脏特别易于滞留肾动脉上游的植入器械(如心室辅助器械、人工心脏、主动脉人工移植物)形成的血栓。目前已有无须试验结束即可评价体内相互作用的方法,如用心动图测定移植物开放性或器械上的血栓沉积,放射成像技术则可用于监测体内各个时期血小板的沉积情况。血小板存活与消耗可提示血液 / 器械相互作用和由新内膜形成或蛋白质吸附引起的钝化反应。

有些体内试验系统中材料特性可能不是血液 / 器械相互作用的主要决定因素,确切地说就是血流参数、柔顺性、多孔性及植入物设计可能比材料本身的血液相容性更为重要。比如,对同一种材料,流速的高与低会导致截然不同的结果。在这种情况下,体内试验系统性能要比体外试验结果更具重要性。

体内试验方案应包含每个评估测试类别的精确和独立部分的说明,如溶血、血栓、凝血、血小板、血液学和补体系统。如表 6-2 所示,列出了与循环血液接触器械举例和器械适用试验类别。与血液相互作用试验选择判定流程图如图 6-2 所示。

表 6-2　与循环血液接触器械或器械部件和适用试验分类——外部接入器械和植入器械

器械举例		试验分类						
		溶血		血栓形成				
		材料诱导	机械诱导	体外				体内/半体内[a]
				凝血	血小板激活	血液学	补体[d]	
外部接入器械	血液监测器(临时 / 半体内)[b]	√		√	√	√		
	血液贮存和输注设备、血液采集器械、延长器	√		√	√	√		
	置管 24h 以内(如:动脉粥样硬化切除器械、血管内超声导管、冠状动脉前 / 后灌注导管、导丝),插管	√		√[c]	√[c]	√[c]		√[c]
	置管 24h 以上(如:肠外营养导管、中静脉导管),插管	√		√[c]	√[c]	√[c]		√[c]
	细胞贮存器[b]	√		√	√			
	血液特异性物质吸附器械[b]	√	√	√	√		√	
	体外膜式氧合器系统[b]、血液透析器 / 血液过滤器[b]、经皮循环辅助系统[b]	√	√	√[c]	√[c]	√[c]	√	√[c]
	去白细胞滤器[b]	√		√[c]	√			√[c]
植入器械	瓣膜成形环、机械心脏瓣膜	√	√					√
	栓塞器械、血管内植入物	√						√
	植入式除颤器和复律器	√						√
	主动脉内球囊泵[b]	√	√					√

续表

器械举例		试验分类						
		溶血		血栓形成				
		材料诱导	机械诱导	体外				体内/半体内[a]
				凝血	血小板激活	血液学	补体[d]	
植入器械	起搏器导线、支架、静脉腔滤器	√						√
	人工(合成)血管移植物(片)、动静脉分流器	√						√
	组织心脏瓣膜、组织血管移植入物(片)、动静脉分流器	√						√
	人工心脏、心室辅助器械[b]	√	√					√

注:√表示存在的实验。

a. 血栓形成是一种体内或半体内现象,但可以在体外条件下模拟。如果进行体外血栓测试,则可能没有必要进行体内或半体内实验。

b. 仅直接或间接接触血液成分。对于只间接血液接触成分来说,体内的血栓形成和机械性溶血或补体激活可能是不必要的。

c. 凝血、血小板和白细胞反应主要参与血栓形成过程。因此,制造商要决定在凝血、血小板和血液学测试类别中的特定测试是否适合替代体内测试。

d. 也可参阅 ISO/TS 10993-20,了解何时应考虑补体激活,以用于其他终点,如过敏反应。

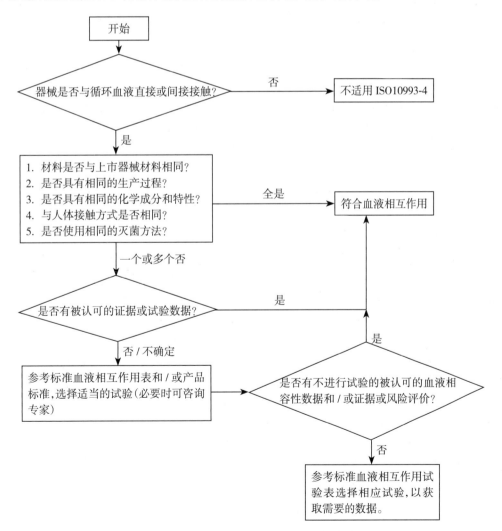

图 6-2　与血液相互作用试验选择判定流程图

第二节　生物医学材料抗凝血性能评价

一、材料导致血液凝固的基本途径

(一) 人体血液凝固和抗凝的基本途径

1. 血液凝固　血液凝固是指血液由流体状态变成不能流动的胶冻状凝块的过程,简称凝血。它是一系列循序发生的复杂的酶促反应过程,需要凝血因子和血小板的参与。一旦血液中始动因子被激活,凝血过程将依次发生,最终使血浆中可溶性的纤维蛋白原转变为不溶性的纤维蛋白多聚体,交织网罗血细胞而形成血凝块。

正常情况下,小血管损伤后血液从血管流出,数分钟后即可自行停止,称为生理性止血。临床上常用针刺破人的耳垂或指尖,检测出血延续的时间,即是出血时间,正常人的出血时间为 1~3min。出血时间的长短可反映生理止血的功能状态,血小板减少或血小板功能有缺陷会导致出血时间变长,甚至是出血不止。

生理止血过程包括血管收缩、血小板血栓和纤维蛋白凝块的形成和维持三个阶段。

(1) 首先是小血管受伤后立即收缩,若破损不大即刻使血管封闭。

(2) 血管内皮损伤和内皮下胶原暴露可以激活血小板和血浆中的酶、凝血因子,使激活的血小板黏附于内皮下的胶原上,聚集成松软的止血栓以堵塞伤口。

(3) 血管受损可启动凝血系统,在局部迅速出现血凝块,并使血浆中可溶性纤维蛋白原变为不溶性的纤维蛋白,由于凝血系统的活动构成牢固的止血栓,有效制止了出血。

三个阶段相互重叠、相互促进,彼此密切相关,生理性止血的血液凝固过程及时快速进行。

2. 血液抗凝　生理情况下血管内皮保持光滑完整,Ⅻ因子不易激活,Ⅲ因子不易进入血管内启动凝血过程,但血管内皮又经常不可避免地会发生损伤,并由此而发生凝血。但这一过程通常仅限于局部,而不至于扩展到全身。正常人血液中存在一些重要的抗凝物质,使血液始终能够保持流体状态而不阻碍全身血液循环,血液中的抗凝系统主要包括细胞抗凝系统和体液抗凝系统。

(1) 细胞抗凝系统:单核 - 吞噬细胞系统能吞噬灭活凝血因子、组织因子、凝血酶原复合物、可溶性纤维蛋白单体;血管内皮细胞能抑制血小板的黏着和聚集,能合成血栓调制素和蛋白质 S,从而活化蛋白质 C,灭活因子Ⅴ、因子Ⅷ。

(2) 体液抗凝系统

1) 组织因子途径抑制物:组织因子途径抑制物(tissue factor pathway inhibitor, TEPI)主要来自小血管内皮细胞,是一种相对稳定的糖蛋白。目前认为,TFPI 是体内主要的生理性抗凝物质,其主要作用是与 Xa 结合,抑制 Xa 的催化活性;并在 Ca^{2+} 存在的情况下,转而与Ⅶa- Ⅲ复合物结合,形成 Xa-TFPI- Ⅶa-Ⅲ四合体,抑制Ⅶa-Ⅲ复合物的活性,对外源性凝血途径产生负反馈抑制作用。

2) 蛋白质 C 系统:包括蛋白质 C、凝血酶调制素、蛋白质 S 和蛋白质 C 的抑制物。蛋白质 C 是以酶原形式存在的具有抗凝作用的血浆蛋白。在肝细胞合成时依赖维生素 K,其主要作用是在磷脂和 Ca^{2+} 存在的情况下,可灭活因子Ⅴ和Ⅷ;阻碍 Xa 与血小板上的磷脂结合,削弱 Xa 对凝血酶原的激活作用,刺激纤溶酶原激活物的释放,增强纤溶酶的活性。

3) 抗凝血酶Ⅲ:抗凝血酶Ⅲ(antithrombin Ⅲ)是一种丝氨酸蛋白酶抑制物,主要由肝细胞和血管内皮细胞分泌。抗凝血酶Ⅲ通过其精氨酸残基与Ⅱa、Ⅸa、Xa、Ⅺa、Ⅻa 分子活性部位的丝氨酸残基结合,使这些凝血因子灭活,从而产生抗凝作用,在正常情况下抗凝血酶Ⅲ的直接抗凝作用非常缓慢而且较弱,但它与肝素结合后,其抗凝作用可增强约 2 000 倍。

4) 肝素:肝素(heparin)是一种酸性黏多糖,主要由肥大细胞和嗜碱性粒细胞产生。肝素能与血浆中的一些抗凝蛋白结合并增强它们的抗凝作用,特别是肝素可明显增强抗凝血酶Ⅲ的抗凝活性,肝素与血浆中的肝素辅助因子结合后,可使后者对凝血酶的灭活速度增快 1 000 倍;肝素可刺激血管内皮细胞释放大量的 TFPI 和其他抗凝物质以抑制凝血过程;肝素还可增强蛋白质 C 的活性和促进纤维蛋白溶解。

(二) 凝血级联反应

凝血级联反应是血液凝固中的一个重要过程,它包括两个平行的途径——接触激活途径(内源性途径,intrinsic pathway)和组织因子途径(外源性途径,extrinsic pathway),然后,这两个途径汇合成共同途径(common pathway)。凝血酶产生于共同途径中,它的主要作用是促进纤维蛋白的形成,而纤维蛋白是血栓的重要组成成分。据悉,组织因子途径是引起血液凝固的主要途径,然而,当生物医学器械或材料与血液接触时,在凝血过程中起主导作用的是从因子Ⅻ开始的接触激活途径。上述这些途径本是一系列的反应,其中持续不活化的酶前体(即酶原)与糖蛋白辅因子发生相互作用形成活化成分,经过一连串的活化反应后,最终形成活性凝血酶,然后催化纤维蛋白的形成,最终形成交联的纤维蛋白网络导致凝血甚至血栓。凝血因子通常用罗马数字表示,用小写字母"a"来表示活化形式,如图 6-3 所示。

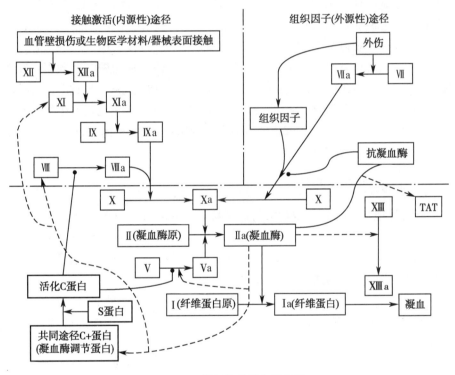

图 6-3　凝血级联反应示意图

常见的凝血因子如表 6-3 所示,其中罗马数字编号是世界卫生组织按其被发现的先后顺序命名。因子ⅩⅢ之后被发现的凝血因子,经过多年验证,认为对凝血功能无决定性影响,不再列入凝血因子的编号。因子Ⅵ事实上是活化的 V 因子(Va),已取消因子Ⅵ的命名。

表 6-3　凝血因子

罗马数字编号	名称
Ⅰ	纤维蛋白原(fibrinogen)
Ⅱ	凝血酶原(prothrombin)
Ⅲ	组织凝血激酶(tissuethromboplastin)
Ⅳ	钙离子(Ca^{2+})

续表

罗马数字编号	名称
V	前加速素(proaccelerin)
VII	前转变素(proconvertin)
VIII	抗血友病因子(antihemophilicfactor,AHF)
IX	血浆凝血激酶(plasmathromboplastincomponent,PTC)
X	stuart-prower 因子,自体凝血酶原 C
XI	血浆凝血激酶前质(plasma thromboplastin antecedent,PTA)
XII	接触因子(contact factor),HAGEMAN 因子
XIII	纤维蛋白稳定因子(fibrin stabilizing factor)

　　凝血酶是凝血系统中具有许多重要的生物学功能的关键效应酶,如血小板的激活、纤维蛋白原到纤维蛋白网络的转变和凝血过程的反馈放大。在血管损伤部位精确而平衡地产生凝血酶,会导致一系列有序反应从而促使血液凝固,钙离子参与了大部分激活转变过程。此外,凝血过程还有红细胞和补体系统的参与。溶血现象是红细胞在某种作用下被破坏而导致细胞膜破裂,破裂的红细胞释放的红细胞素(促凝血因子)和 ADP 可以引起血小板的黏附、变形和聚集,从而导致凝血。补体系统中的补体组分在血液中以稳定的分子形式存在,被外来材料激活后可以裂解为具有生物活性的蛋白质和多肽,吸附在材料表面的多肽片段能引起中性粒细胞(白细胞的一种)黏附,这种白细胞黏附后会释放出血小板激活因子,引起血小板聚集并形成血栓。

二、材料的抗凝血性能评价

　　材料的抗凝血性能评价通常是用材料与血液接触后的凝血时间来完成。主要是凝血酶原时间(prothrombin time,PT)、凝血酶时间(thrombin time,TT)、部分凝血激活酶时间(partial thromboplastin time,PTT)、纤维蛋白原(fibrinogen,Fg)、静脉血栓形成以及一些凝血因子的测试。

(一) 凝血酶原时间的测试方法

　　原理:将组织凝血活酶(主要含组织因子和脂质)和钙离子,加到枸橼酸钠抗凝血浆中,在 37℃保温,测定血浆凝固时间,即为 PT。PT 主要用于筛选检测外源凝血系统的因子VII、II、V、X 和相关因子的抑制物的试验。

　　采用贫血小板血浆(platelet poor plasma,PPP)进行测试。采取新鲜的人或动物血液经枸橼酸钠抗凝处理后,在 4 000r/min 下离心 15min 得到 PPP。在 24h 内完成试验。凝血活酶试剂一般有市售商品(已将凝血活酶与氯化钙混合好),按照说明书加指定的缓冲稀释剂复溶。材料和一定量的 PPP 在 37℃下孵育 30min 左右,然后吸取一定量的孵育后的血浆放置在仪器上,一定时间后加入一定量最长孵育时间不超过 30min 的凝血活酶试剂,然后使用半自动或全自动凝血分析仪按照说明书操作测出 PT 的数值(s)。

(二) 凝血酶时间的测试方法

　　原理:将一种凝血酶试剂加到血浆中,经过孵育后,其纤维蛋白凝块形成的时间(以秒计),即为TT。凝血酶可使血浆标本中的纤维蛋白原转化为纤维蛋白,形成凝块。

　　TT 测试所用的血浆、仪器和操作与 PT 相同,不同的是试剂。TT 测试使用的是凝血酶试剂(有市售),用试剂盒内指定的缓冲液复溶后进行测试。材料和一定量的 PPP 在 37℃下孵育 30min 左右,然后吸取一定量的孵育后的血浆放置在仪器上,一定时间后加入一定量最长孵育时间不超过 30min 的凝血酶试剂,然后使用半自动或全自动凝血分析仪按照说明书操作测出 TT 的数值(s)。

(三) 部分凝血激活酶时间测试方法

原理和目的:原理和活化部分凝血活酶时间(activated partial thromboplastin time,APTT)相似,但不添加激活剂。通过测定与医疗器械接触后的贫血小板血浆凝血时间,以评价供试品是否为内源凝血系统激活物。

需要用到的试剂有氯化钙、兔脑浸液(或市售部分凝血活酶试剂)、新鲜枸橼酸钠抗凝人体全血或新鲜抗凝兔血、质量浓度 9g/L 氯化钠注射液。

将供试品和对照品切成试验所需长度清洗沥干备用。阳性对照品可采用天然橡胶或其他适宜材料。阴性对照品选择与试验器械同类型的上市器械。试验中所用血浆作为空白对照。用于试验的新鲜枸橼酸钠抗凝人体全血或新鲜抗凝兔血采集时间应小于 4h。将人体全血或兔血以 2 000g 下离心10min 分离出 PPP,将 PPP 分装于聚丙烯试管中封盖贮存在 2~8℃或冰浴中。

将供试品和对照品分别插入聚丙烯管中,完全浸泡于同等体积的 PPP 中,置于 37℃摇式水浴箱中以 60r/min 与 PPP 接触 15min。每组各平行操作 3 管。不加试验样品的空白对照管同法操作。从管中取出试验样品,将 PPP 置于冰浴中试验。每管 PPP 中分别加入等量的兔脑磷脂混悬液(用质量浓度 9g/L 氯化钠注射液 1∶100 稀释)和 0.025mol/L 氯化钙溶液。用半自动或全自动血凝仪分别测定各管凝血时间(s)并计算各组平均凝血时间。

(四) 纤维蛋白原的测试方法(Clauss 法)

原理:将凝血酶加到血浆中,促使纤维蛋白原转变成纤维蛋白,血浆便出现凝固。足量的凝血酶试剂与不同含量的纤维蛋白原作用,血浆凝固的时间与纤维蛋白原含量呈负相关。

需要用到的试剂为:①人或牛凝血酶,②纤维蛋白原标准品[IRP(国际参考品)次级标准],③缓冲液(下列两种任选一种):巴比妥缓冲液(pH 7.4)和咪唑(imidazole 或 glyoxaline)缓冲液(pH 7.4)。配制一系列梯度浓度的标准纤维蛋白原溶液,血浆和标准纤维蛋白原溶液用缓冲液作 1∶10 稀释。然后加入人或牛凝血酶。用半自动或全自动凝血分析仪记录凝固时间,然后根据凝固时间和纤维蛋白原浓度的数值做标准曲线,再根据标准曲线计算出血浆中纤维蛋白原含量(g/L)。

(五) 体内静脉血栓形成试验

原理:将供试品植入动物静脉内,充分与血液接触,以评价供试品在试验条件下血栓形成的潜在性。试剂和动物:硫喷妥钠、质量浓度为 9g/L 氯化钠注射液、75% 乙醇溶液、肝素。动物采用成年健康犬或羊至少两只。供试品和手术器械采用适宜方法灭菌。具体的试验内容参见 GB/T 16886.4 中描述,示例如下:

1. 试验方法 动物麻醉后除去动物两侧颈静脉处毛发,将动物颈静脉试验区域清洁消毒。用手术刀片切开皮肤和静脉,将供试品和阴性对照样分别插入两侧颈静脉。缝合封插口处并用缝合线环绕样品将其体外部分缝合固定在动物皮肤组织上。如为试材线样品则用 18 号注射针分别穿刺上述 2 条静脉。拔出注射针,使样品线漂浮在静脉内,用粘贴胶带将样品体外部分固定在动物皮肤上。

根据器械预期临床用途选择 4h 或 6h 静脉内留置时间。4h 或 6h 后静脉注射肝素。动物全身肝素化 5~15min 后,静脉注射麻醉剂使动物深度麻醉,经腋窝动脉放血处死动物。切下植入样品的两侧静脉。

2. 结果判定 将植入样品的静脉纵向剖开,肉眼观察植入样品表面和血管内膜表面血栓形成情况。确定器械和对照样的血栓形成分级,根据两者间的差异分析判定供试品的抗血栓形成性能。反应分级如表 6-4 所示,注:本试验合格判定指标的确定可在验证的基础上(比如与同类型已经临床认可的器械进行比较)规定医疗器械的血栓形成等级。

三、材料的溶血性能评价

血液的理化性质是保证血液各种功能的基本要素,血液的理化性质一般包括颜色、比重、黏滞性、

表 6-4　血栓形成反应分级

血栓形成等级	血栓形成观察
0	无血栓形成(样品插入口处可能会有小血凝块)
1	极轻微血栓形成,如在一处有血凝块或非常薄的血凝块
2	轻微血栓形成,如多处有极小的血凝块
3	中度血栓形成,如血凝块覆盖植入样品长度小于1/2
4	重度血栓形成,如血凝块覆盖植入样品长度大于1/2
5	血管闭塞

酸碱度和血浆渗透压。如果血浆的渗透压发生变化,就会对红细胞产生较大的影响。如果血浆中的渗透压低于细胞内的渗透压,血浆中的水分会大量进入红细胞,使细胞发生膨胀,甚至破裂,红细胞的这种破裂现象就称为溶血(hemolysis)。材料导致的溶血除了材料影响血浆渗透压之外,还有材料引起的机械和生物作用(如机械性损伤、高温损伤、病原体侵入、细菌感染、生物毒素等)影响红细胞,以及化学物质也可严重的破坏红细胞。有些化学物质本身具有氧化作用或是能与氧反应产生氧自由基,引起氧化溶血。这类的物质主要有酚类、氯酸盐、苯肼、硝基苯、呋喃类和萘类等。所以,在进行生物材料的分子设计时,应避免使用带有上述基团的物质。

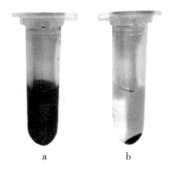

图 6-4　用于溶血试验的阳性对照及阴性对照

a. 阳性对照(溶剂为蒸馏水),红色为游离的血红蛋白;b. 阴性对照(溶剂为生理盐水),底部为离心后的红细胞。

溶血现象的发生导致血浆游离血红蛋白(hemoglobin,Hb)量增高,可引起毒性反应或对肾脏和其他器官造成影响。血浆游离血红蛋白浓度测定是一种反映红细胞损伤的简易方法,也是其他血液成分损伤情况的间接指征。溶血一般用体外试验评价,直接法可测定样品本身的物理和化学因素影响红细胞导致的溶血,间接法测定样品浸提物(如小分子或降解物)导致的溶血。溶血通常的测试过程是高度稀释红细胞悬液与试验材料接触(对于医疗器械评价而言,不宜使用高度稀释的红细胞悬液,为使溶血指数标准化,还必须考虑到血细胞比容和其他因素),测试上清液中血红蛋白占试验开始时测出的总血红蛋白的百分比,即(游离血红蛋白浓度 / 总血红蛋白浓度)×100,如果试验开始时红细胞全部破坏,即为 100% 溶血。如图 6-4 所示(文末彩插)为溶血试验的阳性对照(100% 溶血)和阴性对照(无溶血)。血浆中的血红蛋白浓度明显低于总血红蛋白的浓度,体内血浆游离血红蛋白浓度在正常情况下为 0~10mg/dl,而总血红蛋白浓度为 11 000~18 000mg/dl。基于该原因,应采用不同的方法测定溶血试验中出现的较大范围血红蛋白浓度。

(一) 血浆或上清液血红蛋白浓度测量

由于受各种因素的影响(例如在传统、方便使用、化学废弃物的处置、标准溶液供应等方面),现存在除两种经典方法氰化高铁血红蛋白法(HiCN)和测铁法外,还有直接分光光度法、过氧化物酶显色法(Crosby&Furth 法)、十二烷基硫酸钠测定法(SDS Hb)、碱性羟基高铁血红素法(AHD-575)、胶体金溶血测试条、免疫比浊法等 20 多种不同的方法用于测量血红蛋白浓度,用于指示溶血。

1. 氰化高铁血红蛋白法　氰化高铁血红蛋白法是国际血液学会标准化委员会(ICSH)推荐的经典方法。基本原理是 Hb 被高铁氰化钾[$K_3Fe(CN)_6$]氧化成高铁血红蛋白(Hi),Hi 与氰酸根离子(CN^-)结合形成氰化高铁血红蛋白(HiCN),它在波长 540nm 处有一吸收峰可用于测定其吸光度值,并用 HiCN 标准溶液曲线进行分析,即可得到 Hb 的含量。该方法具有简便、易于自动化、可得到基本对照标准等优点。此外,该方法的主要缺点是使用氰化物溶液存在潜在的健康风险。氰化物在各种接触方式下都具有毒性,并且遇酸释放 HCN,试剂和产品的处置比较麻烦而且费用较高。

2. 测铁法　测铁法为第二种经典方法,是测定溶液中血红蛋白铁的浓度。通常通过酸解或灰化,先从 Hb 中分离出铁,然后用 TiCl₃ 滴定或用一种试剂络合显色并用分光光度计测定。该方法操作复杂,已很少应用。

这些方法可分为三大类:

(1) 直接光学技术评价:即基于直接或通过使用衍生的分光光度法对在 415nm、541nm 或 577nm 处的氧合血红蛋白(HbO_2、Hb 与 O_2 结合生成)吸收峰进行定量。

(2) 化学技术评价:即通过与试剂发生化学反应对血红蛋白进行定量测定,例如联苯胺类发色团和过氧化氢的化学反应,或形成氰化高铁血红蛋白。

(3) 免疫生化技术评价:即具有代表性的免疫比浊法是使用市售的抗体采用浊度法测定血红蛋白。该方法为常规性操作,与光学技术有密切关联并具可比性。这些方法可以是手动或自动操作。

此外,也有一些方法具有可比灵敏性和重现性,比如 Harboe、Cripps 或 Taulier 法,它们可代替直接光学法。但是,如上所述,化学物质可引起血红蛋白的光谱变化,使得一些血红蛋白测定无效。这就需要对血浆内在的背景干扰进行补偿。研究者应注意血浆血红蛋白测定中的这些限制性,并确定是否使用了适当的技术,这包括评价试验上清液是否有沉淀出现和对比上清液与分离的氧合血红蛋白的光谱(例如 400~700nm)。

(二) 利用直接分光光度法的体外溶血实验示例

1. 实验方法 试剂为 2% 草酸钾、生理盐水、纯水、新鲜稀释抗凝兔血。待测材料 3 份。

新鲜兔血 20ml 加 2% 草酸钾 1ml,制备成新鲜抗凝兔血;然后将 8ml 新鲜抗凝兔血加生理盐水 10ml 进行稀释。在盛有材料的试管中加入生理盐水 10ml,置于 37℃水浴中 30min,各加稀释兔血 0.2ml,混匀,继续 37℃水浴中保温 60min。阳性对照(3 份)用蒸馏水 10ml 加稀释兔血 0.2ml,阴性对照(3 份)用生理盐水 10ml 加稀释兔血 0.2ml,保温条件同材料管。

各管离心 5min,吸取上层清液于紫外可见分光光度计波长 545nm 处测定吸光度。

2. 结果表示 溶血程度按式(6-1)计算:

$$溶血率(\%) = \frac{样品吸光度 - 阴性对照吸光度}{阳性对照吸光度 - 阴性对照吸光度} \times 100\% \tag{6-1}$$

若材料溶血率 <5%,说明该材料在体外进行实验与血液接触时不引起溶血。

第三节　生物医学材料影响血液成分的评价

血液主要由血浆和血细胞组成。血浆占血液容积的 55%,相当于结缔组织的细胞外基质,其中除含有 90% 水分以外,还有无机盐、血浆蛋白(纤维蛋白原、白蛋白、球蛋白)、脂蛋白、脂滴、酶、激素、维生素、营养物质和各种代谢产物等。血细胞包括红细胞、白细胞和血小板三类细胞。血液的主要功能有三种:一是血液中存在的多种缓冲物质可以保持血液 pH 的相对稳定;其次是血液中的白细胞、免疫球蛋白和补体等,通过特异性和非特异性免疫反应为机体起到防御作用,血小板和血浆中的凝血因子参与止血和凝血过程,对机体也有保护作用;最后,血液的最重要功能还是运输各种营养物质、代谢产物、抗原、抗体和各种调节物质,其中红细胞输送 O_2 和 CO_2 的功能尤为重要。

当生物医学材料和血液接触时会出现各种各样的生物学反应,如图 6-5 所示,如蛋白质吸附、补体和凝血系统激活、血小板黏附和激活、溶血反应等。材料如果拥有不良的血液相容性通常会造成一系列的负面作用,包括溶血、凝血、血栓形成、补体和免疫系统激活等,给材料甚至人体带来巨大的影响。其中血栓的形成可加重引起动脉阻塞,导致严重受伤,包括心脏病发作甚至死亡。例如,几乎所有的心血管设备从短期和长期使用来看都需要配合大量的抗凝剂治疗,这种治疗成本高且对患者十分危险;使用体外膜肺氧合时可引起血液损伤;对于心脏支架,当药物洗脱系统用于抑制内皮细胞增殖时,可以引起血栓的形成。直到今天,人们也没有合成小直径血管移植物,其中主要问题是这些材料大部分在早期就会引发血栓闭塞的现象。

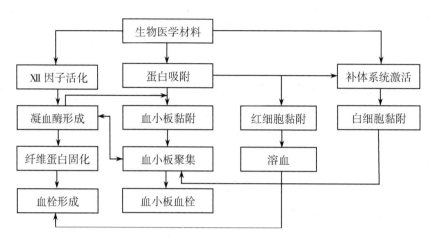

图 6-5　材料与血液作用的过程

一、材料影响血细胞形态与功能的评价

(一) 材料影响红细胞的形态与功能评价

正常红细胞呈双凹圆盘形,在血涂片中见到为圆形,大小较一致,直径 6~9μm,平均 7.5μm。红细胞的厚度边缘部约 2μm,中央约 1μm,染色后四周呈浅桔红色,而中央呈淡红染区(又称中央苍白区),大小约相当于细胞直径的 1/3~2/5。当材料与血液接触后,可对红细胞产生以下几种影响,红细胞数量改变、红细胞大小改变、红细胞形态异常、红细胞膜渗透性改变、红细胞内结构异常等。红细胞正常的变形能力对保障血液的流动性、红细胞寿命和保证微循环有效灌注至关重要。当红细胞病变时,其变形能力减弱,则难以通过较小的微孔或微血管,故红细胞通过微孔的能力即可滤过性,能反映红细胞的变形性。而且,红细胞的变形能力愈强,血液的黏度愈低;反之,则血液的黏度愈高。此外,红细胞渗透脆性反映的是红细胞对低渗溶液的抵抗能力,在低渗盐水中,水分透过细胞膜,使红细胞逐渐胀大破坏;红细胞的渗透性主要取决于红细胞的表面积与体积之比——比表面积,比表面积大则红细胞对低渗盐溶液的抵抗力较大,反之,则抵抗力较小,即脆性增加。

1. 红细胞变形性　红细胞变形性的评价原理是使用核孔滤膜红细胞变形仪,在一定负压条件下,使红细胞悬浮液通过 5μm 核孔滤膜微孔。因此,一定数量的红细胞通过 5μm 核孔滤膜的滤过时间或滤过速度能够反映出红细胞的变形性。通常用红细胞悬浮液与悬浮介质通过滤膜的滤过时间的比值,算出相对阻力,作为衡量红细胞可滤过性的标准,即红细胞变形指数 (D),$D=T_S/T_R \times PCV \times 100$。其中 $T_R=$ 红细胞悬浮液的滤过时间;$T_S=$ 悬浮介质的滤过时间;PCV= 红细胞悬浮液的比积。

2. 红细胞渗透脆性　红细胞渗透脆性的评价原理是将血液滴入不同浓度的低渗 NaCl 溶液中,室温下静置一段时间,观察试管内液体完全呈透明红色时,为完全溶血,即红细胞全部破裂,此时低渗 NaCl 溶液的最高浓度即代表了该血液红细胞的最小渗透脆性;当试管内液体表现为下层呈混浊红色,而上层呈透明红色时,为不完全溶血,即仅有部分红细胞破裂,此时 NaCl 溶液的最低浓度即代表了该血液红细胞的最大渗透脆性;当试管内液体下层呈混浊红色,上层为无色透明时,说明红细胞完全没有破裂,即未发生溶血。如此,可检测红细胞膜渗透脆性的大小。

(二) 材料影响白细胞的形态与功能评价

另外,对白细胞的相互作用,一般以白细胞的减少,以及对不同白细胞,如对中性粒细胞、嗜酸性粒细胞和嗜碱性粒细胞,以及无核白细胞的影响进行评价。

1. 白细胞黏附　材料与用梯度密度法分离的白细胞悬液在 37℃ 孵育一定时间,用 PBS(pH 7.4) 洗涤 3 次后,4℃ 用 2.5% 戊二醛溶液固定一定时间。最后将样品用 PBS 的乙醇溶液和乙醇的乙酸异戊酯溶液进行梯度脱水,临界 CO_2 干燥后用 SEM 观察白细胞黏附情况。

2. 白细胞趋化　白细胞趋化试验可通过中性粒细胞趋化性的强弱来表征材料引起组织抗炎反应的能力。白细胞趋化试验采用 Boyden 首创的膜滤过法，Boyden 小室是最主要的试验器具，它包括上下两室，其间有滤膜分隔，将具有趋化作用的材料浸渍液置于下室，白细胞悬液置于上室，经孵育，白细胞向滤膜作定向运动，通过对下室侧滤膜上的白细胞计数来反映趋化能力。

(三) 材料影响血小板的形态与功能评价

1. 血小板黏附　血小板黏附是指血小板黏附于异物表面，是血小板的一项重要的止血功能。临床意义：血小板黏附试验反映血小板的黏附功能。如图 6-6 所示描述了血小板的黏附和激活的过程。此外，血小板的黏附和激活与纤维蛋白原转化为纤维蛋白同时作用后形成活化的血小板聚集纤维蛋白条带，即是通常意义上凝血和血栓的形成过程。

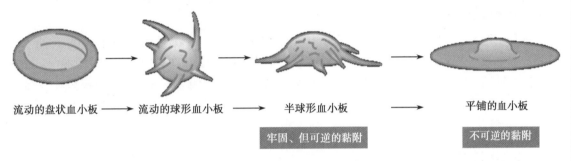

流动的盘状血小板 ⟶ 流动的球形血小板 ⟶ 半球形血小板 ⟶ 平铺的血小板

牢固、但可逆的黏附　　　不可逆的黏附

图 6-6　血小板的黏附和激活过程示意图

　　血小板黏附是材料血液相容性测定方法，该方法还可一并检验是否有末端栓塞和一个或多个血液因子的激活迹象。考察生物医学材料对血小板的黏附，是评价材料血液相容性的重要指标。血小板黏附试验可从静态黏附和动态黏附两个方面进行。

(1) 静态血小板黏附：采用分离的富血小板血浆进行静态血小板黏附试验。将新鲜的抗凝人血液或动物血液用离心机分离，1 000r/min 离心 10min 得到富血小板血浆（platelet-rich plasma，PRP）。材料与 PRP 接触一定时间后取出，PBS 溶液清洗后进行戊二醛固定，然后依次用 PBS 的乙醇溶液和乙醇的乙酸异戊酯溶液进行梯度脱水，临界 CO_2 干燥后用扫描电子显微镜观察，观察记录血小板形态结构变化，对每一单位面积黏附血小板直接计数（如散布数量和聚集形成程度）。还可采用 ^{51}Cr 或 ^{111}In 标记血小板技术。以考察材料表面对血小板的黏附性能。如图 6-7 所示是血小板在材料表面黏附的扫描电子显微镜图。

(2) 动态血小板黏附：采用新鲜的枸橼酸钠抗凝人体全血或动物血（羊、兔等）进行动态血小板黏附试验，目前已有多种测量材料表面黏附血小板的方法，例如 KunikiKscore 法。多数方法的原理都是

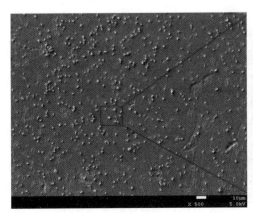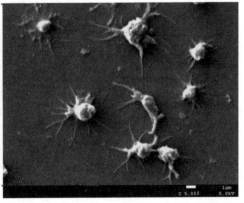

图 6-7　血小板在材料表面黏附的扫描电子显微镜图

将正常全血以一定的流速或压力通过一根玻璃球柱，观察从中排除血小板的比例。该原理已应用于其他血细胞向玻璃球聚合物涂层上黏附的定量测定。已有报道，通过这种方法发现，聚甲基丙烯酸羟乙酯（PHEMA）涂层球上的犬科动物外周淋巴细胞和多形核白细胞的黏附要低于聚苯乙烯和其他聚合物涂层球。具体实验过程示例如下：

取 1g 直径 0.5mm 的玻璃珠，填入一根直径 3mm、长 120mm 的聚四氟乙烯管中，两端分别用直径 3mm、长 20mm 硅胶管嵌接。在嵌接处用直径 2mm、长 2mm 的聚四氟乙烯管与一层尼龙网（160 目）于聚四氟、硅胶两管之间，以防玻璃珠漏出。制备 3 个玻璃珠柱为空白对照组。将玻璃珠涂以 2% 甲基硅油，按上述方法制备 3 个涂硅油玻璃珠柱，为阴性对照组。将供试品制成微球，称取与对照组面积相同的量，按上述方法制备 3 个柱，为样品组。对于不能制备成微球的医疗器械，按照一定比例制备溶液注入上述玻璃珠柱内，充满后排出多余溶液，2~3min 后通入氮气 20min，除去残留溶液，反复 2 次，经干燥后制备 3 个柱，为样品组。

用硅化注射器取人或动物静脉血，首先取血液 0.5ml 各 3 次，接着将血液以 0.5ml 15s 的速率通过各柱，将通过各柱的血液 0.5ml，注入含 1mg 乙二胺四乙酸二钠（EDTA）的硅化试管中混匀。分别对未通过及已通过玻璃珠柱的血液做血小板计数，必要时用扫描电子显微镜观察血小板黏附状况。

结果计算：样品组和对照组血小板数均取 3 管的平均值，按式（6-2）计算血小板黏附率：

$$PA = \frac{A-B}{A} \times 100\% \tag{6-2}$$

式中：A：黏附前血小板数；B：黏附后血小板数。

比较样品组和对照组间血小板黏附率的差异，分析评价样品对血小板功能的潜在影响。

2. 血小板激活　某些材料或器械的应用会引起血小板激活，可导致以下现象：①血小板颗粒物质的释放：比如 β-TG（β- 血栓球蛋白）、血小板因子 4（PF-4）和血清素；②血小板形态学改变；③血小板微粒生成。

激活的血小板为血栓形成的前期，可以通过各种方式来评价血小板激活。这些评价方法有：对黏附在材料或器械上的血小板形态进行显微镜观察（光学和电子显微镜法），测量 β-TG、PF-4 和血清素含量，通过流式血细胞计数微粒生成、P- 选择素（GMP-140）显示来评价血小板激活；或使用单克隆抗体表达活化的血小板膜糖蛋白 Ib 和 IIB/IIIa。使用流式血细胞计数识别活化血小板不同抗原决定簇的两个抗体是：一个特异性用于血小板（即 GPIb 或 GPIIb/IIIa）另一个则特异性用于血小板激活（P- 选择素）。

用 ELISA 方法检测 PF-4 的测试示例：材料和 EDTA-2K 抗凝处理的全血接触，37℃下样品与全血孵化 1h，随后在 3 000g（4℃）离心力下离心 10min 获得血浆。在 24h 内完成测试。使用 PF-4 的 ELISA 试剂盒（有市售），按照说明书操作测得血浆中 PF-4 的浓度（ng/ml），并与正常对照值比较。

二、材料对血浆蛋白的吸附及其评价

血浆蛋白的主要成分包括白蛋白、球蛋白和纤维蛋白原等。当生物医学材料与血液接触时，瞬间材料表面会吸附一层血浆蛋白。生物医学材料表面吸附蛋白质的种类和数量一般由材料表面的性能及拓扑结构决定，如表面的化学性质、表面能、正负电荷的分布、亲疏水性质、表面几何形状和粗糙度等。蛋白质吸附层的组成、构象以及蛋白质的性能直接影响材料的血液相容性。如当纤维蛋白原吸附到材料表面后首先发生构象改变，使肽链暴露，从而促使血小板黏附和激活而形成血栓，并激活白细胞诱发炎症反应。

血浆蛋白吸附实验材料浸泡于血浆蛋白溶液中一定时间（静态吸附过程），或者将材料置于流动的血浆蛋白溶液中（动态吸附过程），一定时间后用在材料表面会吸附一定量血浆蛋白，一般用 PBS 缓冲液将游离的蛋白质清洗掉。可以直接对吸附在材料表面的蛋白质进行测定；或用 SDS 溶液或其他溶液及方法将吸附蛋白质清洗到溶液中，直接或间接测定溶液中的蛋白质浓度，从而计算蛋白质吸附量。由于使用的蛋白质浓度不同、测试方法和试验条件的差异,以及材料的不同,蛋白质吸附量测试结果差异很大。

血浆蛋白含量的测定方法很多。有紫外吸收法、生物化学法和放射线同位素标记法等。

1. 紫外吸收法　血浆蛋白分子中,酪氨酸、苯丙氨酸和色氨酸残基的苯环含有共轭双键,使蛋白质具有吸收紫外线的性质,吸收峰在280nm处,其吸光度与苯环含量呈正比。此外,蛋白质溶液在238nm的吸光度值与肽键含量呈正比。利用一定波长下,蛋白质溶液的吸光度值与蛋白质浓度呈正比关系,可以进行蛋白质含量的测定。

紫外吸收法简便、灵敏、快速,不消耗样品,测定后仍能回收使用。低浓度的盐,例如生化制备中常用的$(NH_4)_2SO_4$等和大多数缓冲液不干扰测定。特别适用于柱层析洗脱液的快速连续检测,因为此时只需测定蛋白质浓度的变化,而不需知道其绝对值。

此法的特点是测定蛋白质含量的准确度较差、干扰物质多,在用标准曲线法测定蛋白质含量时,对那些与标准蛋白质中酪氨酸和色氨酸含量差异大的蛋白质,有一定的误差。故该法适于用测定与标准蛋白质氨基酸组成相似的蛋白质。若样品中含有嘌呤、嘧啶及核酸等吸收紫外线的物质,会出现较大的干扰。核酸的干扰可以通过查校正表,再进行计算的方法,加以适当的校正。但是因为不同的蛋白质和核酸的紫外吸收是不相同的,虽然经过校正,测定的结果还是存在一定的误差。此外,进行紫外吸收法测定时,由于蛋白质吸收峰常因pH的改变而有变化,因此要注意溶液的pH,测定样品时的pH要与测定标准曲线的pH相一致。

2. 生物化学法　生物化学法,是蛋白质含量测定研究中最常用、最基本的分析方法之一。目前常用的有四种经典方法,即定氮法、双缩脲法(Biuret法)、Folin-酚试剂法(Lowry法)和考马斯亮蓝法(Bradford法)。其中Bradford法和Lowry法灵敏度最高,比紫外吸收法灵敏10~20倍,比Biuret法灵敏100倍以上。定氮法虽然比较复杂,但较准确,往往以定氮法测定的蛋白质作为其他方法的标准蛋白质。

(1) 微量凯氏(Kjeldahl)定氮法:样品与浓硫酸共热,含氮有机物即分解产生氨(消化),氨又与硫酸作用,变成硫酸铵。经强碱碱化使之分解放出氨,借蒸汽将氨蒸至酸液中,根据此酸液被中和的程度可计算出样品之氮含量。

(2) 双缩脲法(Biuret法):双缩脲($NH_3CONHCONH_3$)是两个分子脲经180℃左右加热,放出一个分子氨后得到的产物。在强碱性溶液中,双缩脲与$CuSO_4$形成紫色络合物,称为双缩脲反应。凡具有两个酰氨基或两个直接连接的肽键,或通过一个中间碳原子相连的肽键,这类化合物都有双缩脲反应。

(3) Folin-酚试剂法(Lowry法):这种蛋白质测定法是非常灵敏的方法之一。过去此法是应用最广泛的一种方法,由于其试剂乙的配制较为困难(现在已可以订购),近年来逐渐被考马斯亮蓝法所取代。此法的显色原理与双缩脲方法是相同的,只是加入了第二种试剂,即Folin-酚试剂,以增加显色量,从而提高了检测蛋白质的灵敏度。这两种显色反应产生深蓝色的原因是:在碱性条件下,蛋白质中的肽键与铜结合生成复合物。Folin-酚试剂中的磷钼酸盐-磷钨酸盐被蛋白质中的酪氨酸和苯丙氨酸残基还原,产生深蓝色(钼蓝和钨蓝的混合物)。在一定的条件下,蓝色深度与蛋白质的量呈正比:目前一些蛋白质测试剂如Bio-Rad微蛋白质测试剂就是该方法的发展。

(4) 考马斯亮蓝法(Bradford法):1976年由Bradford建立的考马斯亮蓝法(Bradford法),是根据蛋白质与染料相结合的原理设计的。这种蛋白质测定法具有超过其他几种方法的突出优点,因而正在得到广泛的应用。这一方法是目前灵敏度最高的蛋白质测定法。考马斯亮蓝G-250染料,在酸性溶液中与蛋白质结合,使染料的最大吸收峰的位置由465nm变为595nm,溶液的颜色也由棕黑色变为蓝色。经研究认为,染料主要是与蛋白质中的碱性氨基酸(特别是精氨酸)和芳香族氨基酸残基相结合。

值得注意的是,这四种方法并不能在任何条件下适用于任何形式的蛋白质,因为一种蛋白质溶液用这四种方法测定,有可能得出四种不同的结果。每种测定法都不是完美无缺的,都有其优缺点。在选择方法时应考虑：①试验对测定所要求的灵敏度和精确度；②蛋白质的性质；③溶液中存在的干扰物质；④测定所要花费的时间。由于考马斯亮蓝法(Bradford 法)优点突出，正得到越来越广泛的应用。

3. 放射线同位素标记法 该法是利用放射性标记蛋白质的方法对吸附于不同表面的蛋白质数量进行测量，以分析不同蛋白质在不同表面的吸附性。试验中首先用含有纤维蛋白原或白蛋白的单蛋白缓冲液对样品进行吸附试验，然后再用 ^{125}I 对吸附的纤维蛋白原和白蛋白数量进行标定，用 γ 计数仪做放射活性测定，以求得一定时间吸附于材料表面的蛋白质吸附量。另外，还可以采用酶联免疫法测定某些蛋白质吸附，或双向凝胶电泳检测蛋白质。

其他还有一些比较新的方法如表面等离子共振(surface plasmon resonance，SPR)、带衰减检测的石英晶体微天平技术(QCM-D 技术)、基质辅助激光脱附电离飞行时间质谱等在前面章节已经详细介绍，这里不再赘述。

三、材料对补体系统激活的评价

补体是存在于人或脊椎动物血清与组织液中的一组不耐热的、经活化后具有酶活性的蛋白质，补体激活是宿主的一种重要防御机制。然而，生物医学材料及相应血液接触类医疗器械激活补体也可能对宿主产生损害或导致医疗器械使用的失效，如补体活化释放的 C3a 和 C5a 进入血液可导致血管扩张、中性粒细胞聚集及过敏反应；又如 C3b 可吸附于生物医学材料的表面，促进血小板活化因子的释放，引起血小板聚集，导致血栓形成。如图 6-8 所示是补体激活常见的三种途径，补体的命名是"C"，随后是一个简单的阿拉伯数字，表示天然蛋白质，如果裂解，就用一个小写的"a"或"b"表示片段。

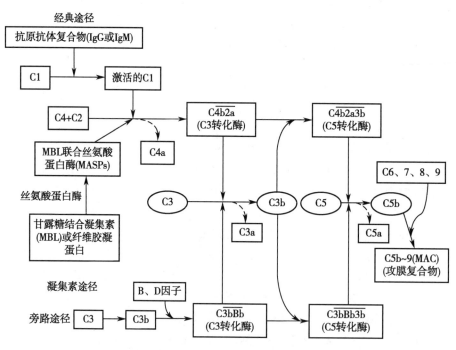

图 6-8 补体激活的三种途径示意图

生物医学材料及相应的医疗器械与血液接触后，如激活补体，首先表现出来的是血清补体关键分子的改变，如 C3 数量的减少，ISO 10993-4：2017 和 GB/T 14233.2—2005 中提供了相应补体分子的检测方法。该标准通过与对照组相比，体外检测血清补体活化期间所形成 C3a 的量来判定医疗器械对人血清补体激活情况，从而推断医疗器械的补体激活潜能。其他可用于检测的补体分子还有 C5a、Bb、C4d 等。目前，人们已经开发出各种商品化的试剂盒，来针对这些补体分子的检测，操作十分方便，且适用于多种生物医学材料和相应医疗器械补体激活潜能的检测。

补体 C3 和 C5 的激活产物 C3a 和 C5a 的 ELISA 测试方法示例:材料对血液系统补体激活的程度通过补体 C3a 和 C5a 的浓度来反映。实验中 C3a 和 C5a 的浓度通过酶联免疫法来检测。实验所用为加入 EDTA-2K 作为抗凝剂的新鲜正常人全血。然后将材料与一定量全血在 37℃下孵育 1h。随后用低温离心机在 1 000g 下离心 15min 得到血浆。随后,根据 C3a 和 C5a 的 ELISA 测试试剂盒的说明书操作得到血浆中激活的 C3a 和 C5a 的浓度(ng/ml),并与正常对照值比较。

第四节　血液成分影响生物医学材料性能的评价

血液成分复杂,含有各种无机离子(如 K^+、Na^+、Ca^{2+}、Mg^{2+}、Cl^-、HCO_3^-、PO_4^{3-}、SO_4^{2-} 等)、小分子(如 O_2、CO_2、H_2O 等)、大分子(如蛋白质、酶、类脂等)和血细胞,这些组分与生物医学材料的相互作用也可能会使材料的形貌改变以及自身的物理化学性能发生改变,从而在体内引起一些不良反应,如材料的失效等。或者达到材料本身的设计目的,如材料的降解等,以避免二次手术取出。引起生物医学材料变化的主要因素有:

(1) 生理活动中骨骼、关节、肌肉的力学性动态运动。

(2) 细胞生物电、磁场和电解、氧化作用。

(3) 新陈代谢过程中生物化学和酶催化反应。

(4) 细胞黏附和吞噬作用。

(5) 血液中各种酶、细胞因子、蛋白质、氨基酸、多肽、自由基对材料的生物降解作用。

生物医学材料按材料的组成和性质可分为生物医学金属材料、生物医学无机非金属材料、生物医学高分子材料、生物医学复合材料、生物衍生材料。当这些材料与血液接触时会产生多种反应,可能使材料的物理性能包括力学、电学、光学、热学、磁学、声学性能发生变化,如尺寸、形状、弹性、强度、硬度、韧性、塑性、相对密度、熔点、磨损、蠕变、断裂、导电性、热传导等;也可使材料的化学性能包括腐蚀、氧化、溶胀、浸析、降解性能发生变化,如亲疏水性、pH、吸附性、溶出性、渗透性、反应性等。

评价这些与血液接触的生物医学材料,尤其是从体内取出的植入材料,随着其表征等级和被破坏程度的增加可分为 Ⅰ、Ⅱ、Ⅲ 三个阶段。植入材料表征包括宏观检查、微观检查、成分、物理性能和化学性能等。

(1) 第 Ⅰ 阶段研究宏观检查(非破坏):①识别 / 照相;②目视检查;③低倍镜检查;④进一步评定。

(2) 第 Ⅱ 阶段研究微观检查(少部分破坏):①高倍镜检查;②断口分析;③表面状况。

(3) 第 Ⅲ 阶段研究材料研究(大部分破坏):①材料表征;②显微结构;③聚合物浸提;④机械性能和热性能等物理化学性能。

一、血液成分影响材料物理性能的评价

当材料植入体内后,在生物体内与血液长期接触,其力学性能等物理性能都会发生变化。材料用在不同部位时,对结构强度的要求也不同。作为人工心脏,要承受几十亿次的往复动作,这就要深入研究材料的韧性、弹性等的变化情况。作为人工血管、人工肾、支架材料对体内条件下强度的要求显然要比体外高得多。

材料的常规力学性能通常是指强度、弹性、塑性、韧性、硬度等。这些性能都是通过基本的力学性能试验方法测定的。前面章节已经详细介绍,这里不再赘述。

二、血液成分影响材料化学性能的评价

(一) 血液成分影响生物医学金属和无机非金属材料腐蚀与降解的评价

1. 生物医学金属材料的腐蚀与降解　金属与合金材料作为历史最悠久的医用材料,具有优异的综合力学性能(强度、韧性、抗疲劳性能)和易于加工成型能力。作为一种植入材料,医用金属材料在

骨科(骨钉、骨板、髓内钉)、牙科(种植体、矫正丝)和心血管科(血管支架、封堵器、瓣膜)等疾病治疗领域都得到了广泛的应用。但它在应用中面临的主要问题就是腐蚀,金属腐蚀就是金属表面与周围介质之间的相互作用而使金属基体遭受破坏的现象,金属材料的腐蚀,除均匀腐蚀外,还可由成分的不纯、组织的不均匀性、材料的混用、应力集中或疲劳断裂等因素引起。腐蚀不仅降低或破坏金属材料的机械性能,导致断裂,还可产生腐蚀产物,对人体有刺激性和毒性。

(1) 腐蚀:根据金属腐蚀的机制可把腐蚀分为化学腐蚀和电化学腐蚀两类。化学腐蚀是指金属直接与周围血液成分发生化学反应而产生的腐蚀现象。金属的氧化就是化学腐蚀。化学腐蚀不会产生电流,但腐蚀产物的性能对金属的性能影响较大,腐蚀的产物一般会沉积在金属表面,形成一层膜。如果形成的膜很稳定,又致密,且与基体金属结合牢固,该膜就具有保护作用,通常称为钝化膜。若形成的膜不稳定,与基体金属结合也不牢固,则该膜不仅无保护作用,而且还会将金属腐蚀直至全部被破坏。

电化学腐蚀是指金属在电解质溶液中因原电池作用产生电流而引起的腐蚀现象。当两种电极电位不同的金属在电解质中互相接触时就会形成原电池,电极电位较低的金属作为阳极,电极电位较高的金属为阴极。阳极的金属会被腐蚀,也即在阳极区金属会发生溶解,金属离子离开表面进入血液。只要金属中有成分或组织形态的差别以及杂质的存在都会引起电极电位差,有电极电位差就会产生电化学腐蚀。

影响金属腐蚀速率的因素包括:①工程因素:组成差异(不均匀);制造加工方式、程度;运输、植入等过程的损伤;解剖学位置及其微小的应力差异。②生物环境因素:有机金属络合物的形成;腐蚀产物电荷改变;钝化膜的改变;磨损条件的改变。

(2) 降解:目前在临床应用的医用金属多为惰性材料,包括不锈钢、钴基合金和钛基合金等。随着医学观念的逐渐转变,人们期待植入材料是暂时性地存在于体内,随着组织修复进程,植入材料在完成其力学和生物学功能后,逐渐降解并且其降解产物被人体吸收,如新型的镁基、锌基、铁基、部分医用非晶合金等可降解金属。

随着降解不断进行,金属植入材料的结构完整性遭到破坏,会伴随有颗粒物(可能是未腐蚀完全的基体材料,也可能是腐蚀产物层的脱落碎片)从基体脱落到周围的组织中去(尤其在植入物受力情况下)。当这些颗粒物的尺寸在一定范围内时,会被周围的巨噬细胞吞噬直至完全降解。而在血管支架领域,理想的支架材料应该在植入的前6~12个月降解较慢从而提供足够的径向支撑力,帮助血管功能重建以及血运恢复。在此之后,需要支架以合适的速率降解,同时降解所产生的腐蚀产物不会在植入部位聚集。人们希望金属降解后的产物对人体无毒害作用,而且能够被人体吸收或者随着代谢系统排出体外,因而金属元素的生物相容性是第一个需要考虑的。Ca、Zn、Sr、Mn、Si、Sn 都是人体的生命必需元素,具有较好的生物相容性。第二个需要考虑的是金属材料的力学性能是否满足临床的需求。第三个需要考虑的是金属在体内的降解行为及如何利用表面涂层进一步调控其降解速度。

(3) 降解产物的定性与定量:该评价包括两个试验方法。第一个试验是由动电势试验和静电势试验组合而成。第二个试验是浸泡试验。动电势试验用于测定供试材料的一般电化学行为及确定电势/电流密度曲线上的某些特定值(钝化极限电势和裂解电势)。浸泡试验用于对试验材料进行化学降解,生成用于分析的降解产物。具体的测试过程参考 GB/T 16886.15—2003《医疗器械生物学评价》第 15 部分:金属与合金降解产物的定性与定量和 GB/T 16886.16—2013《医疗器械生物学评价》第16 部分:降解产物与可沥滤物毒代动力学研究设计中的步骤。

2. 生物医学无机非金属材料的稳定与降解　近些年来,生物医学无机非金属材料(也称生物陶瓷材料)因为具有良好的生物相容性、耐腐蚀及较高的强度等优点,越来越受到重视。由于一般生物陶瓷结构为氧化物,代表的是一个低能态,进一步发生结构降解的驱动力较小,所以具有较好的抗降解性能。但是没有一种材料植入体内后是绝对惰性的,它们总是要诱发生物体组织的某种响应。生物陶瓷材料也是一样,在生物体中会降解。生物陶瓷的降解与其化学成分和显微结构相关。例如,临床上常用的无机磷酸钙包括羟基磷灰石及磷酸三钙。羟基磷灰石的主要形式为$Ca_{10}(PO_4)_6(OH)_2$,其相对较稳定,而磷酸三钙相对来讲降解较快。此外,α-磷酸三钙虽然与β-磷酸三钙有相同的化学成分,但结构上存在差异,所以α-磷酸三钙远较β-磷酸三钙降解得快。其他还有孔隙率也会显著影响生物陶瓷的降解速率,通常完全致密的生物陶瓷降解很慢,而有微孔的生物陶瓷易发生迅速降解。

一般情况下,生物陶瓷材料在体内的降解率可以通过其在简单水溶液中的行为来预测。但是,这种预测和实际情况间存在一定偏差。尤其显著的是降解率随着植入部位的不同而发生变化。这种偏差有可能是由于细胞的活动,或是通过吞噬作用,或是由于自由基的释放过程所引起的。降解产生的一部分Ca^{2+}可进入血液中,通过血液循环分布到各脏器组织中,参与其代谢过程,并可通过肝、肾从粪、尿中排出体外。另一部分则储存于钙库中,并被利用参与植入局部新骨的钙化。一般应不会造成脏器组织的损害及病理性钙化。

生物医学无机非金属材料的降解产物的定性与定量评价包括两个试验,第一个试验是在低 pH 下进行的极限溶液试验,作为对大多数生物陶瓷的筛选试验,用于观察可能产生的降解产物。第二个试验模拟更常遇到的体内正常 pH。如图 6-9 所示为试验选择过程的流程图。这两个试验可用于块状和颗粒状陶瓷,也可用于陶瓷涂层。当使用不同于推荐的试验样品或溶液体积时,应提供充足的理由。详细的评价步骤以牙科器械试验为例参考 GB/T 16886.14—2003《医疗器械生物学评价》第 14 部分:陶瓷降解产物的定性与定量。

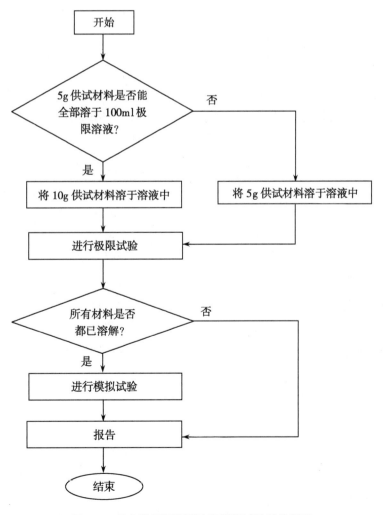

图 6-9 判定进行极限试验和模拟试验的流程图

(二) 血液成分影响生物医学高分子材料的浸析、老化与降解评价

浸析与老化主要是对生物医学高分子材料而言,了解血液对生物医学高分子材料的影响,有助于人们在进行血液相容性材料设计时进行综合考量。

1. 溶胀与浸析　高分子材料的特点之一就是溶解过程比小分子要复杂得多,一般高分子的溶胀(swelling)与浸析或侵蚀(erosion)是分子溶解或发生化学反应的起始点。溶胀的结果不仅仅是材料的体积增大,而且会伴有材料力学性能的变化、颜色的变化、表面积的变化,最终导致材料综合性能的改变。如常用的水凝胶微球或创伤敷料材料,是一种能够在水中通胀,吸收并保持大量水分而又不溶解于水的亲水性网状高分子溶胀体,它在与血液接触时,周期性的机械运动、热运动以及生物降解作用等对材料的溶胀性有较明显的影响。如果材料的溶胀过程中伴有内部组分的丢失,使得材料的质量减少(例如人体内的血液进入材料内部后,材料中的某些组分会溶解在血液中,使材料自身产生一定的空隙),该过程就称为高分子材料的浸析或侵蚀。

溶胀与浸析是材料与血液之间相互作用的最简单的形式,其过程是在不发生任何化学反应的条件下,物质从材料周围的组织浸出材料。这是因为生物医学高分子材料制成的制品可能含有单体、低聚物、溶剂、催化剂、添加剂、填充物和加工助剂等残留物和可沥滤物。溶胀和浸析既有不利的一面,也有有益的作用,例如部分药物缓释控释材料就是利用材料在一定时间内的溶胀或浸析作用来控制药物的释放。

2. 老化　对生物医学高分子材料而言,老化的过程是综合物理性能和化学性能变化的过程。"老化"一词并不一定都是贬义的。固然,在大多数情况下,尤其是在人工脏器上应用时,希望它有尽量好的耐老化性,要求它有尽可能长的使用寿命。然而,在某些情况下,如作为医用黏结剂用于组织黏结时、作为医用缝合线进行创面的缝合时以及作为高分子药物或药用高分子化合物用于体内(内服或内用)时,在发挥了相应的效用以后,反倒不希望它们有好的耐老化性,而是希望它们尽快被人体的组织所分解、吸收并迅速被排出体外。在这种情况下,对材料的唯一要求是,在老化分解的过程中不应该产生有害于人体的副产物。按材料的类别来分析,高分子材料在生物体内的老化程度大致是:尼龙最显著;聚氯乙烯、聚氨酯其次;聚乙烯、聚丙烯腈及聚酯类较耐老化;硅橡胶和聚四氟乙烯最耐老化。如表 6-5 所示为一些可吸收缝线和不可吸收缝线体内使用后抗拉强度变化情况。

表 6-5　可吸收缝线和不可吸收缝线的抗拉强度

	缝线种类	化学成分	抗拉强度	组织反应	吸收时间
可吸收缝线	外科肠线	羊或牛的肠胶原	7d 保留 60% 14d 全部消失	重	70d
	聚乙醇酸缝线	乙醇酸	21d 保留 20%	轻	60~90d
	聚糖乳酸缝线	丙交酯、乙交酯	21d 保留 20%	轻	56~70d
	速聚糖乳酸缝线	丙交酯、乙交酯	5d 保留 50%	轻	42d
	抗菌聚糖乳酸缝线	丙交酯、乙交酯	21d 保留 50%	轻	56~70d
	聚二噁烷酮缝线	聚酯	4-0:42d 保留 35% 3-0:42d 保留 60%	轻	183~238d
	聚葡糖酸酯线	乙醇酸、亚丙基碳酸酯	14d 保留 81% 28d 保留 59% 42d 保留 30%	轻	180d
	聚糖己内酰胺缝线	乙交酯、己内酯	7d 保留 50%~60% 14d 保留 20%~30%	轻	91~119d
	胶原蛋白线	Ⅰ 型胶原蛋白		轻	8~15d

笔记

续表

缝线种类		化学成分	抗拉强度	组织反应	吸收时间
	糖酸聚合物缝线	乙交酯、对二氧己酮、亚丙基碳酸酯	14d 保留 75% 21d 保留 40%	轻	90~110d
	合成聚酯缝线	乙交酯、己内酯、环丙烷碳酸酯、丙交酯	5d 保留 50%~60%	轻	56d
不可吸收缝线	丝线	真丝	低	重	—
	尼龙线	聚酰胺	高	轻	好
	聚丙烯线	聚丙烯	中	轻	差
	涤纶线	聚对苯二甲酸乙二醇酯	很高	轻	—
	聚丁酯线	聚对苯二甲酸丁二醇酯和聚四亚甲基醚二醇共聚物	高	轻	好

3. 降解　生物医学高分子材料植入生物体内后，聚合物分子链断裂形成的齐聚物和小分子单体脱离聚合物引起材料质量损失的过程称为腐蚀(corrosion)。聚合物分子链断裂分解为齐聚物，最终分解成为小分子单体的过程，则称为降解(degradation)。

血液是一个含水的性能优异的缓冲环境，pH 保持在 7.4 左右，温度稳定在 37℃左右，并且含有大量的酶和自由基，从而导致聚合物在此环境中产生降解的可能性大大增加。酶主要是通过加速水解过程来完成的，而不是通过一种全新的降解机制。自由基可能会参与引发聚合物的降解过程，如自动氧化等。但并不是所有聚合物都要降解，聚合物的水解特性和吸收水分特性共同决定了聚合物在该环境中的行为。聚合物在体内对降解的敏感顺序如下：

(1) 能水解和易吸水的聚合物在植入后易发生降解，属于该范围的聚合物有很多。脂肪族聚酯(包括聚乳酸和聚乙醇酸)是这类材料的最好的例子。它们被广泛用于需要迅速降解的情形中，例如在缝合线和药物缓释系统中。

(2) 能水解但不易吸水的聚合物通过表面腐蚀的机制降解。此时，暴露在表面的易水解基团或分子是最敏感的。芳香族聚酯和聚酰胺通过这样的过程缓慢降解。

(3) 不水解但吸水的聚合物会发生膨胀和破裂等结构变化，但不一定发生分子降解。丙烯酸酯聚合物及聚硅氧烷就是这样的物质。

(4) 既不水解又能抵抗水分渗入的聚合物能在组织环境中存在而不发生降解。这一类物质大都是聚四氟乙烯和聚烯烃等均聚物。

生物医学高分子材料的降解产物主要是指因在水环境中由于水解和/或氧化过程中导致的化学键断裂而形成的降解产物。一般认为，其他生物学因素，如酶、蛋白质和细胞活动能改变降解速度和降解性质。评价这些降解产物有两种试验方法，一是作为筛选方法的加速降解试验，另一是实际时间降解试验。对在使用时方进行聚合的材料，试验时使用固化聚合物。试验所得数据用于聚合物的生物学评价。具体的评价步骤参考 GB/T 16886.13—2017《医疗器械生物学评价》第 13 部分：聚合物医疗器械的降解产物的定性与定量。并可视情况采用下列分析方法对生物医学高分子材料表征①溶液黏度测定法(平均分子量、支化度)；②溶胀性(交联密度)；③流变(熔化温度范围、熔化黏性、热稳定性、分子量分布)；④色谱法(例如气相和/或高效液相色谱法测定残留单体、添加剂和可沥滤物；尺寸排阻色谱法/凝胶色谱法测量平均分子量和分子量分布变化；质谱分析法鉴别)；⑤光谱法(例如紫外光谱法、红外光谱法、磁共振法、质谱法用于鉴别、成分和分布；原子吸收光谱法测定催化剂含量、重金属含量)；⑥热分析(例如用差示扫描量热法测定玻璃化转变、熔化温度范围或软化点、混合物)。

附　录

附录 6-1　常用的缩略语

Bb	替代途径补体激活产物
β-TG	β- 血栓球蛋白
C4d	经典途径补体激活产物
C3a,C5a	从 C3 和 C5 裂解出的(活化的)补体产物
CD62L	L- 选择素
CH-50	50% 溶血的补体
CT	计算机断层摄影技术
D-Dimer	特异纤维蛋白降解产物(因子 XIII 交联纤维蛋白)
ECMO	体外膜氧合器
ELISA	酶联免疫吸附测定
EM	电子显微镜
FDP	纤维蛋白 / 纤维蛋白原降解产物
FPA	纤维蛋白肽 A
F_{1+2}	凝血酶原激活片段 1+2
iC3b	中央 C 补体激活产物
IVC	下腔静脉
MRI	磁共振成像
PAC-1	能识别血小板表面糖蛋白 II b/ III a 激活形态的单克隆抗体
PET	正电子断层 X 线摄像
PF-4	血小板因子 4
PRP	富血小板血浆
PT	凝血酶原时间
TT	凝血酶时间
PTT	部分凝血激活酶时间
APTT	活化部分凝血激活酶时间
P-selectin	血小板或内皮细胞释放反应期间显露的受体
RIA	放射免疫测定
S-12	血小板释放反应期间识别显露的 α 颗粒膜成分 P-selectin 的单克隆抗体
SC5b-9	末端途径补体激活产物
TAT	凝血酶 - 抗凝血酶复合物
TCC	末端补体复合物
VWF	von Willebrand 因子

附录 6-2 相关标准

1. 国际标准

☞ ISO 10993-4：2017 *Biological evaluation of medical devices—Part 4：Selection of tests for interactions with blood.*

2. 国家标准

☞ GB/T 16886.4—2003《医疗器械生物学评价》第 4 部分：与血液相互作用试验选择（ISO 10993-4：2002，IDT）

☞ GB/T 16886.15—2003《医疗器械生物学评价》第 15 部分：金属与合金降解产物的定性与定量（ISO 10993-15：2000，IDT）.

☞ GB/T 16886.14—2003《医疗器械生物学评价》第 14 部分：陶瓷降解产物的定性与定量（ISO 10993-14：2001，IDT）.

☞ GB/T 16886.13—2017《医疗器械生物学评价》第 13 部分：聚合物医疗器械降解产物的定性与定量（ISO 10993-13：2010，IDT）.

☞ GB/T 16886.16—2013《医疗器械生物学评价》第 16 部分：降解产物与可沥滤物毒代动力学研究设计（ISO 10993-16：2010，IDT）.

☞ GB/T 14233.2—2005《医用输液、输血、注射器具检验方法》第 2 部分：生物试验方法

☞ GB 12279—2008《心血管植入物人工心脏瓣膜》（ISO 5840：1996，IDT）

☞ GB/T 25440.2—2010《外科植入物的取出与分析》第 2 部分：取出金属外科植入物的分析（ISO 12891-2：2000，IDT）

☞ GB/T 25440.3—2010《外科植入物的取出与分析》第 3 部分：取出聚合物外科植入物的分析（ISO 12891-3：2000，IDT）

☞ GB/T 25440.4—2010《外科植入物的取出与分析》第 4 部分：取出陶瓷外科植入物的分析（ISO 12891-4：2000，IDT）

3. ASTM（American Society for Testing Material）标准

☞ ASTM F756-17 *Standard Practice for Assessment of Hemolytic Properties of Materials*

☞ ASTM F746-04（Reapproved 2009）*Standard Test Method for Pitting or Crevice Corrosion of Metallic Surgical Implant Materials*

思考题

1. 给出你对血液相容性的理解。
2. 医疗器械、材料与血液接触的分类有哪些？
3. 血液相容性的评价试验方法的分类有哪些？
4. 凝血级联反应的过程是什么？
5. 生物医学材料对血液的成分主要有哪些影响？
6. 血液成分对生物医学材料的影响有哪些？
7. 如果你是一名工程师，你设计血液透析膜的主要应考虑的因素有哪些？

（马 朗 赵长生）

生物医学材料的免疫相容性评价

第七章

第一节　免疫系统与免疫反应

一、免疫系统与功能

免疫是机体对自身与非自身物质的识别，并清除非自身物质，从而维持机体环境平衡的生理学反应。免疫系统由免疫器官、免疫细胞以及免疫活性物质组成，起到对机体防御、调控、监视作用。免疫器官主要有胸腺、骨髓、脾脏、淋巴结、黏膜相关淋巴组织、扁桃体、小肠集合淋巴结、阑尾等；免疫细胞主要有淋巴细胞（B 和 T 淋巴细胞）、自然杀伤细胞、单核吞噬细胞、中性粒细胞、嗜碱性粒细胞、嗜酸性粒细胞、肥大细胞、树状细胞、血小板等；免疫活性物质包括抗体、溶菌酶、补体、免疫球蛋白、主要组织相容性复合物、干扰素、白细胞介素、肿瘤坏死因子等细胞因子。为防止外来物质的侵入和内生物质的危害，广泛存在于机体的免疫系统发挥防护作用。免疫反应是机体识别异种、异体、"自身"物质的各种反应，能行使防御、自我稳定和免疫检测等生理功能。免疫反应分非特异性免疫（天然、固有免疫）反应和特异性免疫（获得性免疫）反应。非特异性免疫反应是机体对病原体的天生抗性，不需要预先暴露或多次接触病原体才产生免疫应答，是机体第一道防线，除物理屏障（皮肤和黏膜系统、血脑屏障、胎盘屏障等）作用外，皮肤、黏膜等组织中的吞噬细胞和活性物质发挥重要作用。识别机制一般依赖免疫细胞表面的受体，与存在于物质（包括病原体等）表面的蛋白质、多糖、糖脂等作用，没有高度特异性。这种非特异性免疫反应对机体健康至关重要，同时对激活和调节特异性免疫反应发挥重要作用。特异性免疫反应包括体液免疫和细胞免疫反应，是指经后天感染（病愈或无症状的感染）或人工预防接种（菌苗、疫苗、类毒素、免疫球蛋白等）而使机体获得某种特异性抗体，主要途径包括自然或人工自动免疫以及被动免疫。

二、免疫应答与调节

免疫应答是指机体免疫系统对抗原刺激所产生的以排除抗原为目的的生理过程。受物质刺激，免疫细胞产生应答，而物质的种类、剂量、作用方式、佐剂等均影响免疫应答。关于这些"物质"，首先要弄清楚两个概念——免疫原性和抗原性。免疫原性是指诱导体液和 / 或细胞免疫反应的能力；而抗原性是指特异性与抗体或免疫细胞结合的能力。两者概念有所不同：免疫原性物质一般具有抗原性，但具有抗原性物质不一定都具有免疫原性。在体液免疫中，免疫原通常是蛋白质和多糖类，脂类和核酸不作为免疫原，除非它们与蛋白质和多糖结合。在细胞免疫中，蛋白质、一些脂类和糖脂可作为免疫原，但不是直接作用于免疫细胞，如蛋白质加工成肽后与免疫活性物质 MHC 结合递呈到细胞表面，才作为免疫原被识别。

调节物质的结构、剂量、作用方式可减弱或避免免疫应答。如纳米颗粒表面包裹聚乙二醇链可逃脱免疫细胞的吞噬；异种材料在脱细胞处理后植入人体大大降低免疫排斥反应。另一方面，对免疫系统的抑制可降低对异物的排斥反应，如肾移植后长期服用排斥药物，减轻排斥反应导致的移植失败。还可根据需要调制免疫细胞的表型，如根据需要巨噬细胞可极化为 M1、M2 两种主要表型。总之外来或内部产生的物质不可避免产生免疫应答，但可采用适当的方法调节免疫应答的强弱。

三、生物医学材料的免疫反应

生物医学材料作为"异物"，植入机体会产生非特异性免疫应答，包括炎症、过敏反应、抗体产生、补体活化以及刺激免疫细胞表达细胞因子等；少数生物医学材料（如简单处理后的异种组织）带有免疫原性，可产生特异性免疫反应，形成急性、强烈的排斥。生物医学材料引起免疫系统的"不良"反应可归结为免疫毒理学内容，免疫毒性是指对免疫系统的结构或功能不良作用，或导致免疫系统异常对其他组织或器官的不良作用。

随着越来越多生物医学材料取自于动植物组织，以及材料植入机体后的不良事件增多，国内外对生物医学材料的免疫毒性问题越来越重视。已颁布多个体外和体内免疫毒性试验的标准，如美国食品药品监督管理局（FDA）在 1999 年颁布《免疫毒理学试验指导原则》，给出了免疫毒理学评价参考项目表。体外试验方法主要有美国材料测试标准（ASTM）F1905、F1906、F1984、F2065；体内试验包括 ASTM F720、F2147、F2148，给出了免疫毒性评价的部分技术标准。2009 年我国发布《动物源性医疗器械注册申报资料指导原则》中指出动物源材料的免疫原性风险；2014 年发布的 YY/T0606（组织工程医疗器械产品）系列标准的第 14、15、20 部分参考 ASTM 标准，分别就酶联免疫吸附测定，淋巴细胞增殖法和细胞迁移试验用于评价基质及支架的免疫反应作出规范；2015 年颁布 GB/T 16686.20《医疗器械生物学评价》第 20 部分：医疗器械免疫毒理学评价试验原则和方法，等同 ISO-TS 10993-20：2006，比美国 FDA 颁布的免疫毒性评价更完善，但未给出具体试验方法。YY/T 1465 医疗器械免疫原性评价方法系列标准给出了具体试验方法，目前已发布 1~5 部分：

第 1 部分，规定了体外 T 淋巴细胞转化试验的四唑盐比色法（MTT）和荧光染料羟基荧光素二醋酸盐琥珀酰亚胺脂（5,6-carboxyfluorescein diacetate succinimide ester, CFSE）标记法，适用于材料对 T 淋巴细胞功能的影响。

第 2 部分，规定了用酶联免疫吸附测定血清免疫球蛋白和补体成分的方法，适用于医疗器械 / 材料诱导产生的免疫应答产物的评价。

第 3 部分，规定了用琼脂固相法测定空斑形成细胞的方法，适用于评价医疗器械（或材料）对机体体液免疫功能的影响。

第 4 部分，为小鼠腹腔巨噬细胞吞噬鸡红细胞试验——半体内法，用于评价巨噬细胞的吞噬活性。

第 5 部分，规定了测定动物源性医疗器械中用 M86 抗体测定异种 α- 半乳糖基抗原（α-Gal）清除率的方法，适用于 α-Gal 抗原清除过程有效性的评价。

总体上讲，免疫毒性评价主要涉及炎症、免疫抑制、免疫刺激、超敏反应、自身免疫等 5 大免疫毒性检测指标，国内主要是引进 ASTM 的标准，来进一步规范类似产品。但免疫毒性因材料、环境条件、时间等变化显现出复杂多变，对免疫毒性评价的研究和规范缺乏系统性，特别是 ISO 仍未给出具体试验方法，因此尚需要建立统一、完善的评价体系。

第二节　免疫相容性评价的基本原理与方法

一、基于免疫系统吞噬效应的检测方法

机体免疫系统在防止异物或抗原侵入过程中有三道防线，一是由皮肤和黏膜构成，起阻挡作用，

同时它们的分泌物(如乳酸、脂肪酸、胃酸和酶等)及这些组织中存在的吞噬细胞具有杀灭、吞噬作用;二是体液中的溶菌酶和吞噬细胞起杀灭、吞噬作用;三是由免疫器官(扁桃体、淋巴结、胸腺、骨髓、和脾脏等)和免疫细胞(淋巴细胞、吞噬细胞等)借助血液循环和淋巴循环而组成的防线。在这些防线中,吞噬细胞起重要作用。吞噬细胞有大、小两种。小吞噬细胞是外周血中的中性粒细胞,占血液白细胞总数的60%~70%,还有嗜酸性粒细胞。大吞噬细胞是血液中的单核细胞,约占血液中白细胞总数的3%~8%;进入多种器官、组织(淋巴结、脾、肝、肺以及浆膜腔内)中发育成熟成巨噬细胞,两者构成单核吞噬细胞系统。在不同组织中吞噬细胞名称不同:在肝中为库普弗细胞、在脑中为小胶质细胞、在骨中为破骨细胞等。

在免疫过程中,体液免疫和细胞免疫相互配合共同发挥免疫效应,其中重要的过程就是吞噬细胞的吞噬作用;体液免疫作用的对象是抗原,当抗原进入机体后,体液免疫先发挥作用,阻止抗原的散播传染,作用方式为效应B细胞产生的抗体与相应抗原特异性结合,发挥免疫效应;而细胞免疫作用的对象是被抗原侵入的宿主细胞(靶细胞),不能被消灭的抗原如果进入细胞内,再通过细胞免疫作用予以消灭。作用方式是效应T细胞与靶细胞密切接触,效应T细胞释放淋巴因子发挥免疫效应。吞噬后对异物或病原体处理(杀灭)后排出,若不完全吞噬可使这些抗原在吞噬细胞内得到保护,免受机体体液中特异性抗体、非特异性抗菌物质或抗菌药物的有害作用;有的病菌抗原在吞噬细胞内生长繁殖,反使吞噬细胞死亡;有的可随游走的吞噬细胞经淋巴液或血流扩散到人体其他部位,造成广泛病变。另外吞噬细胞在吞噬过程中,溶酶体释放出的多种水解酶也能破坏邻近的正常组织细胞,造成对人体不利的免疫病理性损伤。

因此通过检测免疫细胞对抗原的吞噬能力,可以判断它的免疫功能强弱,也可判断出抗原的清除难易程度。同时在吞噬过程中,免疫细胞产生TNF-α,IL-1等细胞因子,具有激活免疫、抗原呈递等功能,通过检测这些因子的改变,可判断免疫细胞受刺激程度。一般常规检测方法是利用小鼠腹腔巨噬细胞与鸡、羊等非鼠动物红细胞共孵育,在光学显微镜下一定时间观察红细胞被吞噬情况;也有通过对荧光大肠杆菌的吞噬情况判断巨噬细胞的吞噬能力[如图7-1所示(文末彩插)为光学显微镜下小鼠腹腔巨噬细胞对大肠杆菌的吞噬]。

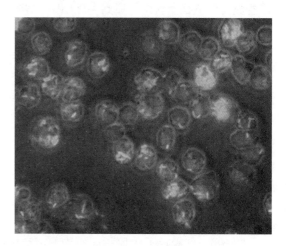

图7-1 光学显微镜下小鼠腹腔巨噬细胞对大肠杆菌的吞噬(大肠杆菌通过FITC染色)

二、基于抗原-抗体反应的检测方法

抗原-抗体特异识别、结合是免疫过程的重要基础。抗原被吞噬处理后呈递给T细胞,经感应、反应、效应三阶段,免疫细胞再次遇到该抗原后释放因子,与巨噬细胞等发挥免疫功能。体液免疫中B细胞在抗原刺激下转化为浆细胞,合成免疫球蛋白,能与靶抗原结合的免疫球蛋白即为抗体。免疫检测的主要工作原理之一是抗原-抗体之间的特异结合(识别)反应,利用已知的抗原检测未知的抗体或利用已知的抗体检测未知的抗原(如图7-2所示为抗原-抗体相互作用示意图)。基于检测物质的抗原性,通过设计、寻找特异性抗体来定性和定量检测这些物质,包括细胞因子、酶、蛋白质、细胞等。抗体往往带有荧光(或可染荧光)、放射性物质、重质量物质等容易检测或捕捉的信息,与抗原特异结合后,这些"信息"间接反映抗原物质的信息,达到检测的目的。主要检测技术有:放射免疫法、免疫放射法、酶联免疫吸附测定、免疫沉淀、免疫组化分析、Western印迹、流式细胞术、免疫电子显微镜等(原理见图7-2)。

抗体产生技术是免疫检测的重要基础。将产生抗体的单个B淋巴细胞同骨髓肿瘤细胞杂交,获

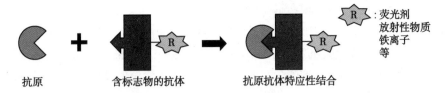

图 7-2　抗原 - 抗体相互作用机制检测示意图

得既能产生抗体,又能无限增殖的杂种细胞,并以此生产抗体。仅识别单一抗原表位的抗体为单克隆抗体;由多种抗原决定簇刺激机体,相应地就产生各种各样的单克隆抗体,这些单克隆抗体混杂在一起叫多克隆抗体,机体内所产生的抗体为多克隆抗体;除了抗原决定簇的多样性以外,同样一种抗原决定簇,也可刺激机体产生 IgG、IgM、IgA、IgE 和 IgD 等五类抗体。该技术生产抗体具有特异性、多样性、定向性;类型包括:鼠源性单克隆抗体、人鼠嵌合抗体、小分子抗体。

1. 放射免疫法　采用同位素 ^{125}I 来标记待测的免疫分子(根据分子对碘化条件的耐受性选择适宜的标记方法,主要有氯胺 T 法、碘原法、酶珠法等)。测试流程是:稀释待测样品和标准品,加入定量抗免疫分子抗体,然后加入定量的 ^{125}I 标记免疫分子与待测免疫分子竞争结合抗体,最后加入能结合抗体的共沉淀物(如聚乙二醇、葡聚球菌蛋白 A- 琼脂糖颗粒等)将抗体、免疫分子复合物从溶液中分离出来,检测放射活性,与标准曲线对照,得到样品中免疫分子的量。

2. 免疫放射法　与放射免疫法类似,免疫放射法是将抗免疫分子抗体包被在固相载体上,加入待测样品,待免疫分子与抗体结合后洗去未结合物,用同位素 ^{125}I 标记的抗体定量检测结合的免疫分子。当 2 个抗体针对的免疫分子上的不同抗原决定簇,这 2 个抗原决定簇距一定的距离才能保证测试高度敏感性。该测试中采用一对单克隆抗体效果较好。

3. 酶联免疫吸附测定　采用的酶标记物制备容易,安全、稳定、保存期长,无放射性物,敏感性达到免疫放射测定法的水平,是常用的免疫分子检测方法。与放射免疫测定法类似,先将待测样中的免疫分子与固定的免疫分子抗体(包被抗体)结合,再采用几种方法检测结合的免疫分子:①直接法:用酶标记的抗免疫分子另一表位的抗体检测结合的免疫分子,洗涤后加底物显色;②间接法:用检测抗体结合免疫分子,洗涤后再用酶标记的抗抗体识别检测抗体,洗涤后加底物显色;③ABC 法:用生物素化的检测抗体结合固定的免疫分子,洗涤后加酶标记的生物素 - 抗生物素蛋白以及底物来显色;④间接 ABC 法:用检测抗体结合固定的免疫分子,用生物素化第二抗体识别检测抗体,最后用酶标记的生物素蛋白以及底物来显色。实验中的 2 种抗体必须针对同一免疫分子的不同抗原决定簇,最好用特异性高的单克隆抗体。

4. 免疫印迹法　用特异性抗体结合细胞裂解物或液体样品中的蛋白质(免疫分子),再用固相的第二抗体从溶液中沉淀特异性抗体及其结合的蛋白质,洗涤后解离特异性抗体和目的蛋白质,经过 PAGE(聚丙烯酰胺凝胶电泳)分离的蛋白质样品,转移到固相载体(例如硝酸纤维素薄膜)上,固相载体以非共价键形式吸附蛋白质,且能保持电泳分离的多肽类型及其生物学活性不变。以固相载体上的蛋白质或多肽作为抗原,与对应的抗体起免疫反应,再与酶或同位素标记的第二抗体起反应,经过底物显色或放射自显影以检测电泳分离的特异性目的基因表达的蛋白成分,从而定性或定量地确定正常或实验条件下细胞或组织中目标蛋白质的表达情况。免疫印迹法还可用于蛋白质 - 蛋白质、蛋白质 -DNA 和蛋白质 -RNA 相互作用的后续分析,与质谱和蛋白质芯片等技术一起在蛋白质组时代发挥重要作用。印迹技术用于 DNA 链分析的称为 Southern blot,而 RNA 链分析则称为 Northern blot。

5. 荧光激活的细胞分类技术(fluorescence-activated cell sorting,FACS)　是在液流系统中,快速测定单个细胞或细胞器的生物学性质,并把特定的细胞或细胞器从群体中加以分类收集的技术。其特点是通过快速测定库尔特电阻、荧光、光散射和光吸收来定量测定细胞 DNA 含量、细胞体积、蛋白质含量、酶活性、细胞膜受体和表面抗原等许多重要参数。根据这些参数将不同性质的细胞分开,以获得供生物学和医学研究用的纯细胞群体。通过特异性带荧光单克隆抗体结合免疫细胞可定量计数或分选免疫细胞。

6. 免疫电子显微镜技术 利用带有特殊标记的抗体与相应抗原相结合,在电子显微镜下观察,由于标记物形成一定的电子密度而指示出相应抗原所在的部位。根据标记方法的不同,分为免疫铁蛋白质技术、免疫酶标技术和免疫胶体金技术。如免疫铁蛋白质技术是将含铁蛋白质通过一种低分子量的双功能试剂与抗体结合,成为一种双分子复合物,它既保留抗体的免疫活性,又具有电子显微镜下可见的高电子密度铁离子核心,因此用铁蛋白质标记的抗体可通过电子显微镜免疫化学的方法在电子显微镜下定位细胞中的抗原。免疫电子显微镜的标记物要具有特定的形状、不影响抗原抗体复合物的特性与形状。目前用于免疫电子显微镜的标记物主要是铁蛋白质和辣根过氧化物酶(HRP)。另外固定是免疫电子显微镜较关键的一步,免疫电子显微镜中的固定与一般超薄切片中的固定的不同之点在于既考虑保存细胞的超微结构,又要考虑到抗原的失活问题。目前常用的固定剂为聚甲醛类。不论采用哪些系统,使用前须用已知效价的抗原做一系列预实验。存在的非特异性吸附与酶标抗体、抗血清的稀释度、染色时间,温度及介质等有关,一般认为高效价抗血清或标记抗体稀释到低蛋白质浓度,用于标记染色可获得最理想的结果。标记染色法分为直接染色法与间接染色法两种。前者的特点是特异性较高,敏感性低,标记抗体只能用于检测一种抗原。后者敏感性较强,一种标记抗体可用于多种抗原的检测,缺点是特异性较差。

7. 免疫荧光组织化学染色技术 也称荧光抗体(抗原)法,是特定抗体结合荧光物质或显色的物质,与免疫细胞或免疫分子等抗原特异结合,检测细胞或组织中抗原的存在,上面提到的免疫酶细胞化学、免疫铁蛋白质、免疫金、免疫电子显微镜等几种检测技术均用到免疫组织化学染色技术。根据标记物的不同及选择的信号检测方法的不同,免疫组织化学技术有不同的具体测试方法,但其基本步骤相似,都包括抗体的制备,组织材料的处理,免疫染色,对照试验,显微镜观察或荧光定量分析等步骤。上述方法一般可归类为直接法、间接法和补体法,直接法是用已知特异性抗体与荧光素结合,制成特异性荧光抗体,直接用于细胞或组织抗原的检查。而间接法是先用特异性抗原与细胞或组织内抗体反应,再用此抗原的特异性荧光抗体与结合在细胞内抗体上的抗原相结合,抗原夹在细胞抗体与荧光抗体之间,故也称夹心法。另一种是补体法,直接检查组织内免疫复合物方法用抗补体 C3 荧光抗体直接作用组织切片,与其中结合在抗原抗体复合物上的补体反应,而形成抗原 - 抗体 - 补体 - 抗补体荧光抗体复合物,在荧光显微镜下呈现荧光的部位就是免疫复合物上补体存在处,此法常用于肾穿刺组织活检诊断等;间接检查组织内抗原方法是将新鲜补体与第一抗体混合同时加在抗原标本切片上,经 37℃孵育后,如发生抗原抗体反应,补体就结合在此复合物上,再用抗补体荧光抗体与结合的补体反应,形成抗原 - 抗体 - 补体 - 荧光抗体的复合物,此法优点是只需一种荧光抗体可适用于各种不同种属来源的第一抗体的检查。

8. 双重免疫荧光组织化学标记法 在同一组织标本上需要同时检查两种抗原时要进行双重荧光染色,一般采用直接法将两种荧光抗体(如抗 A 和抗 B)以适当比例混合,加在标本上孵育后,洗去未结合的荧光抗体,抗 A 抗体用异硫氰酸荧光素标记,发黄绿色荧光;抗 B 抗体用 TMRITC 或 RB200 标记,发红色荧光,可以明确显示两种抗原的定位。

9. 免疫亲和层析技术 利用抗原、抗体之间高特异的亲和力而进行分离的方法又称为免疫亲和层析。如将抗原结合于亲和层析基质上,从血清中分离其对应的抗体。抗原、抗体间亲和力一般比较强,其解离常数为 $10^8 \sim 10^{12}$M,所以洗脱时比较困难,通常需要较强烈的洗脱条件。可以采取适当的方法如改变抗原、抗体种类或使用类似物等来降低两者的亲和力,以便于洗脱。

尽管抗原 - 抗体之间反应特异性高,但抗体只识别表位或抗原决定簇,即只识别局部结构,无法区别类似表位的其它物质,同时不能有效区分存在同样化学结构的生物活性与非生物活性物质,因此容易造成假阳性或阴性结果。

三、基于补体活化反应的检测方法

补体(complement,C)是由30余种广泛存在于血清、组织液和细胞膜表面的可溶性蛋白质和膜结合蛋白质组成的系统,故被称为补体系统。补体是正常的血清成分,化学组成均为多糖蛋白,与抗原刺激无关。补体广泛参与机体微生物防御反应以及免疫调节,也可介导免疫病理的损伤性反应,是体内具有重要生物学作用的效应和效应放大系统。补体发挥生物学效应有赖于被激活,除抗原 - 抗体激活外,包括细菌脂多糖(lipopolysaccharide,LPS)、肽聚糖等外源异物依旁路途径激活。补体的生物功能包括杀菌、调理作用、中和病毒、炎症介质等。通过补体的检测(包括补体溶血活性)可以判断自身免疫疾病以及炎症、组织损伤和肿瘤的存在等。主要检测方法有溶血功能检测法和ELISA法。

四、基于免疫器官、组织、细胞对刺激的反应的检测方法

免疫器官、组织、细胞对外来刺激的反应表现为多种多样,很难用一套标准程序或方法进行检测。如免疫细胞间相互作用导致多种细胞因子的释放,细胞功能检测不仅涉及T细胞的数量和功能,还包括各类细胞因子量和活性测定,因此对细胞免疫功能检测程序复杂,很难标准化。同样,免疫组织、器官受刺激后产生的反应随个体状态、免疫功能的变化而变化,难以建立统一的检测标准和程序。下面简要介绍几种常用的基于免疫器官、组织、细胞对刺激的反应的免疫功能检测方法。

(一) 免疫器官、组织对刺激的反应的检测方法

一方面免疫组织对外来侵袭或刺激有自动排除反应,另一方面这些侵袭或刺激可能超过它的处理能力,或者在处理过程中造成免疫系统的受损,表现为程度不一的毒性。免疫毒性不仅指造成免疫器官或组织的损伤,还因巨噬细胞、抗原呈递细胞的广泛存在,因免疫细胞的作用造成非免疫器官的损伤。检测方法可通过脏器形态、重量、脏器系数评估;或组织病理学评价对组织或器官的生物学结构进行评估,重点对免疫器官或免疫细胞活跃的组织如甲状腺、胸腺、肺、肝、脾、肾上腺、肾、淋巴结组织等进行组织切片染色分析。

(二) 迟发型超敏反应的体外检测方法

皮肤试验和接触性过敏的诱发是检测迟发型超敏反应的两种常用方法。皮肤试验中诱发对曾经使患者致敏的抗原的再次应答,常用的抗原有结核菌纯蛋白衍生物、腮腺炎病毒、念珠菌素等,试验时在前臂皮内注射少量可溶性抗原,24~48h后,测量红肿硬结的大小,硬结直径大于10mm即被看作为阳性,表明受试者对该病原菌有了一定的细胞免疫能力。若皮试无反应,可用更高浓度的抗原重复试验;若仍无反应即为阴性,需排除皮试技术误差,可能受试者从未接触过此抗原,也可能由于细胞免疫功能缺失,或由于严重感染(麻疹、慢性播散性结核)造成的无反应性。接触性过敏是测试受者对从未接触过的物质发生致敏的能力,常应用低分子量化合物如二硝基氯苯诱生接触性过敏。化合物与皮肤蛋白质结合而导致迟发型超敏反应。在动物试验时,初次皮肤上涂抹二硝基氯苯后间隔7~10d再激发刺激,皮肤出现过敏反应即为阳性。

(三) 细胞免疫的体外检测方法

1. **淋巴细胞的数量和功能(增殖)体外检测**　一般通过采集血标本,根据比重不同进行细胞分类,使用葡聚糖 - 泛影葡胺配成比重为1.077的淋巴细胞分层液,将血液重叠于淋巴细胞分层液之上离心时,由于红细胞(1.092)、多形核白细胞(1.090)、淋巴细胞(1.070)的比重不同而相互分开。淋巴细胞和单核细胞在血浆和分层液交界处形成一薄层。仔细分出这一薄层的细胞,其中淋巴细胞占80%、单核细胞占20%、淋巴细胞中T细胞占80%、B细胞占4%~10%。T淋巴细胞增殖的刺激物可选用植物血凝素(phytohemagglutinin,PIIA)、伴刀豆球蛋白(concanavalin,ConA);B细胞增殖可选用刺激物葡萄球菌A蛋白(staphylococcal protein A,SPA)(需T细胞协助)、乙型副伤寒沙门菌(Salmonella paratyphi B,SPB)。

2. T细胞分离鉴定和淋巴细胞亚群分析 是检测细胞免疫和体液免疫功能的重要方法。外周血淋巴细胞根据生物学功能和细胞表面抗原表达分为3个群：T淋巴细胞（CD3+）、B淋巴细胞（CD19+）和NK淋巴细胞（CD3-CD16+和/或CD56+）。T细胞又分为辅助T细胞（CD3+CD4+）和抑制T细胞（CD3+CD8+）。可采用E花环法鉴定T细胞：人类T细胞表面有SRBC（绵羊红细胞）受体（CD2），能与SRBC结合形成玫瑰花环样结构，将分层液分离的RBM（人血单核细胞）悬液与SRBC在含有血清的平衡盐水中混合，经37℃培养5~10min放4℃过夜，取细胞悬液计数，外周血淋巴细胞中约70%~80%淋巴细胞结成花环即为T细胞。可采用单克隆抗体计数T细胞：将人的PBM（外周血）分成三等份，分别用小鼠抗人CD3、CD4和CD8的单克隆抗体作第一抗体与细胞结合，FITC标记的兔抗小鼠IgG抗体作为第二抗体进行间接免疫荧光染色，采用荧光显微镜或流式细胞仪检测，在PBM中被CD3抗体染上荧光的细胞称为CD3+细胞即总T细胞。在PBM中T细胞占70%~80%。正常人的CD4+细胞和CD8+细胞之和应与CD3+细胞数一致。T淋巴细胞百分率或计数绝对值可用于区别和监测某些免疫缺陷病和自身免疫性疾病。如恶性肿瘤、遗传性免疫缺陷病、艾滋病、应用免疫抑制患者的辅助T淋巴细胞减少；自身免疫性疾病，如系统性红斑狼疮（systemic lupus erythematosus，SLE）、艾滋病初期、慢性活动性肝炎、肿瘤及病毒感染等患者抑制T淋巴细胞增多。CD4+/CD8+>2.5表明细胞免疫功能处于"过度活跃"状态，容易出现自身免疫反应，见于类风湿关节炎、1型糖尿病等。CD4+/CD8+<1.4称为免疫抑制状态，常见于免疫缺陷病、恶性肿瘤、再生障碍性贫血、白血病、某些病毒感染等。

3. T细胞转化 T细胞能被非特异的物质称为有丝分裂原所激活而向淋巴母细胞转化，转化过程可伴随有DNA、RNA、蛋白质的合成增加，导致细胞分裂。T细胞在体外培养时，受到非特异性有丝分裂原（如PHA、ConA）刺激后，可出现细胞体积增大，代谢旺盛，蛋白质和核酸合成增加，即向淋巴母细胞转化。淋巴细胞转化率的高低可以反映机体的细胞免疫水平，因此可作为测定机体免疫功能的指标之一。在光学显微镜下可计数转化后的淋巴细胞数，也可用氚标记的胸腺嘧啶核苷（^{3}H-TdR）掺入正在分裂的淋巴细胞，用液闪测定仪检查掺入正在分裂的淋巴细胞，掺入的^{3}H-TdR的多少确定淋巴细胞转化率。也可用MTT检测法检测活T细胞数量。

4. T细胞的反应性 采用混合淋巴细胞的反应（MIR）研究T细胞的反应性，来自不同供体的淋巴细胞分别与患者的淋巴细胞混合培养4~5d，在最后8h掺入^{3}H-TdR测T细胞的反应性。或用细胞毒法观察受刺激的T细胞与活的靶细胞混合（^{51}Cr-Na$_2$CrO$_4$混合，靶细胞来自与刺激细胞相同的个体），如果T细胞受刺激后产生了细胞毒T细胞，可杀死活的细胞，根据靶细胞释放^{51}Cr的多少算出T细胞移动抑制因子（MIF）和白细胞移动抑制因子（LIF）来评估细胞免疫功能。也可通过免疫酶技术测定IL-2，以取代MIF和LIF的测定：单个T细胞与分裂原一起培养24h，然后测定清液中的IL-2活性。在细胞免疫功能缺损时，IL-2分泌明显降低；有些疾病如多发性硬化、类风湿关节炎、移植排斥反应等患者体内血清中IL-2水平升高，表明患者T细胞活性增高。也可用酶联免疫吸附测定各种体液中活化的T细胞脱落的IL-2受体（CD25），它与IL-2的水平是平行的，IL-2和IL-2受体的检测可用于对某些疾病的监测，如移植排斥、自身免疫病以及接受免疫抑制治疗的患者。

5. B细胞增殖和功能检测 B细胞通过不同刺激物诱发增殖，如抗IgM抗体和细菌脂多糖均能刺激B细胞增殖，培养1~3d后，加^{3}H-TdR，检测细胞内每分钟放射性粒子数，计算促有丝分裂原对淋巴细胞的刺激指数。也可用台盼蓝法计算细胞增殖或用DNA特异性染色观察胞内DNA或RNA的分化程度；或利用葡萄球菌Cowen I 株（SAC）表面富含SPA，将SAC与淋巴细胞按一定比例混合，与增殖试验法同样操作和计数每分钟放射性粒子数值，葡萄球菌表面SPA含量与激发B细胞转化能力呈正比。该试验不依赖T细胞的参与。

B细胞功能检测 可采用空斑形成细胞检测法，是目前研究B细胞抗体产生功能的重要手段。现常用SPA-SRBC溶血空斑试验法。SPA能与人及多数哺乳动物IgG的Fc段呈非特异性结合，利用这一特征，首先将SPA包被SRBC，然后进行溶血空斑测定，可提高敏感度和应用范围。在该测试系统中,加入抗人 Ig 抗体,可与受检细胞产生的免疫球蛋白结合形成复合物,复合物上的 Fc 段可与连接在 SRBC 上的 SPA 结合,同时激活补体,使 SRBC 溶解形成空斑。此法可用于检测人类外周血中的 IgG 产生细胞,与抗体的特异性无关。用抗 IgA、IgG 或 IgM 抗体包被 SRBC,可测定相应免疫球蛋白的产生细胞,这种试验称为反相空斑形成试验。

6. **细胞毒性检测** 杀伤 T 细胞(TC 细胞)、自然杀伤细胞(NK 细胞)、淋巴因子激活杀伤细胞(LAK 细胞)、肿瘤浸润淋巴细胞(TIL 细胞)对靶细胞有直接的细胞毒(杀伤)作用。常用检测细胞毒效应的方法是 ^{51}Cr-Na$_2$CrO$_4$ 盐水溶液与靶细胞混合,于 37℃培养 1h 左右,^{51}Cr 即可进入靶细胞,与细胞质蛋白结合,洗去游离的 ^{51}Cr 后,即可得到 ^{51}Cr 标记的靶细胞,将待检细胞毒性的细胞与 ^{51}Cr 标记的靶细胞混合(比例约为 50∶1 或 100∶1)靶细胞被杀伤越多,释放到上清液中的游离的 ^{51}Cr 越多,且不能被其他细胞吸收。用 γ 射线测量仪检测上清液中的每分钟放射性粒子数值,即可计算出待检细胞杀伤活性的高低。

7. **细胞因子及其受体分析** 细胞因子是由免疫细胞(如单核细胞、巨噬细胞、T 细胞、B 细胞、NK 细胞等)和某些非免疫细胞(内皮细胞、表皮细胞、成纤维细胞等)经刺激而合成、分泌的一类具有广泛生物学活性的小分子蛋白质。细胞因子可分为白细胞介素、干扰素、肿瘤坏死因子超家族、集落刺激因子、趋化因子、生长因子等。它们结合相应受体调节细胞生长、分化和效应,调控免疫应答。根据产生细胞因子的细胞种类不同,可分为主要由淋巴细胞产生淋巴因子(lymphokine),包括有 IL-2、IL-3、IL-4、IL-5、IL-9、IL-10、IL-12、IL-13、IL-14、IFN-γ、TNF-β、GM-CSF 和神经白细胞素等;由单核细胞或巨噬细胞产生的单核因子(monokine),主要 IL-1、IL-6、IL-8、TNF-α、G-CSF 和 M-CSF 等;由骨髓和胸腺中的基质细胞、血管内皮细胞、成纤维细胞等细胞产生的非淋巴细胞、非单核 - 巨噬细胞产生的细胞因子,如 EPO、IL-7、IL-11、SCF、内皮细胞源性 IL-8 和 IFN-β 等。细胞因子分析可采用生物活性、免疫学、分子生物学等方法检测。

细胞因子受体的结构和功能对于深入研究细胞因子的生物学功能必不可少。根据细胞因子受体 cDNA 序列以及受体胞膜外区氨基酸序列的同源性和结构特征,可将细胞因子受体主要分为四种类型:免疫球蛋白超家族、造血细胞因子受体超家族、神经生长因子受体超家族和趋化因子受体。此外一些细胞因子受体的结构尚未弄清晰,如 IL-10R、IL-12R 等;有的细胞因子受体结构虽已弄清,但尚未归类,如 IL-2Rα 链(CD25)。检测细胞因子受体的水平已成为基础和临床免疫学研究的重要一环。大多数细胞因子受体是由两个或两个以上的亚单位组成的异源二聚体或多聚体,通常包括一个特异性配体结合 α 链和一个参与信号的 β 链。α 链构成低亲和力受体,β 链一般单独不能与细胞因子结合,但参与高亲和力受体的形成和信号转导。应用配体竞争结合试验、功能相似性分析以及分子克隆技术发现在细胞因子受体中存在着不同细胞因子受体共享同一种链的现象,这对阐明众多细胞因子生物学活性的相似性和差异性从受体水平上提供了依据。如 IL-3、IL-5、GM-CSF 都作用于造血系统,促进造血干细胞或定向干细胞的增殖。IL-6、IL-11、LIF、OSM 都能作用于肝细胞、巨核细胞、浆细胞瘤,发挥相似的生物学作用。IL-2、IL-4、IL-7、IL-9 和 IL-13 均具有刺激 T 细胞或和 B 细胞增殖的作用。

第三节　生物医学材料与免疫系统相互作用及评价

生物医学材料与免疫系统相互作用一方面是材料直接对免疫细胞、免疫分子的影响,免疫应答后对免疫器官与组织的影响,以及补体激活效应等;另一方面是免疫器官、细胞、分子对材料结构与性能的影响。有关生物医学材料因免疫系统的作用发生的物理化学结构与性能的改变,可采用有关现代测试分析方法进行检测,具体参考本书有关章节。可通过体外、半体内、体内试验进行生物医学材料与免疫系统相互作用评价。尽管免疫系统相互作用复杂,体外试验的环境与体内不同,但由于效率高、成本低,其结果仍有参考意义。生物医学材料与免疫系统相互作用试验评价的总体框架如下图 7-3 所示。

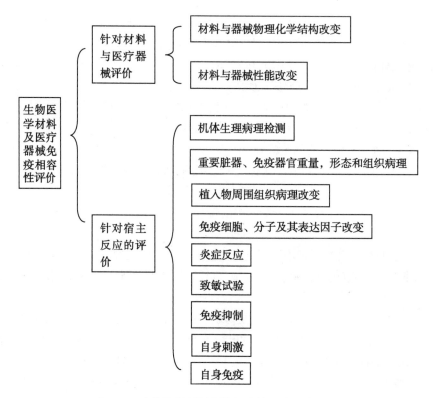

图 7-3 生物医学材料免疫相容性评价总体内容

一、生物医学材料的免疫器官毒性及评价

生物医学材料接触或植入机体,一般不直接与免疫器官接触,但由于组织中广泛存在的巨噬细胞、树状细胞等免疫细胞对植入物这种"异物"产生"清除行为",造成免疫系统应答的存在。同时生物医学材料释放化学物质(颗粒或内毒素类物质如脂多糖)或部分分子结构,通过体液免疫、细胞免疫及免疫分子介导,而对免疫器官存在一定影响。可通过免疫器官变化、机体生理,病理反应来判断生物医学材料的免疫器官毒性。免疫毒性是指引起免疫系统(器官与组织)、细胞、分子的病理改变,表现为免疫抑制或增强、过敏反应或自身免疫反应等。免疫毒性试验包括常规毒性试验中的免疫毒性指标观察及额外的免疫毒性试验。

1. 常规免疫毒性指标 包括白细胞总数及其分类计数、球蛋白和白球比值、淋巴器官、组织的大体解剖、胸腺和脾脏的器官重量和组织学检查(胸腺、脾脏、引流淋巴结和其他部位、骨髓、派尔集合淋巴结(Peyer patches)、支气管黏膜相关淋巴组织 、肠黏膜相关淋巴组织,眼结膜相关淋巴组织和泌尿生殖道黏膜相关淋巴组织,鼻黏膜相关淋巴组织 等)。评价具体指标包括对生命体健康状态的一般观察,检测体重变化、胸腺、脾脏指数改变(胸腺(脾)重量系数$(mg/10g)$=胸腺(脾)重量/小鼠体重 ×10)、系统解剖检测植入周围组织,并进行组织学分析,以及主要器官肝脏、脾脏、肺、肾脏、甲状腺、胸腺的重量改变,体液中免疫细胞数量和免疫分子的浓度改变等。步骤包括将材料植入 BALB/C 小鼠腹腔后对其体重变化、脾脏指数、淋巴细胞和脾脏细胞的增殖、外周血中性粒细胞和腹腔液巨噬细胞的绝对数量、细胞因子分泌、淋巴细胞亚群组成、淋巴细胞活化、引起脾脏、肾脏和肝脏的病变。或者不同剂量皮下注射材料(相当于给药)一定时间后检测脏器重量、组织病理学、脾淋巴细胞增殖、体液免疫反应导致的血液指标改变等。下面简介常规免疫毒性试验的操作实例。

称重小鼠随机分组,按不同剂量皮下注射连续给药 3 周,取试验动物小鼠免疫器官或组织,停药 2 周后取材进行分析。每只小鼠取甲状腺、胸腺、肺、肝、脾、肾上腺、肾、淋巴结组织,10%甲醛溶液固定后取材。组织学分析可通过石蜡包埋 - 切片 -HE 染色 - 光学显微镜观察等步骤分析组织的病理改变情况,图像用 IPP6.0 软件计算,数值以 $\bar{x} \pm s$ 表示,统计分析用 ANOVA 检验,$P<0.05$ 为有统计学差异。组织学改变如表 7-1 所示评分法进行判断。

表 7-1　组织病理病变分级标准

损伤范围	程度分级	损伤范围	程度分级
未观察到组织学改变	正常	21%~40%	中度
0%~20%	轻度	41%~100%	重度

一般状态观察如表 7-2 所示。

表 7-2　观察和检查的项目、指标及时间

项目	检查指标	检查时间及动物号
一般状况观察 (7 项)	外观体征	每天　　　　全部
	行为活动	每天
	腺体分泌	每天
	呼吸	每天
	粪便性状	每天
	摄食量	每周
	体重	每周
血液学检查 (19 项)	白细胞数(WBC)	给药后的 1、3、5、6、8、10d 和停药后的 2、4、7、9d
	红细胞数(RBC)	
	血红蛋白量(HGB)	
	血细胞比容(HCT)	
	红细胞平均体积(MCV)	
	红细胞平均血红蛋白含量(MCH)	
	红细胞平均血红蛋白浓度(MCHC)	
	血小板数(PLT)	
	红细胞体积分布宽度(RDW-SD)	
	红细胞体积分布宽度(RDW-CV)	
	血小板体积分布宽度(PDW)	
	平均血小板体积(MPV)	
	大型血小板比率(P-LCR)	
	血小板压积(PCT)	
	白细胞五分类及比例	
	中性粒细胞数(NEUT#)	
	淋巴细胞数(LYMPH#)	
	单核细胞数(MONO#)	
	嗜酸性粒细胞数(EO#)	
	嗜碱性粒细胞数(BASO#)	
病理学检查 系统解剖 脏器重量及脏器系数(7 个脏器)	脾脏、脑、肺、肾脏、胸腺、肾上腺、肝脏	给药后的 1、3、5、6、8、10d 和停药后的 2、4、7、9d
组织病理学检查 (8 个脏器)	甲状腺、肾上腺、骨髓、肾脏、肺、颈部淋巴结、脾脏、胸腺	

2. 额外免疫毒性试验　常规免疫毒性指标检测结果提示有免疫毒性时,应进行额外免疫毒性试验。其中部分可并入常规毒性试验中,仅需要对常规毒性试验方案进行修改。另外,在成体发现免疫抑制作用后,需要评价发育免疫毒性作用,如观察母代植入材料后子代的淋巴系统和血液系统的变化等。额外免疫毒性试验包括免疫功能检测(如 T 细胞依赖的抗体反应、NK 细胞活性、细胞毒 T 淋巴细胞活性、细胞因子表达、巨噬细胞、中性粒细胞功能、皮肤超敏反应、宿主抵抗力研究)和免疫表型检测等。下面简介一些额外免疫毒性试验的操作实例。

(1) 脾脏淋巴细胞增殖试验:小鼠连续 12d 每天皮下注射给药,第 13d 无菌操作取脾脏进行试验。第 13d 脱颈处死小鼠,于 75% 乙醇中浸泡灭菌,剪开腹腔取出脾脏,修剪去除多余组织,置于已灭菌的玻璃培养皿中;用 Hanks 液中,剪碎脾脏,转移至 200 目筛网,用注射器芯研磨完全;经离心、红细胞裂解、离心、RPMI1 640 重悬并接种于培养瓶中培养。培养过夜转移至离心管中计数,接种于 96 孔板中;加入 ConA,培养板孵育 24h 后加 CCK-8,计数脾脏淋巴细胞增殖情况。对各剂量组动物计算 $\bar{x}\pm s$,并与阴性对照组进行比较。

(2) 体外 T 淋巴细胞转化试验:小鼠脾细胞受到 ConA 作用后产生增殖活化,其胞内线粒体琥珀酸脱氢酶活性相应升高,MTT 作为其底物参与反应,形成蓝色的甲䐶颗粒沉积于细胞内或细胞周围,经盐酸 - 异丙醇溶解后为蓝色溶液,可用酶标测定仪测定反应体系中细胞增殖程度。也可采用同位素法(^{3}H-TdR 掺入法):细胞增殖的基本条件或前提为细胞质和细胞核的复制,这是正常细胞增殖过程缺一不可的前提。一般来说,一个细胞周期可大致分为四期,即 G1 期、S 期、G2 期和 M 期。其中 S 期为 DNA 合成期,主要功能活动为 DNA 合成。^{3}H-TdR 是 DNA 合成的前体,加入细胞培养液中后被细胞摄取作为 DNA 合成的原料。细胞合成的 DNA 越多,则所掺入的 ^{3}H-TdR 就越多,因此,检测所掺入的 ^{3}H-TdR 就可反映细胞增殖的程度。因有同位素污染问题,故常采用 MTT 法。

(3) NK 细胞活性测定(乳酸脱氢酶)试验:NK 细胞用 Hanks 液清洗后,用含有 3%FBS 的 RPMI1640 重悬,接种于培养瓶中培养。培养过夜转移至离心管中,计数并置于 96 孔板,设置 A(自然释放孔)、B(样品孔)、E(最大释放孔)、F(最大释放对照孔)、G(培养基对照孔),以淋巴瘤细胞(Yac-1)为靶细胞,加样后于培养箱中培养、离心后取上清液,用 LDH 测定试剂盒进行吸光度(OD 值)测定。

NK 细胞杀伤活性(%)= $\left[\left(OD_{测定孔}-OD_{自然释放孔}\right)/\left(OD_{最大释放孔}-OD_{自然释放孔}\right)\right]\times 100\%$

(4) T 淋巴细胞亚群分析:用 PBS 调整细胞浓度、离心后弃上清液,加 PBS 重悬后加入 CD3、CD4 和 CD8 荧光抗体,室温孵育 0.5h 后用 PBS 清洗、离心,最后用 PBS 在流式管中重悬细胞后使用流式细胞仪上检测淋巴细胞表型。检测脾淋巴细胞中 CD3$^+$ 淋巴细胞比例,分析 CD4$^+$ 和 CD8$^+$ 含量并计算 CD4$^+$/CD8$^+$。对各剂量组单性别动物求 $\bar{x}\pm s$,并与阴性对照组进行比较。

(5) 体外检测 B 细胞功能:以 SRBC 作为抗原,从免疫小鼠脾脏分离淋巴细胞或直接用脾细胞,将其与高浓度 SRBC 混合于琼脂中,经 CO$_2$ 培养箱温育后,在补体参与下抗体形成细胞周围的 SRBC 溶解而形成溶血小区,即溶血空斑(plaque)。一个空斑代表一个抗体形成细胞,空斑的数量表示抗体形成细胞的多少。IgM 参与本反应,固定补体能力强,可直接激活传统途径,导致 SRBC 溶解,称直接法。若检测其他类别免疫球蛋白的抗体形成细胞,需在试验系统中加入相应的第二抗体才能使 SRBC 溶解形成空斑,称间接法。

(6) 体液免疫反应评价方法:各组动物每隔 5d 皮下注射或埋植材料与弗氏完全佐剂均匀混合的乳化剂,给药 3 次,于末次给药后第 7d,摘除小鼠眼球取血,离心管收集小鼠血液,室温静置后离心,收集血清超低温冰箱冷冻保存,用 ELISA 试剂盒检测血清中 IgE、IgG、IgM、C3a、C5a 水平,包被胶原蛋白,检测血清中胶原蛋白特异性抗体水平。

二、生物医学材料与免疫细胞的相互作用与评价

材料接触免疫细胞(淋巴细胞、DC 细胞、巨噬细胞等)而发生相互作用,不仅体现在免疫细胞对材料的吞噬作用,还表现在材料的"毒性"对免疫细胞存活、细胞因子的分泌或增殖活性产生影响。

对于细胞增殖活性可以用如 MTT 比色法、CCK-8 显色法等常用细胞增殖活性测试方法。另外可通过荧光抗体分选出因材料的作用导致的不同表型免疫细胞。材料刺激免疫细胞也促使这些细胞合成大量细胞因子,这些因子对机体可能产生重要影响。可采用 RT-PCR,ELISA、FACS、免疫组化分析等从RNA、蛋白质等不同水平检测在材料作用下免疫细胞因子的表达水平。

(一) 免疫细胞对材料的吞噬效应

吞噬细胞主要包括中性粒细胞、单核细胞,以及在组织中发育成熟的巨噬细胞等,其吞噬效应是对材料等抗原的处理或呈递(树状细胞)至其他效应免疫细胞(T 或 B 淋巴细胞)的基本过程,是非特异性免疫的重要组成部分。不同动物来源的巨噬细胞或同一动物来源的不同巨噬细胞吞噬功能强弱不同,吞噬细胞的平均吞噬能力是机体非特异性免疫功能强弱的重要反映。检测免疫细胞的吞噬效应,一方面了解材料等抗原刺激免疫细胞的"胃口"的能力,另一方面可评估吞噬细胞的吞噬能力。现常用的试验方法为小鼠腹腔巨噬细胞吞噬鸡红细胞。试验方法为:6~8 周龄健康小白鼠,实验前腹腔注射 4% 淀粉肉汤,在腹腔形成含巨噬细胞混合悬液,处死小鼠提取腹腔悬液,分离得到巨噬细胞。在 eppendorff 管中分别加入巨噬细胞悬液和 5% 鸡红细胞悬液,培养箱中分别培养 30、45、60 和 90min 后取出置于干净的盖玻片上,37℃粘贴 30min,然后冲洗、固定和染色,光学显微镜观察记录巨噬细胞吞噬鸡红细胞的情况,计算吞噬百分率和吞噬指数。也可以直接将 20% 鸡红细胞悬液 1ml 注射小鼠腹腔,取混合悬液在光学显微镜下观察吞噬情况。

另一种免疫细胞吞噬试验方法是昆明小鼠碳粒廓清试验,它是检测机体非特异性免疫功能的常用方法之一。通过碳粒静脉注射进入血液循环后,迅速被巨噬细胞吞噬,测定碳粒在血液中的清除速率,反映网状内皮系统的吞噬功能。单核巨噬细胞的吞噬机能是反映动物非特异性免疫功能的主要指标之一。在一定范围内,体内碳颗粒被清除速率与血碳浓度呈指数函数关系,通过观察小鼠的碳廓清能力,来考察材料对小鼠吞噬细胞功能的影响,为临床提供参考。

(二) 材料对免疫细胞增殖活性检测

生物医学材料对免疫细胞存活和增殖活性的影响与体细胞类似,检测的方法很多,现常采用MTT、CCK-8 法和 CFSE 法。相关检测原理与方法参见本书前面有关章节。

(三) 材料刺激免疫细胞因子表达

生物医学材料刺激免疫细胞在 mRNA 水平和蛋白质水平表达特异因子除在前文介绍的 ELISA、荧光免疫组织化学、免疫印迹(Western Blotting)等方法表征外。可采用 RT-PCR 在 RNA 水平表征免疫细胞表达的 IL-1,IL-6,TNF-α 等炎症因子。有关 RT-PCR 的测试原理与方法可参考本书前面有关章节。

三、生物医学材料与免疫分子的相互作用与评价

免疫分子的种类很多,其中有些具有结构和进化上的同源性,主要有抗体分子,酶,凝聚素,补体系统,蛋白质,纤维蛋白原相关蛋白、细胞因子等。生物医学材料与这些分子接触,产生非特异性吸附与特异性吸附是常见的物理、化学、生物学过程。如含胺基的高分子材料吸附血液或体液中的蛋白质、细胞因子等免疫分子;血液透析过程中,血液中的蛋白质与纤维之间形成的非特异性吸附关系,影响透析质量。另外生物医学材料释放出的颗粒物或特殊化学物质(类似于脂多糖),材料表面形貌和尺寸等因素都对免疫分子有可能产生影响。特别是影响免疫分子的构象,导致它本身在机体内成为免疫原,产生不利影响。评价方法一般通过检测免疫分子浓度、构象、性质等改变获得材料与免疫分子相互作用信息。

生物医学材料与免疫分子的相互作用,体现出最明显生物学效应是对免疫球蛋白的吸附,导致补体激活效应。材料与血液接触,可吸附免疫球蛋白,形成抗原 - 抗体复合物,依次激活机体的补体系统,包括 C1、C4、C2,形成 C3 转化酶,可激活 C3,形成 C5 转化酶;激活 C5,依次结合 C6~C9,最后形成细胞膜攻击复合物。检测材料与免疫球蛋白的吸附量可直接采用紫外可见光吸收光谱法、ELISA、

RT-PCR 等方法；而吸附构象的改变甚至形成激活补体效应的抗原 - 抗体系统则需要采用间接法检测补体激活效应，这些方法通过评价材料与补体分子直接作用，形成的免疫效应来评价。如 GB/T 14233.2—2005 规定检测体外血清补体活化期间形成的 C3a 量来判断材料对补体的激活潜能。ASTM F1984-99 规定通过材料与标准量人体血清接触，检测补体介导羊红细胞裂解情况，判断血清总补体激活情况。ASTM F2065-00 规定的检测旁路补体激活效应为通过将材料与标准量 C4 缺失的豚鼠血清接触，检测补体介导的兔红细胞裂解情况来判断血清中功能性补体的活性。

生物医学材料与免疫分子的相互作用，在血液透析中最受关注。透析中吸附柱的选择性吸附 - 清除功能必须得到保障，但在血液中存在大量免疫分子，如何有效保障选择吸附呢？近 20 来发展出免疫吸附疗法。它将高度特异性的抗原、抗体或某些具有特定物理化学亲和力的物质（配体）与吸附材料（载体）结合，制成吸附剂（柱），利用其特异性吸附性能，选择性或相对特异性地清除患者血液中内源性致病因子，达到缓解病情的目的。这些免疫吸附剂分为两类：①生物亲和型：包括抗原 - 抗体结合型——是指将抗原（抗原固定型）或抗体（抗体固定型）固定在吸附柱的载体上；补体结合型——固定 C1q，利用其结合免疫复合物 Fc 段的特性，吸附血液中的免疫复合物；Fc 段结合型——以蛋白质 A 为配基，吸附血液中 IgG 分子的 Fc 段。②理化亲和型：包括静电结合型和疏水结合型，前者利用吸附剂与特定物质之间的静电作用，达到吸附清除致病物质的目的；后者利用吸附剂侧链的疏水基团与被吸附物间的疏水性结合，来达到吸附清除的目的。

第四节　生物医学材料的植入免疫与评价

生物医学材料以器械或装置植入机体，对其免疫相容性评价非常重要。特别是一些材料具有免疫原性，对机体潜在损害大，迫切需要进行免疫毒性评价。植入材料可引起免疫系统炎症反应、过敏反应、免疫刺激、免疫抑制以及自身免疫反应等。由于免疫系统反应的复杂性导致目前难以用统一标准来评估生物医学材料植入后因免疫毒性导致对机体的损害程度。

一、生物医学材料植入的非特异性免疫反应与评价

由于免疫细胞在机体组织或器官的广泛存在，当生物医学材料植入机体，作为异物一般会产生非特异性免疫反应，表现为免疫细胞或因子参与的炎症与过敏反应。炎症是有血管系统的组织对损伤因子所发生的防御反应，表现为红、肿、热、痛和功能障碍。生物医学材料植入组织，与受损血管接触，引起非感染性炎症。另外植入材料与体液接触，对免疫细胞或系统的刺激，从而损坏组织，导致变态 / 过敏反应。

炎症分为急性和慢性，急性炎症以发红、肿胀、疼痛等为主要病理特征，并伴有巨噬细胞、淋巴细胞、浆细胞的浸润和成纤维细胞在植入周围的富集。慢性炎症的病程较长，数月至数年以上，可由急性炎症迁延而来，或由于致炎因子的刺激较轻并持续时间较长。慢性炎症时，局部病变多以增生改变为主，变质和渗出较轻；炎症细胞浸润多以淋巴细胞、巨噬细胞和浆细胞为主。炎症反应可通过动物试验，利用组织病理学切片分析或免疫细胞、细胞因子定量检测直观评价植入物周围组织的结构、免疫细胞的分布、血液中免疫细胞数量及细胞因子的表达量。一般在植入物周围组织大量免疫细胞浸入，白细胞增多，骨髓、肝、脾、淋巴结中的巨噬细胞增殖，吞噬消化能力增强。淋巴组织中的 B、T 淋巴细胞也发生增殖，同时释放淋巴因子和分泌抗体的功能增强。

植入生物医学材料所致的细胞或体液介导的免疫应答导致的组织损伤称超敏反应，通常也称之为变态 / 过敏反应或免疫损伤。与胸腺、脾脏和淋巴结等组织在出生以后形成的免疫系统只针对某一特定的抗原不同，皮肤和黏膜作为机体与外界接触的组织，不针对某一种特定的抗原，而是对多种抗原都有抵御作用。在皮肤、消化道、呼吸道黏膜和某些细胞的表面存在抗体，一旦接触抗原就会产生过敏 / 变态反应。过敏反应发生的机制是一个复杂和抽象的过程，分为 Ⅰ ~ Ⅳ

四种类型,即速发型超敏反应、细胞毒性型超敏反应、免疫复合物型超敏反应、迟发型超敏反应。
Ⅰ型超敏反应发生的机制可划分为三个阶段:

(1)过敏原进入机体后可选择诱导过敏原特异性 B 细胞产生抗体应答,此类抗体与肥大细胞和嗜碱性粒细胞(即皮肤、呼吸道或消化道黏膜以及血液中的某些细胞,其中肥大细胞分布于皮下小血管周围的结缔组织中和黏膜下层,而嗜碱性粒细胞主要分布于外周血中)的表面相结合,而使机体处于对该过敏原的致敏状态。通常这种致敏状态可维持数月或更长,如果长期不接触该过敏原,致敏状态可自行逐渐消失。

(2)相同的过敏原再次进入机体时,通过与致敏的肥大细胞和嗜碱性粒细胞表面的抗体特异性结合,使这种细胞释放生物活性介质。释放的生物活性介质除了组织胺以外,还可以是前列腺素 D2、白三烯、血小板活化因子等,可引起平滑肌收缩,毛细血管扩张和通透性增强,腺体分泌物增多。

(3)生物活性介质作用于效应组织和器官,引起局部或全身过敏反应的阶段。根据反应发生的快慢和持续的时间长短,可分为早期相反应和晚期相反应两种类型。早期相反应主要由组织胺引起,通常在接触过敏原数秒钟内发生,可持续数小时,晚期相反应由白三烯、血小板活化因子等引起,在过敏原刺激后 6~12h 发生反应,可持续数天。

对于生物医学材料,超敏反应(抗原或物质再次进入过敏体质引起的机体损伤或功能紊乱)主要是 IgE 抗体介导的Ⅰ型快速超敏反应和 T 淋巴细胞介导的Ⅳ型迟发型超敏反应。而Ⅱ、Ⅲ型超敏反应涉及抗体和补体,发生的可能性偏低。如表 7-3、表 7-4 所示是一般皮肤致敏的评价指标,通过评分、致敏率来评价皮肤对植入物的过敏反应。

表 7-3　皮肤过敏反应程度的评分标准

皮肤过敏反应		分值
红斑	无红斑	0
	轻度红斑,勉强可见	1
	中度红斑,明显可见	2
	重度红斑	3
	紫红色红斑到轻度焦痂形成	4
水肿	无水肿	0
	轻度水肿,勉强可见	1
	中度水肿,勉强可见(边缘高出周围皮肤)	2
	重度水肿,皮肤隆起 1mm,轮廓清楚	3
	严重水肿,皮肤隆起 1mm 以上或有水泡或破溃	4
	最高总分值	8

表 7-4　皮肤致敏性评价标准

致敏发生率/%	皮肤致敏性评价	致敏发生率/%	皮肤致敏性评价
0~10	无致敏性	61~80	高度致敏性
11~30	轻度致敏性	81~100	极度致敏性
31~60	中度致敏性		

免疫抑制一直是免疫毒理学试验的重点。免疫抑制导致机体对适应性免疫答应的抑制,宿主抵抗能力下降和经常感染,目前还没有材料表现出对免疫系统明显抑制效应,一般通过免疫器官、免疫

细胞、免疫分子等不同层次相互作用来评价材料的免疫抑制能力。如免疫病理学实验,体液/细胞免疫检测,细胞因子检测,宿主抵抗力检测(抗细菌、病毒、肿瘤)等。

免疫刺激-材料的抗原性对免疫系统刺激产生应答,一般不会降低免疫系统的抵抗力,但不当或长期刺激可能导致超敏或自身免疫疾病。用于免疫抑制的试验方法通常适用于免疫刺激的检测。免疫刺激试验主要有眼刺激(表7-5)、皮肤刺激和黏膜刺激试验(表7-6)等。

表7-5　眼损伤反应记分标准

反应	说明	记分
角膜	混浊度:透明	0
	角膜云雾或弥散混浊区,虹膜清晰查见	1*
	肉眼可见易识别的半透明区,虹膜模糊	2*
	角膜混浊为乳白色,看不见虹膜及瞳孔	3*
	角膜白斑,完全看不见虹膜	4*
	角膜受累范围	
	0~1/4	0
	1/4~1/2	1
	1/2~3/4	2
	3/4~1	3
虹膜	正常	0
	超出正常皱襞,充血水肿,角膜缘充血,对光反应存在,但反应减弱	1*
	光反射消失,出血或严重结构破坏	2*
结膜	**充血**	
	变红(累及睑结膜和球结膜,不包括角膜和虹膜)	0
	血管明显充血	1
	充血弥散,呈暗红色,结膜血管纹理不清	2*
	弥散性严重出血	3*
	水肿	
	无水肿	0
	轻度水肿(包括瞬膜)	1
	明显水肿伴部分睑外翻	2*
	水肿使眼睑呈半闭合状	3*
	眼睑水肿,眼呈半闭合到全闭合状	4*
溢泪	无溢泪	0
	轻度溢泪,任何超过正常量的情况	1
	溢泪累及眼睑和眼睑邻近的睫毛	2
	溢泪混润眼睑,睫毛和眼周围相当区域	3
涂片	无炎症细胞	0
	少量炎症细胞	1
	较多炎症细胞	2*
	大量炎症细胞	3*

* 为阳性结果。

表 7-6　口腔黏膜组织的显微镜记分标准

反应	说明	记分	反应	说明	记分
上皮	正常	0	血管充血	无	0
	细胞变性或变平	1		极少	1
	化生	2		轻度	2
	局部糜烂	3		中度	3
	广泛糜烂	4		重度伴有血管破裂	4
白细胞浸润 （每个高倍视野）	无	0	水肿	无	0
	极少 <25 个	1		极少	1
	轻度 26~50 个	2		轻度	2
	中度 51~100 个	3		中度	3
	重度 >100 个	4		重度	4

自身免疫 - 材料植入机体后，尽管不一定有免疫原性，但与组织液或血清蛋白结合，改变了蛋白质构象，使机体对这种抗原进行识别，产生自身抗体，或 T 淋巴细胞与宿主自身抗原发生反应，导致细胞损伤或组织破坏，并导致慢性、消耗性自身免疫性疾病或组织器官的损伤。一般这种抗原与宿主间有特异结合能力，动物试验表明很大程度上由遗传决定，不大可能用常规毒理实验检测出植入材料或器械诱发自身免疫的潜能。由于个体差异大，影响因素多，难以用动物模型来评价，同时动物评价的结果也难以外推至人体。目前提出的一个自身免疫预测模型是腘淋巴结试验及其改良方法，依据是材料植入后形成新的抗原，提供刺激信号，嵌入 T 细胞核 MHC 复合体，诱导免疫交叉反应，暴露体内抗原，诱导超敏反应，这涉及免疫调节异常和淋巴细胞活化，尤其是辅助 T 细胞活化，通过检测 T 细胞活化或因子表达判断材料诱导自身免疫潜能。

总体上植入材料的免疫毒性影响因素多，生理过程复杂，难以采用单一或几个评价指标来确定免疫毒性。目前评价主要使用小鼠、大鼠、豚鼠、兔、比格犬、非人灵长类动物做植入材料免疫毒性试验，经非肠道 - 腹腔、肌肉、皮下埋植或其他植入方式，具体试验包括：全身过敏试验，皮肤过敏试验，皮肤主、被动过敏试验，豚鼠最大化试验，皮肤光过敏试验，中性粒细胞吞噬功能试验，T、B 淋巴细胞转化试验，NK 细胞活性测定试验，并根据受试植入物特点选用其他相关试验。

二、生物医学材料植入特异性免疫反应与评价

生物体来源的生物医学材料，如动物来源组织脱细胞后的基质，γ- 射线灭菌、灭活后的动物组织或人源异体组织，基于异种或同种异体免疫排斥反应，往往因为带有或残留免疫原，在植入后可引起宿主排斥反应。另外本身不含免疫原的材料可能在长期接触过程中，在机体内产生免疫原。排斥反应本质上是组织表面的抗原诱导，引起移植排斥反应的抗原称为移植抗原或组织相容性抗原。机体内与排斥相关的抗原系统有 20 多个，其中引起强烈而迅速排斥反应的为组织相容性抗原，其编码基因是一组紧密连锁的基因群，称为 MHC，控制机体免疫应答能力与调节功能的基因也存在于 MHC 内。MHC 不仅与移植排斥反应有关，也广泛参与免疫应答的诱导与调节。人类的 MHC 称为人类白细胞抗原（human leucocyte antigen，HLA）。同一种属不同个体间，由等位基因差异而形成的多态性产物，即为同种异型抗原，均有可能作为组织相容性抗原而介导排斥反应。目前已知哺乳动物体内有 40 多个基因座位编码组织相容性抗原。另外即使主要组织相容性抗原完全相同，仍可能发生程度较轻、较缓慢的排斥反应，提示还存在其他可诱导排斥反应的抗原，即次要组织相容性抗原（minor histocompatibility antigen，mH 抗原）。mH 抗原表达于机体组织细胞表面，由某些具有多态性的基因编码，可被 MHC 分子提呈，主要包括两类：①性别相关的 mH 抗原：某些近交系小鼠或大鼠中，来源

于雄性供者的移植物可被同系雌性受者排斥,而来源于雌性供者的移植物则可被同系雄性受者所接受。由于近交系雌性与雄性个体间遗传背景的唯一差别是雄性携带 Y 染色体,提示 Y 染色体基因编码产物属组织相容性抗原。例如,雄性小鼠的 H-Y 抗原为 mH 抗原,主要表达于精子、表皮细胞及脑细胞表面。②常染色体编码的 mH 抗原:在人类包括 HA-1~HA-5 等,其中某些可表达于机体所有组织细胞,某些仅表达于造血细胞和白血病细胞。mH 抗原诱导同种异体排斥反应的特点为:①mH 抗原以 MHC 限制性方式被细胞毒 T 淋巴细胞和 Th 细胞识别,而不能被 T 细胞直接识别;②不同类型 mH 抗原可被不同型别 HLA 分子提呈;③不同 mH 抗原分子结构不同,其与特定 MHC 分子结合的亲和力也各异,故在不同供、受者间进行移植,参与排斥反应、占优势的 mH 抗原种类可能不同;④单个 mH 抗原不符一般引起缓慢的排斥反应,但多个 mH 抗原不相符可能引起类似于 MHC 不相符所致的快速排斥反应。在 HLA 全相同的供、受者间进行移植所发生的排斥反应(尤其是移植物抗宿主反应,GVHR),主要由 mH 抗原所致。因此,临床移植(尤其是骨髓移植)中应在 HLA 型别相配的基础上兼顾 mH 抗原。

除上述组织相容性抗原引起排斥外,还有其他参与排斥反应发生的抗原。①人类 ABO 血型抗原:ABO 血型抗原不仅分布于红细胞表面,也表达于肝、肾等组织细胞和血管内皮细胞表面。因此,供、受者间血型不合也可引起移植排斥反应,特别是受者血清中血型抗体可与供者移植物血管内皮细胞表面 ABO 抗原结合,通过激活补体而引起血管内皮细胞损伤和血管内凝血,导致超急性排斥反应。②组织特异性抗原:指特异性表达于某一器官、组织或细胞表面的抗原。目前已获如下初步认识:同种异体不同组织器官移植后发生排斥反应的强度各异,从强到弱依次为皮肤、肾、心、胰、肝,其机制之一可能是不同组织特异性抗原的免疫原性不同。在诸多组织特异性抗原中,如内皮细胞可特异性表达内皮细胞抗原,内皮细胞抗原编码基因与 MHC 紧密相连,即为一种新的 MHC Ⅰ 类基因。内皮细胞抗原也可被视为主要组织相容性抗原,可诱导受者产生强的细胞免疫应答,从而在急性和慢性排斥反应中起关键作用。皮肤抗原属一种皮肤蛋白多肽抗原,无同种差异性,以与 MHC 分子结合为复合物的形式存在,皮肤移植后供者 SK-MHC 复合物可通过直接提呈方式被受者 T 细胞识别,并导致排斥反应发生。

生物医学材料植入引起特异性免疫反应的评价方法主要是免疫原性试验,重点检测抗体滴度、抗体的出现时间、出现抗体的动物数、剂量关系、抗体滴度的动态变化、抗体的中和活性、补体激活与否、免疫复合物在肝肾的沉积等。需要建立相应方法,并对方法学进行考察,如灵敏度、血清样品中受试品的干扰等。

抗体滴度是指抗体识别特异性抗原部位的最低浓度(或最大稀释倍数),主要采用 ELISA 法检测。一般免疫原如胶原蛋白注射(植入)小鼠体内,检测血清中 IgG 水平,得到实验组和阴性对照组的特异抗体浓度倍比(滴度)。中国药典推荐采用溶血抑制法检测材料的免疫滴度和免疫原性。一般过程如下:制备溶血素(20% 绵羊红细胞免疫新西兰兔制备溶血素)、抗体、补体(豚鼠血清)、致敏 SRBC 后,将样品和对照品分别加入氯化钠注射液制成浓度为 10mg/ml 的溶液,再分别用磷酸盐缓冲液制成一定稀释度的稀释液作为样品溶液和对照品溶液。取对照品溶液及样品溶液各 0.1ml 置于试管中,加入 0.1ml 2 单位抗体及 0.2ml 2 单位补体,摇匀,于 4~8℃ 放置 4h 以上,于 37℃ 下保温 30min,加入 0.2ml 致敏羊血红细胞,摇匀,于 37℃ 下保温 30min,观察各管溶血情况。同时设抗原(不加抗体,以 0.1ml 磷酸盐缓冲液代替)、抗体(不加抗原,以 0.1ml 磷酸盐缓冲液代替)、补体(不加抗原、抗体,以 0.2ml 磷酸盐缓冲液代替)对照管,以上 3 种对照管应全溶血;另设的 SRBC(不加抗原、抗体和补体,以 0.4ml 磷酸盐缓冲液代替)对照管应不溶血。样品不溶血管的最低浓度应不得高于对照品相应浓度的 1 倍以上。可得到材料抗体滴度和免疫原性评估。

抗核抗体检测评价植入物的免疫原性,采用生物素双抗原夹心 ELISA 方法测定样品中小鼠抗核抗体(ANA)水平。向预先包被了抗小鼠抗核抗体的酶标孔中加入小鼠血清;温育后,加入酶标抗小鼠抗核抗体,再经过温育和洗涤后,除去未结合的酶标抗小鼠抗核抗体,然后加入底物 A 和 B,产生蓝

笔记

色,酸终止反应,酶标板上测试孔呈黄色。于酶标仪上测定 OD450 值,颜色的深浅和 OD 值大小与样品中小鼠抗核抗体的浓度呈正相关。

α-Gal 抗原残留检测方法,目前对植入物残留 α-Gal 抗原的检测方法已经标准化,一般采用脂载蛋白 E[ApoE(M86)]抗体测定 α-Gal 抗原清除率。以 Galα-1、3-Gal/BSA 为固相抗原,利用特异性抗 α-Gal 单抗 M86 与待测物反应,再取上清液中剩余的 M86 抗体与固相抗原反应后检测待测物中 α-Gal 抗原含量。经 α-Gal 阳性和阴性材料的验证证实其具有较好的灵敏性和特异性。该方法为评价动物源性生物医学材料及其衍生物 α-Gal 抗原残留的一种有效方法。

总体上生物医学材料植入机体后的特异性免疫评价标准化方法较少,随着细胞分子水平的检测精度提高,以及复杂生物学过程的不断揭示开来,建立标准评价手段会越来越完善。

第五节 生物医学材料的免疫相容性评价新进展

既然生物医学材料植入机体与免疫分子,免疫细胞,免疫组织、器官或系统之间存在相互作用不可避免,那么有必要调整生物医学材料的组成与结构,尽可能与免疫分子、细胞、组织、器官或系统相容,使生物医学材料更好发挥它的功能。生物医学材料与免疫系统相互作用在不同的"场景",人们期望的"相容性"有所不同。对于靶向非免疫器官、组织或细胞的药物载体,则尽量避免免疫系统的干扰,使其顺利到达目标区域发挥作用。对于疫苗佐剂用材料,则希望尽可能地与免疫细胞接触,使抗原更高效发挥疫苗作用。而对于组织再生修复材料,不同的修复阶段需要材料对免疫细胞进行不同的调控,修复初期希望材料刺激免疫细胞合成炎症因子,召唤体细胞加快修复,特别是难愈性伤口或因免疫细胞不活跃引起的伤口难愈;而对于修复中后期则希望免疫细胞表达有利于修复的细胞因子,避免炎症因子的过度合成导致修复过程延长或伤口难以完成修复。特别是免疫治疗正在临床上获得认可,针对免疫细胞、组织、器官与系统的精准调控变得尤为迫切。随着检测技术的进步,机体生物学过程逐渐从意识到复杂性,到如何揭示这些过程。免疫过程是生物学过程的重要组成部分,免疫相容性评价的复杂性不言而喻。因此随着测试技术进步,细胞分子生物学及临床医学的发展,生物医学材料的免疫相容性评价研究和技术不断在发展中之中。

一、免疫过程产生的免疫分子精确检测技术

前述的免疫检测方法大多基于已知的免疫分子进行定性或定量检测,或者根据生物医学材料植入后病理改变来笼统判断免疫相容性。免疫过程伴随新分子的不断出现,因此严格说来需要面对各种新物质变化,所以随着病理的改变,免疫组(免疫分子、信息)每天在改变、更新,需要高通量检测技术精确检测出免疫组分子,并寻找可以帮助诊断的生物标记物。高性能质谱仪在蛋白质检测中扮演重要角色,免疫组分子可通过飞行质谱(MALDI-TOF-MS)或质谱流式细胞术等精确分析分子结构,并为后续设计这些免疫分子生物标志物奠定基础。这类技术已经成为免疫相容性研究的重要发展方向。

二、细胞水平生物医学材料与免疫细胞相互作用检测技术

生物医学材料的免疫相容性评价在体外相对检测手段多,多侧重于免疫细胞形态改变、增殖率、细胞因子表达量、NO 产生、氧化应激、转染、信号通路等的检测分析,用于明确材料与免疫细胞相互作用关系,以便设计材料使"被动刺激"变成"主动调控"免疫细胞,有利于生物医学材料发挥医学功能。单细胞水平的实时检测技术出现(原子力显微镜,AFM),目前对免疫细胞与材料相互作用力的研究,能预测免疫细胞与材料相互作用,导致的黏附、增殖的影响。如图 7-4 所示为原子力研究小鼠单核巨噬细胞白血病细胞(Raw164.7)在乙酰化葡甘聚糖乙酰化物表面的力谱,表明酯化度为 1 的葡甘聚糖作用力最强。事实上也显示材料对免疫细胞调控能力强。因此单细胞水平实时、动态监控、检测免疫细胞与材料相互作用的技术是免疫相容性评价的发展方向之一。

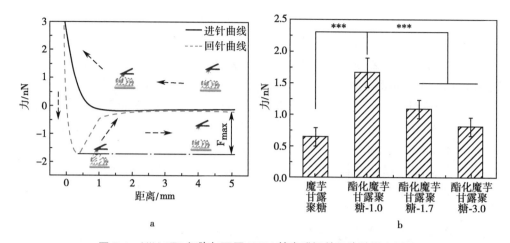

图 7-4　NIH-3T3 细胞与不同 KGM 基底膜间单细胞黏附力测量

a. 原子力显微镜单细胞黏附力测量原理图，Fmax 为最大拉断力和基线间差值；b. 直方统计图，***P<0.01。

三、生物医学材料与免疫组织、器官、系统相容性评价进展

生物医学材料的研究热点之一是寻找一类具有免疫活性调控功能的材料，特别是精准调控免疫细胞的活性，使其在不同的时期，不同组织或器官、不同的生理 / 病理状况下表现出所需要的活性。一类是逃逸或与免疫系统"和谐共处"的材料，如高度亲水的 PEG 链和中性多糖琼脂糖；另一类是根据需要刺激免疫系统的活性，如疫苗佐剂和组织再生修复材料。

将体外检测得到的结果推广到体内存在不确定性，原因在于体内生理环境的复杂性。目前主要从生理病理改变，非特异性免疫反应以及个别特异免疫反应来判断免疫相容性。事实上体内免疫相容性评价的难点是实时、动态对生理环境海量免疫分子的获取和检测分析。这可能依赖于未来芯片结合相关的生物传感技术来实现，针对血液、体液以及植入组织或器官及其周围生理环境的免疫分子改变来实时、动态确定植入材料如何刺激免疫系统，并判断免疫系统反馈的信号是否对机体健康构成威胁。

总体上讲免疫相容性评价技术的发展非常迅速，但面临的困难也很多，部分检测标准的统一正在制定之中。

思考题

1. 简述免疫系统的构成是什么。
2. 免疫检测的基本原理是什么？
3. 生物医学材料与免疫系统相互作用包括哪些内容？
4. 生物医学材料植入机体后的免疫反应有哪些？

（汤顺清）

第八章　生物医学材料的微生物灭活评价

第一节　微生物的基础知识

一、微生物与微生物学

微生物（microorganism 或 microbe）是一切肉眼看不见或者看不清的微小生物的总称。它们是一些个体微小（一般小于 0.1mm）、构造简单的低等生物。微生物的共性包括五点：①体积小，面积大；②吸收多，转化快；③生长旺，繁殖快；④适应强，易变异；⑤分布广，种类多。与其他生物相比有如下微生物的特性和共性。

1. **生物学特性**　可在其他生物无法生存的极端环境下生存和繁殖，具有其他微生物不具备的代谢途径和功能。如化能营养、厌氧生活、生物固氮和不释放氧的光合作用等，反映了微生物的特性及其丰富的多样性。

2. **生物学共性**　微生物与其他生物共用一套密码子进行生长、繁殖、代谢，甚至某些基因与高等生物的基因同源，充分反映了生物高度的统一性。

3. **易操作性**　微生物具有个体微小、结构简单、生长周期短、易大量培养、易变异、重复性强等特点，易于操作。

微生物学是一门以微生物作为研究对象的科学，主要研究微生物在一定条件下的形态结构、生理生化、分类、生态、遗传变异和微生物的进化等规律以及应用。微生物难以认识的主要原因有四点：①个体微小，②其貌不显，③杂居混生，④因果难联。微生物学的发展克服了上述困难，逐步认识微生物，经历包括显微镜的发明、灭菌技术的运用、纯种分离和鉴定技术的建立等四个主要里程碑。通过不断探究微生物的生命活动规律，逐渐掌握控制微生物的技术，实现开发和利用有益微生物及消灭有害微生物的目的。

二、常见微生物及其分类

微生物包括：细菌、病毒、真菌以及一些微小的原生生物、显微藻类等在内的一大类生物群体。微生物个体微小，包括有益和有害的微生物，与人类关系密切，广泛涉及食品、医药、工农业、环保和体育等诸多领域。根据微生物形态、组成和结构的不同，可分为细菌、病毒、真菌、放线菌、立克次体、支原体、衣原体和螺旋体八大类。有些微生物是肉眼可见的，像属于真菌的蘑菇、灵芝和香菇等。有些微生物是一类由核酸和蛋白质等成分组成的"非细胞生物"，其生存必须依赖于活细胞，如病毒。

根据其结构特点，微生物可分为三类：

1. **非细胞型微生物**　其体积极其微小，以纳米（nm）为测量单位，结构最简单，仅含有一种核酸 RNA 或 DNA，或仅为传染性蛋白粒子，具有超级寄生性，仅在活的易感细胞中才能复制，且易变异的最低等生物体,包括病毒。

2. 原核细胞型微生物　为单细胞微生物,大小以微米计,其细胞分化不完善,无完整细胞核、核膜和核仁,核质(或称拟核)由胞质内聚积的双链螺旋结构 DNA 和 RNA 构成,胞质内有核糖体,但缺少内质网和线粒体等细胞器。此类微生物包括细菌、支原体、衣原体、立克次体、螺旋体和放线菌等六类。

3. 真核细胞型微生物　为多细胞或单细胞微生物,其细胞分化完善,有细胞核和各种细胞器,故易在体外生长繁殖。

三、微生物的致病性与感染

1. 微生物的致病性　微生物的致病性是指微生物引起疾病的能力。一种病原体的致病性有赖于它侵袭宿主并在体内繁殖,以及抵御宿主抵抗力而不被其消灭的能力。微生物致病性有种属特征。各种细菌的致病性强弱不一,即使同一种细菌也有强毒株与弱毒株之分。这种微生物致病能力强弱的程度称为毒力(virulence),其侵袭力和毒素是构成毒力的基础。毒力主要由病原体、宿主和环境三方面的因素决定。病原微生物主要包括真菌、细菌、螺旋体、支原体、立克次体、衣原体、病毒和朊病毒等。其中,细菌和病毒的危害性较大,也研究较多。细菌的致病性是对特定宿主而言,能使宿主致病的为致病菌,反之为非致病菌,但两者并无决然界限。有些细菌在一定条件下不致病,但在某些条件改变的特殊情况下亦可治病,称为条件致病菌或机会致病菌。

2. 微生物的感染　由微生物等生物性病原体引起可传播和流行的疾病被称为传染病。凡寄生于生物(包括人)机体并引起疾病的微生物被称为病原微生物或病原体。传染又称感染或侵染,指外源或内源病原体在突破宿主的三道防线(机械屏障、非特异性免疫和特异性免疫)后,在宿主的特定部位定居、生长、繁殖,产生特殊酶和毒素,进而引起一系列病理和生理性反应的过程。

四、生物医学材料医疗器械与感染

(一)生物医学材料与医疗器械

生物医学材料的性质除必须满足使用的要求,具有行使指定功能所必需的物理和化学性质外,还必须满足生物学要求,即具有生物相容性。生物医学材料和生物系统接触后,一方面材料本身会受到生理环境的作用,引起可能导致其降解和性质蜕变的材料反应;另一方面材料也将对周围组织和整个机体发生作用,引起诸如炎症、局部或全身毒性等宿主反应。一种成功的生物医学材料既要求它所引起的生物学反应必须保持在可接受的水平,还要求在生物环境作用下不发生破坏而行使功能,也就是能和生物系统良好地相容。生物相容性是生物医学材料区别于其他功能材料所必须具备的特性。

生物医学材料属于医疗器械的范畴,医疗器械是指单独或者组合用于人体的仪器、设备、器具、机器、用具、植入物、离体试剂或校准物、软件、材料或者其他物品;其用于人体体表及体内的作用不是通过药理学、免疫学或者代谢的手段获得,但是可能有这些手段参与并起一定的辅助作用;其使用旨在达到下列一项或者多项预期目的:对疾病的诊断、预防、监护、治疗或缓解;对损伤或者残疾的诊断、监护、治疗、缓解或补偿;对解剖或者生理过程的研究、替代、调节或支持;生命的支持或维持;妊娠控制;医疗器械的消毒或灭菌;通过对来自人体的样本进行离体检查,为医学或诊断目的提供信息。本书描述的对象是生物医学材料,因此后续描述中一般为生物医学材料,如需要则为生物医学材料医疗器械。

(二)生物医学材料医疗器械与感染

随着医学和工程技术的发展和交叉,越来越多的生物医学材料被用于临床,为挽救危重患者的生命和提高患者的生存质量起到了积极的作用,特别是当今全球人口老龄化加剧,生物医学材料的需求量与日俱增。虽然在制造和使用植入类医疗器械过程中有严格的无菌措施和规定,但是植入体与宿主组织间界面及周围通常是宿主免疫受抑制且抵抗力较低的区域,被称为免疫缺陷炎症区域,细菌容易在此区域生长、繁殖并引发感染而导致植入体失败。生物医学材料作为异物植入到机体后,植入体周围形成感染所需的临界污染微生物数量远小于正常数值,即生物医学材料植入体内后可降低诱发感染的最低细菌数量。此外,一些植入体在体内在正常生理活动中会产生摩擦运动和微动,由此产生的磨损颗粒可导致无菌性炎症,加速宿主免疫防御缺陷区域的形成。因此,生物医学材料的植入增加了细菌侵入的途径和风险。

随着临床上植入类医疗器械的广泛使用,如介入导管、血管支架、心脏起搏器、人工关节、脊柱融合器、晶状体和牙种植体等,流行病学结果显示随之而来的植入体相关的感染也逐渐上升,国外医院感染率一般在 3%~17%,其中美国为 5%,比利时为 10%,瑞典为 17%。国内报道医院感染的发生率为 5%~18%。发生的重点部位有呼吸系统、泌尿系统和手术切口等,发生率分别为 49%、13% 和 12%。可见感染主要与接受介入性诊断、治疗和手术等紧密相关。据欧洲疾病预防及控制中心报道,在欧洲每年有接近 4 100 000 例患者因医疗器械植入而引发感染,其中因感染所致死亡人数约 37 000 人。在美国健康护理(主要是医疗器械植入)相关感染约 1 737 125 例/年,致死约 98 987 人,其中约 30 665 例由于血液系统感染,13 088 例由于尿道感染,8 205 例来自手术感染。在各类植入医疗器械所引起的感染中,中心静脉导管植入占大部分比例,在美国每年有超过 5 000 000 例中心静脉导管的植入,发生约 200 000 例感染。欧洲败血症组织提供的数据表明,在中心静脉导管植入所引起的重症监护患者感染中,28% 的患者被感染败血症,24% 严重败血症,30% 败血性休克。另外,尿道也是医源性感染最常见的感染位点。在美国每年有约 449 334 位患者受导尿管相关的尿路感染影响。

医疗器械,尤其是植入体内的第Ⅲ类植入器械,如果发生感染将带来一系列的并发症,引起局部组织坏死、病原体的全身播散、植入物的失效、复杂的翻修过程甚至完全移除,并且可导致威胁生命安全的系统性感染,如骨髓炎和败血症。该感染易反复发作,难以控制,需要长期的抗感染治疗及感染控制后的再次手术,给患者带来沉重的经济负担和风险,甚至导致截肢或死亡。以骨科为例,即使手术严格执行无菌操作以及提前采取全身预防性抗感染治疗,首次全髋关节置换术后的感染发生率仍在 0.5%~3.0%;全膝关节置换后,感染是导致翻修的第二原因;肿瘤切除后骨缺损体内假体修复的感染率在 5%~35%。可见医疗器械植入体所带来的感染不仅发生率高而且将产生严重的后果,因此,对植入物感染的积极预防尤为重要。为实现抗感染的目的,一方面对医疗器械的生产和使用加强质控,执行严格的灭菌及灭活后验证,另一方面迫切需要设计和研发具有抗菌功能的生物医学材料医疗器械植入体。

医疗器械所引起的感染主要由细菌引起的,因此在第二节和第三节主要介绍医疗器械的无菌检测和抗菌生物医学材料医疗器械。

(三) 生物源生物医学材料

以动物(如猪、牛、羊等)组织或提取物,以及其他生物提取物为原材料,加工而成可供人类移植的生物源医疗器械,如角膜、皮肤修复膜、心脏瓣膜、血管补片、人工骨、胶原、壳聚糖等,因具有良好的生物相容性和组织再生诱导活性、较低的免疫原性和可吸收等特点,在临床应用效果优,具有广阔的应用前景。随着国家支持力度和临床需求的增大和产品研究的深入,国内外生物源性医疗器械新产品不断涌现。

2020 年新型冠状病毒的全球大流行给人类健康和公共卫生安全带了巨大的威胁和思考。新型冠状病毒的宿主和中间传播体难以定论。已发现冷链食品存在携带病毒和传染因子的风险,而来自猪、牛和羊等组织的生物源医疗器械,也存在携带传染性病毒的风险。可见生物源医疗器械在受益的同时也存在较大的风险,须重视生物源医疗器械感染人类的可能风险,预防引起人兽共患传染病和危害人类健康的公共安全事件。因此第四节将介绍生物源医疗器械病毒灭活。

第二节　消毒、灭菌及无菌检测

一、消毒与灭菌

人类在生存竞争中为了保护环境和战胜疾病,发明了多种杀灭微生物的方法,如利用热杀灭某些有害的微生物;在防病治病中,利用化学消毒剂杀灭环境中致病的微生物,防止传染病的流行。微生物学、流行病学、物理和化学等学科的发展,极大地推动了消毒灭菌技术的发展。

(一) 培养物

大多数动植物的研究均以个体为单位进行,而微生物由于个体微小,大多数情况下是利用群体来研究其属性,微生物物种(菌种)一般也是以群体的方式进行繁殖和保存。在微生物学中,在人为规定的条件下培养,繁殖得到的微生物群体被称为培养物。而只有一种微生物的培养物被称为纯培养物。

(二) 无菌技术

在分离、转接及培养纯培养物时,防止被其他微生物污染,其自身也不污染操作环境的技术被称为无菌技术。微生物通常是肉眼看不见的微小生物,并无处不在,因此,在微生物的研究及应用中,不仅需要通过分离纯化技术从混杂的天然微生物群中分离出特定的微生物,而且还必须随时注意微生物纯培养物的"纯洁",防止其他微生物的混入,所操作的微生物培养物也不应对环境造成污染。因此无菌技术是保证微生物学研究正常进行的关键。

当进行微生物实验时,由于大部分实验用微生物具有潜在的危害性,因此应严格按照实验室管理制度,以保证实验室和人员的安全。

1. **对人员的要求**　操作者应符合微生物操作规程对实验人员的要求,接受微生物知识的培训并考核合格,在操作时应严格按照实验室管理规范执行。

2. **无菌条件的要求**　为确保实验用菌在保存、储藏和试验过程中无污染,而且对实验器材、实验环境和人员不污染,实验应在无菌条件下操作:

(1) 实验室的空气洁净度应尽可能达到 10 000 级,接种过程应在超净台中进行。

(2) 对不同器皿、试剂和样品应采用相应的灭菌或消毒方法处理。

3. **安全和预防措施**　当进行实验操作时,应实施以下预防措施:

(1) 实验室内实验人员应穿戴防护服、防护面具或者戴安全眼镜、手套。

(2) 所有的化学品应按规定小心放置,在操作中使用的化学品必须严格控制。

(3) 实验室备有急救药品和消防器材等,以备突发情况使用。

(4) 所有污染的实验样品和材料应在处理之前灭菌。

(5) 无菌室内应备有 3%~5% 甲酚皂溶液、70% 乙醇溶液、0.5% 新洁尔灭等消毒剂。

(三) 消毒

对于植入类生物医学材料医疗器械需要经过灭菌并进行无菌包装,方能提供给临床使用。根据医疗器械的危险程度,可分为高危医疗器械、中危医疗器械和低危医疗器械。其中植入类的生物医学材料、手术器械、注射器、穿刺器材、输液器、经自然腔道进入体内的各种内镜和导管等属于高危医疗器械;进入开放体腔的各种内镜、妇科窥器、探测器、压舌板和体温表等属于中危医疗器械;医院使用的床、椅、台面、墙壁和地面等属于低危物品。因此应根据医疗器械的不同用途和要求,结合生物医学材料医疗器械本身的性能选择合适的消毒和灭菌方法。

1. **消毒的定义和分类**　消毒(disinfection)是指消除或杀灭传播媒介物或外环境中的病原微生物,使其达到无害化的过程。

消毒按照其进行程度的不同可分为三个层级:

（1）高水平消毒：杀灭各种细菌繁殖体、病毒、真菌及其孢子和绝大多数细菌芽孢的消毒处理。

（2）中水平消毒：杀灭除细菌芽孢以外的各种病原微生物的消毒处理。

（3）低水平消毒：仅能杀灭细菌繁殖体和亲脂性病毒的消毒处理。

2. 消毒的方法　常用的消毒方法主要有物理的加热消毒法和化学药剂消毒法。

（1）加热消毒法：加热能使病原细菌细胞中的蛋白质凝固并使酶失活，因而能杀死细菌。煮沸是最常用的加热消毒法，一般不产芽孢的细菌经 5min 煮沸就可被杀死。在一定温度范围内，温度越低，细菌繁殖越慢；温度越高，繁殖越快（一般细菌生长的适宜温度为 28~37℃）。但温度太高，细菌就会死亡。不同的细菌有不同的最适生长温度和耐热、耐冷能力。

（2）化学消毒法：用于消毒的化学试剂被称为消毒剂。常用的消毒剂种类很多，有 75% 乙醇、碘酒和氯等。大多数消毒剂能使蛋白质凝固，碘酒中的碘能与蛋白质中的氨基酸结合，氯与水作用时放出具有强氧化能力的活性氧，使蛋白质氧化变性。消毒剂只对一般细菌有效，而对芽孢的杀死作用较弱。

消毒在日常生活中常用于传染病的预防，可对饮水、食品、餐具和环境等进行消毒。在临床医学上，常采用加热和化学试剂消毒法预防疾病的传染和控制感染的发生。因此消毒在日常生活和临床均具有重要作用和意义。

（四）灭菌

1. 灭菌的定义　灭菌（sterilization）是指杀灭或清除传播媒介物上一切微生物（包括病原微生物、非病原微生物、细菌的繁殖体和芽孢等），使其达到无活微生物存在的过程。灭菌后的物体不再有任何可存活的微生物，而消毒仅杀死大部分病原微生物。一般可通过物理、化学和生物监测来监测灭菌效果。

（1）物理监测：根据灭菌过程记录灭菌的压力和时间等参数，用以判断整个灭菌流程是否正常，严格执行所使用灭菌器的操作规程，检查灭菌剂的性状，灭菌物的性质、数量和干燥程度等，灭菌结束后记录灭菌持续时间，操作者姓名等。

（2）化学监测：是将化学指示物贴在包裹外面或放在包内部，与包裹一同进行灭菌来检测压力、时间及温度等参数。每个包的中心部位必须放有标准化学指示卡，以此证实每个包裹内部是否达到了灭菌条件。化学指示卡在饱和蒸汽条件下，经过一个灭菌周期，卡上化学指示剂色块通过化学反应表现出颜色变化，可据此判断是否达到灭菌要求。

（3）生物监测：通过带有嗜热脂肪杆菌、枯草杆菌芽孢或肠球菌耐热等生物指示剂（染菌纸片）来监测。由于嗜热脂肪杆菌芽孢的抗力可能变化，制菌纸片前要经过标定，每张菌纸片的含菌量在 5×10^5~5×10^6 个。测试时将指示菌为嗜热脂肪杆菌芽孢（2.6×10^6cfu/ 片）的生物指示剂放置到热力难以达到的部位，数量至少 5 片，灭菌后以无菌操作将菌片投入到溴甲酚紫葡萄糖蛋白胨水培养基中，经过 55~60℃ 培养 24~48h，初步观察结果，7d 后最后判断结果。如果对照组颜色改变为黄色，判断有活菌生长，监测组颜色没有改变呈蓝色，表明芽孢被完全杀灭，推断灭菌合格。

2. 常见的灭菌方法　常见的灭菌方法包括：高压蒸汽灭菌（湿热灭菌）、过氧化氢等离子灭菌、环氧乙烷灭菌、电离辐射灭菌和干热灭菌等，常见的灭菌法如表 8-1 所示。

表 8-1　各种灭菌方法比较

灭菌方法	作用条件及环境	适用范围	局限性	应用举例
湿热灭菌	灭菌条件一般为 121℃ ×30min 或 132℃ ×4min	耐热、耐湿的物品	温度高、湿度大、物品潮湿后容易再次长菌	药品、容器、培养基、无菌衣、胶塞以及其他遇高温和潮湿不发生变化或损坏的物品

续表

灭菌方法	作用条件及环境	适用范围	局限性	应用举例
过氧化氢低温等离子灭菌	灭菌条件一般为温度 <60℃±5℃，湿度<10%	不耐热、不耐湿的物品	氧化性灭菌损伤大，穿透性弱，不能用于布、油、液体、亚麻及铜合金等物品的灭菌，细长管状物灭菌效果较差	内镜器械等物品
环氧乙烷气体灭菌	灭菌条件一般为温度(54±10)℃，相对湿度(60±10)%，压力 8×10^5Pa 时间90min	不耐高温的物品	设备费用高，灭菌后的残留量	医用塑料物品
干热灭菌	灭菌条件一般为 160~170℃×120min 以上、170~180℃×60min 以上或250℃×45min 以上	耐高温的物品	温度不易均匀，热穿透力有限	耐高温物品(如金属、玻璃及瓷器等)
辐射灭菌	对温度环境无特殊要求可在温室下进行	不耐热的物品	设备费用高，某些物品经辐射后，可能发生性质改变	部分高分子、生物源医疗器械
紫外线灭菌	对温度环境无特殊要求可在温室下进行	物品表面、实验台面和实验室	不适用物品深部的灭菌，灭菌灯有使用寿命，有一定危害一般不在作业时使用	生产车间，实验室及台面，双层传递窗内物品。
巴氏灭菌	灭菌条件一般为温度 63~85℃，时间 30min+15s	不耐热的物品	灭菌效率有限	生物源生物医学材料医疗器械

(1) 高压蒸汽灭菌(湿热灭菌)法：高压蒸汽灭菌法以蒸汽为灭菌因子，价格低廉且无毒无害，穿透性好，可快速杀灭细菌及芽孢。主要通过使细菌中的酶和蛋白质不可逆凝固及变性来杀灭细菌。对于耐湿热的生物医学材料医疗器械，临床使用前可蒸汽灭菌。在医疗机构中，蒸汽灭菌也被用来清除细菌污物和容器盒。蒸汽可分为饱和蒸汽、湿饱和蒸汽和过热蒸汽。饱和蒸汽热含量较高，热穿透力较大，因此灭菌效力高。湿饱和蒸汽带有水分，热含量较低，穿透力差，灭菌效力较低。过热蒸汽温度高于饱和蒸汽，但穿透力差，灭菌效率低。

高压蒸汽灭菌法具有较好的稳定性、持续性和杀伤性，具有较高的安全系数，是最可靠和应用最广泛的灭菌方法之一。对于耐湿热的物品，高压蒸汽灭菌是推荐的最佳灭菌方法。但是高压蒸汽灭菌对医疗器械本身有一定的损害，可能会缩短医疗器械的使用寿命。此外，细菌的种类、数量、产品性质、灭菌时间和蒸汽性质等会影响高压蒸汽灭菌法的效果。高压蒸汽灭菌过程涉及 4 个参数：蒸汽、压力、温度和时间。理想的灭菌蒸汽是饱和蒸汽；给予压力是为获得高温而有效杀死细菌；常用的杀菌温度为 121℃或 132℃；公认的最小暴露时间是 121℃下 30min 或预真空灭菌 132℃下 4min。

(2) 过氧化氢低温等离子体灭菌法：过氧化氢低温等离子体具有高氧化活性，利用过氧化氢气体弥散及其等离子阶段释放出的等离子，对病原细菌形成强的穿击力，可在瞬间击穿和氧化医疗器械表面附着的细菌、病毒和芽孢等病原微生物中的蛋白质和核酸，破坏其生命力，达到对医疗器械灭菌的目的。

过氧化氢低温等离子体灭菌法与传统的灭菌法相比较具有灭菌效果确切、快速、安全、环保和无毒副产物等优点。有研究证实过氧化氢等离子低温灭菌剂能够渗透一些细小的夹缝裂隙，杀死位于管腔、有孔瓷器和打结丝线上的芽孢。特别适合于不耐高温、湿热的医疗器械的灭菌，也适宜于腔镜器械的消毒及灭菌。过氧化氢等离子体灭菌法的缺点是灭菌前对器械处理要求较高，器械如果不按规范清洗和干燥,任何肉眼可见的水珠或潮湿均可造成灭菌失败,因此要求器械在灭菌前应保持清洁及干燥,灭菌物品应使用专用包装材料和容器,灭菌物品及包装材料不应含植物性纤维材质,如纸、海绵、棉布、木质类、油类、粉剂类等。

(3) 环氧乙烷气体灭菌法:环氧乙烷灭菌法是利用环氧乙烷气体进行杀菌的方法。这是一种传统的化学灭菌方法,主要用于对不耐湿、不耐热的高危险度物品或中危险度物品的灭菌。环氧乙烷通过使蛋白质、DNA 和 RNA 烷基化,不可逆的阻止正常细胞的代谢和复制来诱导细胞死亡。环氧乙烷具有优异的杀菌性能,可有效杀灭细菌、病毒和芽孢等绝大多数微生物,是医疗器械,尤其是高分子医疗器械的主流灭菌方法之一。

环氧乙烷灭菌法的优点是可以对不耐湿热敏的医疗器械灭菌,是最主要的低温灭菌方法,穿透性强,可用于各种难通透部位的灭菌,如内镜手术器械的管腔、较细较长的光导纤维等且对其材料无影响。但缺点是灭菌周期长、成本高,特别是环氧乙烷残留量对患者和医务人员存在潜在的毒性和危害。残留的环氧乙烷引起的急性毒性、过敏(皮肤、眼睛、肠胃或呼吸道)和中枢神经系统抑郁等。长期吸入可能导致白内障、认知损害及功能紊乱。医疗机构中的从业人员长时间接触环氧乙烷会导致血液变化、自然流产风险甚至癌症发病率的增加。为了消除环氧乙烷灭菌后的残留量,常采用在通风橱中放置一定的时间,再根据 GB/T 16886.7《医疗器械生物学评价》第 7 部分:环氧乙烷灭菌残留量,检测和评价灭菌后医疗器械中的环氧乙烷残留量。

(4) 干热灭菌法:干热灭菌法利用干热空气达到杀灭细菌或消除热原物质的方法。可用于能耐受较高温度,却不宜被蒸汽穿透,或者易被湿热破坏物品的灭菌。由于在相同的温度下,干热对细菌的杀灭效果远低于饱和蒸汽,故干热灭菌需要较高的温度或较长的灭菌时间。干热灭菌的主要设备有干热灭菌柜、隧道灭菌系统等。

(5) 辐射灭菌法:以放射性同位素(^{60}Co)放射的 γ 射线杀菌的方法。高能射线破坏细菌细胞中的 DNA 和 RNA,受损的 DNA 和 RNA 分子失去合成蛋白质和遗传功能,使细胞死亡。辐射灭菌的特点是不升高被灭产品的温度,穿透性强,适合于不耐热医疗器械,如:高分子材料、包装材料等的灭菌。

辐射灭菌法有很多优点,如在灭菌过程中温度变化很小、射线可以到达器械管腔内部、灭菌后的产品不需要再处理,可以直接使用。但辐射射线对高分子材料和包装材料具有一定的降解破坏作用,灭菌站对人和环境也存在污染的风险,应注意安全防护措施,此外辐射灭菌,设备费用高。

(6) 紫外线灭菌法:紫外线灭菌是指采用紫外线照射杀灭细菌方法。一般用于灭菌的紫外线波长是 200~300nm,灭菌力最强的波长是 253.7nm。紫外线作用于核酸蛋白促使其变性,同时空气受紫外线照射后产生微量臭氧,共同参与杀菌。

紫外线是直线传播,可被不同的表面反射,穿透力微弱,但较易穿透清洁空气及纯净的水。因此紫外线灭菌法适用于物体表面的灭菌、无菌室的空气及水的灭菌,不适用于固体物质内部的灭菌。紫外线灭菌法的优点是方便、经济,对大部分生物医学材料的破坏较小。但是紫外线对人体照射过久,会发生结膜炎、红斑及皮肤烧灼等现象,故一般在人进入洁净室前开启紫外线灯 1~2h,关闭保持通风 10~20min 后操作人员才进入洁净室。

(7) 巴氏灭菌法:巴氏灭菌法(pasteurization),亦称低温消毒法,是由法国微生物学家巴斯德发明的低温杀菌法,是一种利用较低的温度既可杀死病菌又能保持物品中营养物质风味不变的消毒法,常常被用于牛奶等食物的灭菌。在生物医学材料中明胶、海藻酸、结冷胶等生物源生物医学材料也可采用巴氏灭菌法。巴氏杀菌法是将原料加热至 68~70℃,并保持此温度 30min 以后急速冷却到 4~5℃或者 75~90℃,保温 15~16s。因为一般细菌的致死点温度在 68℃、时间 30min 以下,所以经此法处理后,可杀灭其中的致病性细菌和绝大多数非致病性细菌,加热后突然冷却,急剧的热与冷变化也可以促使细菌的死亡。

巴氏灭菌法的优点是简便,特别是低温宜于保持有机生物分子的组成和结构,但是缺点是对嗜热菌、耐热性菌和芽孢等灭菌效果差。

二、生物医学材料医疗器械的无菌检查

无菌医疗器械是指不含有活的细菌的医疗器械。GB/T 18278、GB/T 18279、GB/T 18280 等规定了灭菌过程确认和常规控制的要求。即使按照医疗器械质量管理体系要求（YY/T 0287），在标准制造条件下生产的医疗器械在灭菌之前仍可能带有少量的细菌，此类产品为非无菌产品。当需要提供无菌医疗器械时，应对医疗器械进行灭菌处理。灭菌的目的是破坏细菌污染物的活性，从而将非无菌产品转变为无菌产品。但正确地确认和准确地控制灭菌过程并不是确保产品无菌以满足其预期用途的唯一因素。生物负载是指由多种微生物污染源所产生微生物的总和，这些微生物污染源包括原材料、部件的制造、组装过程、制造环境、组装/制造辅助手段（例如压缩气体、水、润滑剂）、清洁过程和成品的包装。了解医疗器械生产过程中细菌存在的风险，包括细菌的数量、特点和性质等，对于灭菌过程的有效确认和常规控制非常重要。

通常采用表 8-1 所示的部分方法对医疗器械产品灭菌，但灭菌后细菌可能会以有限的概率存活，细菌存活的概率由细菌的数量、抵抗力以及在处理期间细菌存在的环境所决定的。根据质量管理体系的标准 YY/T0287，灭菌作为医疗器械生产的重要流程之一，需要对灭菌的有效性进行验证，即无菌医疗器械的无菌检测，对灭菌过程进行常规监控，并对灭菌设备进行维护，保证医疗器械的质量控制。

本部分介绍的生物医学材料医疗器械无菌检查主要参照《中华人民共和国药典》中的无菌检查法和 GB/T19973《医疗器械的灭菌 微生物学方法》。无菌检查主要用于验证灭菌的药品、生物制品、医疗器械、原料、辅料及其他物品是否无菌，同时也可用于制造过程控制的常规监测，原材料、部件或者包装的监测，清洗过程效率的评估和总体的环境监测方案。

（一）培养基、稀释液、冲洗液及其制备方法

无菌检测常见的培养基包括硫乙醇酸盐流体培养基、胰酪大豆胨琼脂培养基和沙氏葡萄糖培养基等，分别用于厌氧菌、需气菌和真菌的培养，各种培养基具体的配制可参见《中华人民共和国药典》中的无菌检查法，配制后滤清，采用验证合格的灭菌程序灭菌后备用。

无菌检测过程中除培养基外，根据供试品的特性，还需要使用其他经验证过适宜的稀释液和冲洗液，相关的制备方法也参见《中华人民共和国药典》中的无菌检查法，配制后应采用验证合格的灭菌程序灭菌后备用。如需要，可在上述稀释液或冲洗液的灭菌前或灭菌后加入表面活性剂或中和剂等。

（二）无菌检查前的常规检查和准备

1. 检查环境的无菌验证 无菌检查应在经过定期悬浮粒子、浮游菌和沉降菌监测的超净工作台或生物安全柜中进行，即对无菌检测的环境有洁净度要求，一般要求不低于 10 000 级。全过程应严格遵守无菌操作，防止细菌污染，但防止污染的措施不得影响供试品中细菌的检出。

同时注意对使用的设备和材料消毒灭菌。将试验器具、培养基和供试品在无菌条件下引进试验区。在将供试品引入试验区之前对包装外部进行消毒。将试验所需的操作减至最少。

2. 培养基的适用性检查 无菌检查所使用的培养基应符合无菌性检查及灵敏度检查的要求，可在供试品的无菌检查前或与供试品的无菌检查同时进行。每批培养基随机取不少于 5 支（瓶），各培养基置于规定的温度培养 14d，应无菌生长。

3. 培养基灵敏度检查

（1）菌种：培养基灵敏度检查所用的菌株传代次数应在 5 代之内（从菌种保存中心获得的冷冻干燥菌种为第 0 代），并采用适宜的菌种保存技术进行保存，以保证试验菌株的生物学特性。推荐使用的菌株：

金黄色葡萄球菌（staphylococcus aureus）〔CMCC（B）26 003〕

铜绿假单胞菌（pseudomonas aeruginosa）〔CMCC（B）10 104〕

枯草芽孢杆菌（bacillus subtilis）〔CMCC（B）63 501〕

生孢梭菌(clostridium sporogenes)〔CMCC(B)64 941〕

白念珠菌(candida albicans)〔CMCC(F)98 001〕

黑曲霉(aspergillus niger)〔CMCC(F)98 003〕

(2)菌液制备:接种上述不同菌株至各自适宜的培养基中,在室温或30~35℃培养18~48h后,上述培养物用0.9%的无菌氯化钠溶液制成菌落数小于100cfu/ml的菌液待用。

(3)培养基接种:取每管装量为12ml的不同液体培养基,按每种菌液接种小于100cfu的标准,上述每种细菌接种2支管,不接种作为空白对照,并在上述每种细菌各自适宜的温度下培养3~5d,每天观察菌种生长。

(4)结果判定:空白对照管应无菌生长,若加菌的培养基管均生长良好,则判断该培养基的灵敏度检查符合规定。

(三) 生物医学材料医疗器械的无菌检查

无菌检查法包括产品直接浸入法和从产品上除去微生物法。直接浸入法为医疗器械无菌试验的首选方法。无菌试验过程中,若需使用表面活性剂、灭活剂、中和剂等试剂,应证明其有效性,且无抑细菌或杀细菌作用。

1. **供试品处理**　从常规条件下生产的产品中随机选择试验用产品。条件允许时,试验中应使用整个产品。如不能,可以采用产品的选定部分(sample item portion,SIP)来代替,便于试验中更易处理。SIP的选择应以产品的长度、质量、体积或表面积为基础。如果无法在实验室现有的容器中对产品或SIP进行试验,可将其分为两个或更多容器,并将这些容器记为一个。如果一个容器得出阳性结果,整个样品被视为阳性。

操作时,用适宜的消毒液对供试品无菌包装表面进行彻底消毒,如果供试品容器内有一定的真空度,可用适宜的无菌器材(如带有除菌过滤器的针头)向容器内导入无菌空气,再按无菌操作启开容器取出内容物。

2. **无菌试验方法**

(1)产品直接浸入:将产品或SIP在无菌条件下放入一个盛有培养基的容器(或多个容器)中培养。应使用足够量的培养基以实现培养基与整个产品或SIP的接触。

(2)从产品上除去微生物:由于医疗器械的特性,例如抑菌作用,而无法采用直接浸入法时,可能需要除去细菌。通过物理处理的方法从产品或SIP上除去细菌的程序可分为:洗脱和膜过滤;洗脱和培养洗出液。随后可通过膜过滤或培养全部洗出液进行无菌试验。

通过过滤的方法进行无菌试验,需借助于正压或真空使洗出液通过标称孔径不大于0.45μm的无菌薄膜过滤器。用含有中和剂(可减小抑菌或杀细菌作用)的无菌洗脱液或溶液冲洗与洗出液接触过的表面,使洗液通过薄膜过滤器。此后,将滤膜在无菌条件下移入培养基培养。

通过培养洗出液的方法进行无菌试验,一种方法是将培养基用作洗脱液,洗脱后将洗出液移入无菌容器进行培养。另一种方法是使用一种不支持细菌生长的洗脱液,洗脱后将洗出液在无菌容器中与等体积的双倍浓度培养基混合进行培养。或者,如果洗出液的体积不大于培养基体积的10%,可以将洗出液在无菌容器中与正常浓度培养基混合进行培养。

采用从产品上除去细菌法时应谨慎,因为该方法不能从产品上洗脱所有的细菌,因此会导致试验无效。相关操作期间产生的污染也可能导致假阳性的出现。如果检测到杀细菌或抑细菌物质,可通过下列方法将其影响减至最小:在培养基或洗脱液中加入中和剂;通过过滤的方法从洗出液中除去杀细菌或抑细菌物质;通过稀释的方法将杀细菌或抑细菌物质的浓度降至无效的水平。通过增加培养基或洗脱液的体积或者(必要时)将产品细分为若干个试验容器来实现此目的。

3. **培养条件的选择**　选择培养条件时需要考虑的因素包括:产品的性质;制造方法;潜在细菌污染的来源和种类;可能遇到的细菌类型。

建议培养温度可能低于生物负载测定的建议培养温度,采用较低的温度和较长的培养时间有助于受损或受伤细菌的恢复。

4. 对照

（1）阳性对照：应根据供试品特性选择阳性对照菌。阳性对照试验的菌液制备同上，加菌量小于100cfu。阳性对照管培养48~72h应生长良好。

（2）阴性对照：供试品无菌检查时，应取相应溶剂和稀释液、冲洗液同法操作，作为阴性对照。阴性对照不得有菌生长。

5. 观察 培养一定时间后对培养基进行外观检查和观察，生长迹象包括浊度、气味、变色、菌膜、沉淀和絮凝。可以在逆光下进行目视检验以辅助浊度检测。浊度可能不是由细菌生长引起的。可通过镜检或再培养方法判断浊度是否由细菌生长引起的。

6. 结果判断 阳性对照管应生长良好，阴性对照管不得有菌生长。否则，试验无效。若供试品管均澄清，或虽显浑浊但经确证无菌生长，判供试品符合规定，即无菌检测合格；若供试品管中任何一管显浑浊并确证有菌生长，判供试品不符合规定，即无菌检测不合格；除非能充分证明试验结果无效，即生长的细菌非供试品所含。当符合下列至少一个条件时方可判试验结果无效：

（1）无菌检查试验所用的设备及环境的细菌监控结果不符合无菌检查法的要求。

（2）回顾无菌试验过程，发现有可能引起细菌污染的因素。

（3）供试品管中生长的细菌经鉴定后，确证是因无菌试验中所使用的物品和（或）无菌操作技术不当引起的。

试验若经确认无效，应重试。

当无菌检测结果显示供试样品无菌检测不合格，如需要应在对可能出现的细菌的种类加以考虑之后选择计数技术，并记录结果。如需要可选择生物负载细菌鉴定的适当技术完成细菌鉴定，如：染色特性；细菌形态；菌落形态；生化特性；有足够的数据库提供基因序列数据。

第三节 抗菌生物医学材料及抗菌性能评价

一、抗菌及相关定义

根据我国卫生行业标准 WS/T 466—2014《消毒专业名词术语》，抗菌（antibacterial）的定义为采用化学或物理方法杀灭细菌或妨碍细菌生长繁殖及其活性的过程。抗菌主要包括灭菌、杀菌、消毒、抑菌和防腐等。对于能够杀灭或抑制细菌的材料，通常被叫为抗菌材料。材料自身具有抑制和杀灭细菌的功能，则被称为抗菌性能。抗菌剂定义为能够杀灭细菌或抑制其生长和繁殖的制剂。杀菌（microbiocide）是指将待处理体系当中细菌全部被杀死的过程。抑菌（bacteriostasis）的定义是采用化学或物理方法抑制或妨碍细菌生长繁殖及其活性的过程。防腐（antisepsis）的定义是指杀灭或抑制活体组织上包括细菌的微生物生长繁殖，以防止其感染。防腐是一种抑菌措施，利用一些物理、化学因素致使处理物体内外的包括细菌的微生物暂时处于不生长繁殖但又未死亡的状态。

二、细菌生物膜

（一）细菌生物膜

由生物医学材料引发的感染（biomaterial centered infection，BCI）中，大部分是因为细菌引起的。当生物医学材料与人体接触时，血液和组织中的纤维黏连蛋白和纤维蛋白原等吸附在材料表面，形成一层蛋白膜，而包括细菌的微生物很容易在这层蛋白膜上黏附，继而生长繁殖，渐渐形成一层顽固的水合多聚糖性质的生物活性膜，即细菌生物膜。细菌生物膜是细菌在生长过程中，为了适应生存环境，附着在有生命或无生命体表面，由细菌及其分泌产生的细胞外大分子多聚物所形成，并具有高度组织化的多细胞群体结构。

（二）细菌生物膜的形成

细菌生物膜的形成是一个动态过程,主要包括 5 个阶段,如图 8-1 所示:

1. **第一阶段** 通过流体动力和静电相互作用,细菌迅速发生可逆黏附行为,黏附力迅速增加。

2. **第二阶段** 细菌分泌黏结物,并主要通过细胞外壁疏水作用、范德华力以及某些蛋白质的介导作用,黏附在几个小时内转变为不可逆的。

3. **第三阶段** 菌落形成阶段,三维架构开始形成。

4. **第四阶段** 成熟阶段,复杂的架构继续生长。

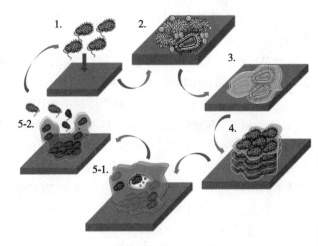

图 8-1 细菌生物膜的形成过程及机制

5. **第五阶段** ①5-1 释放阶段,生物膜产生空腔;②5-2 进而形成通道并铺展,同时释放浮游细菌,引发新过程。

研究表明这层细菌生物膜可以吸收营养物质,具有一定厚度,产生很强的抗药能力。以生物医学材料为中心的感染,一旦形成细菌生物膜,其中的细菌具有较强的耐药性和抵抗机体免疫系统作用的能力,即使使用远高于正常剂量的药物也不易治愈,成为临床上难治性感染的重要原因之一。

三、抗菌生物医学材料

远古时代人们就开始使用抗菌材料,如发现用银和铜容器留存的水或食物不易变质;埃及金字塔中木乃伊的包裹布可能是人类有意识使用最早的抗菌物品,所用的植物浸渍液也成为人类最早使用的抗菌剂;1935 年德国人 G.Domark 采用季铵盐处理军服以防止伤口感染,从此开启了抗菌材料的研究和应用。

抗菌材料是指自身具有杀灭或抑制细菌功能的一类材料。在自然界有许多物质具有良好的杀菌和抑制细菌的功能,如:带有季铵盐、苯酚类、双胍类等特定基团的有机化合物;Ag、Ti、Cu 等无机金属材料及其化合物;壳聚糖、山梨酸等天然物质。抗菌材料是指通过添加抗菌剂 / 物质,从而具有抑制或杀灭细菌能力的功能材料。抗菌生物医学材料是抗菌材料的一种,由于临床对生物医学材料抗菌性和生物相容性的要求,目前抗菌生物医学材料的主要策略包括:利用材料自身的抗菌性能、负载抗菌剂、接枝抗菌官能团、光敏表面和微纳米结构等。

（一）抗菌生物医学材料的基本性能

抗菌生物医学材料需要具备以下基本性能:

1. 抗菌生物医学材料对病原细菌具有明显的抗菌抑菌效果,最好能广谱抗菌,以及能在较长时间内保持抗菌性能,即长效抗菌。

2. 抗菌生物医学材料具有良好的生物容性,对机体无毒无害,应具有生物活性,利于组织的修复和重建。

3. 抗菌生物医学材料应具优良的物理性质,具有一定的力学强度等以满足相应组织或应用的要求。应用方便。最好具有一定的降解能力。

（二）抗菌生物医学材料的分类

根据抗菌原理,抗菌生物医学材料主要可分为抗黏附型抗菌材料和杀菌型抗菌材料。

1. **抗黏附型抗菌生物医学材料** 细菌表面黏附强烈依赖细菌自身的特性和材料表面的物理化学性质,如生物医学材料表面的化学性质、表面拓扑结构、表面张力、表面能和表面电荷等。生物医学材料本体的理化性能,如硬度和弹性等也影响细菌的黏附。通过化学接枝法、等离子体法、气相沉淀法等方法改变生物医学材料的理化性能可改变材料和细菌之间的相互作用力,有效地抑制细菌的黏附和细菌生物膜的形成。

但是抗细菌黏附的方法不能完全防止细菌在生物医学材料表面的吸附,由于不同种类细菌的差异,不同细菌对同种生物医学材料的吸附能力不一样。因此抗细菌黏附的方法仅具有一定的抗菌能力,还需要进一步研究同时具有抗黏附性和杀菌性的抗菌生物医学材料。

2. 杀菌型抗菌生物医学材料 具有杀菌功能的生物医学材料,根据杀菌机制可分为接触型和释放型杀菌。接触型杀菌通过在生物医学材料表面构建具有杀菌功能的官能团,通过表面直接接触杀灭细菌,如抗菌官能团、抗菌肽、活性氧、碳纳米管和光敏基团等;释放型杀菌通过从生物医学材料释放杀菌剂达到杀菌作用,杀菌剂包括抗生素、银离子季铵盐类或其他抗菌纳米粒子等。

具有杀菌功能的生物医学材料,也存在一些不足,如:死细菌易在生物医学材料表面积累,不仅屏蔽杀菌基团,降低生物医学材料医疗器械的杀菌活性,而且激发免疫反应,引发感染;抗生素类的杀菌剂易造成耐药等副作用;银离子等纳米粒子、季铵盐等杀菌剂对人体细胞有毒副作用,生物相容较差。

因此,利用 pH、干 - 湿态和温度等智能响应等策略,设计和制造从杀菌表面转换成抗污表面的生物医学材料医疗器械,使得细菌被杀菌剂杀死后,不黏附在生物医学材料医疗器械的表面,从而获得长效抗菌。

(三) 抗菌生物医学材料的抗菌机制

根据抗菌剂的组成,可分为有机抗菌剂和无机抗菌剂。

1. 有机抗菌剂及抗菌机制 有机抗菌剂种类繁多,按照来源可分为天然有机抗菌剂和合成有机抗菌剂。天然有机抗菌剂如壳聚糖、溶菌酶以及大蒜素等,按其来源可以分为植物源和动物源抗菌剂。植物源抗菌剂包括多酚、小檗碱、穿心莲和鱼腥草素等,动物源抗菌剂主要有壳聚糖等。合成有机抗菌剂如季铵盐类、双胍类、酚类、酰基苯胺类、咪唑类、噻唑类和异噻唑酮衍生物等,具有杀菌力强、加工方便和种类较多等特点。但有机抗菌剂往往耐热性较差、容易分解和抗菌持久性差等不足,此外,部分有机抗菌剂还容易在溶剂中析出、产生耐药性、化学稳定性差和分解产物高毒性等缺陷,对人体具有潜在的毒性。

常见的有机抗菌剂包括:

(1) 抗生素类:是研究和生产应用最广泛的抗菌剂。将抗生素与生物医学材料复合,可制备具有抗菌性能的生物医学材料,但是抗生素存在耐药性等问题。

(2) 壳聚糖:是目前研究开发最为活跃的天然抗菌剂。壳聚糖不仅具有抗菌性能,而且具有良好的生物相容性,因此壳聚糖既可作为生物医学材料,又可作为抗菌剂与其他生物医学材料复合。壳聚糖从甲壳类动物的外壳中提取,脱乙酰化处理。壳聚糖的杀菌作用与脱乙酰度、相对分子质量、溶解用酸、溶液 pH 等有关。

(3) 抗菌肽:广泛存在于自然界各种生物体的组织内,是机体天然免疫系统的重要组成部分,具有广谱性、高效性、选择毒性、稳定性和不易产生耐药性等特点,其研究应用已成为生物制药领域中的热点。天然抗菌肽多为小分子阳离子多肽,含有较多的精氨酸、赖氧酸以及组氨酸等碱性氨基酸残基,等电点高于 7,抗菌肽对热稳定,大多具有两亲性,包含一个能与脂质结合的疏水区域,以及一个能与水或带负电残基结合的正电性亲水区域。因此,抗菌肽对呈负电性的细胞膜具有很高的亲和性,易于与之结合,是抗菌肽发挥抗菌性能的结构基础。

(4) 季铵盐类:是研究较多的一类合成有机抗菌材料,从 1915 年 Jacobs 合成第一代季铵盐类消毒剂,迄今季铵盐类的发展已经历了六七代。季铵盐类的抗菌力和毒性与其结构和分子量相关。但是,季铵盐类抗菌剂易产生耐药性。此外,季铵盐具有溶血作用,所以如何保证季铵盐的抗菌能力同时使其具有较好的生物相容性是需要解决的课题。

有机抗菌剂主要的抗菌机制如下:

（1）对细菌的细胞膜系统进行破坏：有机抗菌剂一般带有正电荷,可借助库仑力的作用吸附表面呈负电荷的细菌,从而破坏细菌的细胞膜,最终导致细菌死亡。此外醇类抗菌剂则通过与细菌细胞膜中的脂类发生化学反应,使细菌表面蛋白质变性失活,杀灭细菌,如最常用的乙醇,当其质量分数在70%~75%时对细菌的杀灭效果最好,若浓度过高,细菌表面的蛋白质与醇类发生化学反应而迅速凝固,反而会导致抗菌效果下降。

（2）对细菌内的蛋白酶或其他活性物质进行破坏：双乙酸钠有机抗菌剂通过破坏细菌的细胞膜进入其内部,扰乱细菌的蛋白酶生成系统,使之活性降低,从而达到高效抑制细菌繁殖的目的;苯并咪唑有机抗菌剂通过对细菌有丝分裂过程中纺锤体的正常生成进行干扰,影响细菌的分裂达到抑制细菌繁殖的目的;喹诺酮利用细胞壁的渗透作用进入细菌内,使 DNA 旋转酶变性失活,杀灭细菌。

（3）影响细菌的遗传基因：醛类有机抗菌剂主要通过抑制细菌内的 DNA 和 RNA,以及破坏对应蛋白酶的合成来阻碍细菌的繁殖。研究发现醛类有机抗菌剂的杀菌机制可以通过烷基化反应进行解释。

2. **无机抗菌剂及抗菌机制**　无机抗菌材料主要包括具有抗菌活性的银、铜、锌和钛等金属离子或化合物。无机抗菌材料具有化学稳定性好、热稳定性好、基本无毒、广谱和不产生耐药性等优点,是目前研究最为广泛的抗菌剂之一,其中以杀菌活性强且无毒的银系无机抗菌材料的研究最多。但是金属离子在体内的储留,仍存在潜在的毒性。

无机抗菌材料主要的抗菌机制如下：

（1）电场吸附作用杀菌：材料表面缓慢释放金属离子,当微量金属离子达到细菌细胞膜时,因细胞膜带负电荷而与金属离子发生静电吸附,两者牢固吸附,使细菌的蛋白质凝固,破坏细胞合成酶的活性,干扰细菌 DNA 的合成,造成细胞丧失分裂增殖能力而死亡。

（2）光催化作用杀菌：光催化型无机抗菌剂主要有 n- 型半导体金属氧化物,如 TiO_2、ZnO 等。在光的作用下,金属离子激活空气或水中的氧,产生羟基自由基及活性氧,通过羟基自由基及活性氧的强氧化作用,在短时间内破坏细菌的繁殖能力,导致其死亡。光催化抗菌剂不仅能杀死细菌本身,而且能与细菌及其分泌的毒素反应,最终将残骸和毒素清除。

（3）纳米表面效应杀菌：纳米级抗菌剂比表面积增大,可以更好地吸附细菌,从而具有更好的抗菌效果,抗菌性能远远优于同组成的微米抗菌剂。纳米金属抗菌材料的抗菌机制主要有接触灭菌机制和活性氧抗菌机制两种。接触灭菌机制,即纳米金属抗菌材料在应用中,金属离子从抗菌材料中释放出来,与细菌接触造成细菌内的蛋白质、酶或 DNA 等被破坏或产生功能障碍,最终导致细菌死亡。活性氧抗菌机制,即纳米金属抗菌材料,在可见光或紫外线作用下,能激活空气或水中的氧,产生羟基自由基及活性氧,破坏细胞膜上或内部的重要蛋白质,抑制和杀灭病原细菌,实现抗菌作用。

四、抗菌生物医学材料的抗菌性能评价

抗菌生物医学材料可以通过抗细菌黏附、杀菌或抑制细菌的繁殖等方式实现抗菌的目的。

（一）抗菌性能要求

在评价抗菌生物医学材料的抗菌性能时应考虑以下因素：

1. **抗菌效果**　抗菌效果主要通过阻碍细菌繁殖的抗菌材料最低抑菌浓度（minimum inhibitory concentration,MIC）评价。MIC 越低,抗菌效果越好。

2. **抗菌范围**　一般不同的抗菌生物医学材料只对特定的菌种表现出抗菌性,因而在选用抗菌材料的时候,希望抗菌材料的抗菌范围越广越好,即具有广谱抗菌。

3. **长效性**　要求抗菌生物医学材料的抗菌能力有一定的持续性,具有长效抗菌效果。

4. **安全性**　根据不同的使用要求,抗菌生物医学材料应具有生物相容性,即不产生细胞毒性、急

性毒性、慢性毒性、刺激和致敏、遗传毒性等。

5. 稳定性　根据抗菌生物医学材料的加工和使用条件,要求抗菌生物医学材料具有相应的稳定性。抗菌成分和基材的基本物理化学和生物性能不变。

(二) 抗菌性能的评价

1. 定性评价

(1) 晕圈法:采用无菌移液枪取细菌悬液于无菌培养基平板上,然后用无菌玻棒涂布均匀制成带菌平板。用无菌镊子将待测抗菌生物医学材料试样置于带菌平板中央。盖好平皿,于37℃培养箱中倒置培养24h,霉菌及酵母菌于28℃培养箱中倒置培养48h。

(2) 抑菌环试验:采用无菌移液枪取细菌悬液于无菌培养基平板上,然后用无菌玻棒涂布均匀,制成带菌平板。用无菌镊子分别将多个抗菌生物医学材料试样置于带菌平板,盖好平皿,于37℃培养箱中倒置培养24h,霉菌及酵母菌于28℃培养箱中倒置培养48h。

(3) 琼脂平皿扩散法:在无菌平皿中加入培养基,制备底层培养基。再取(45±2)℃的无菌培养基,加入一定的菌悬液,振荡锥形瓶使菌体分布均匀,转移入无菌底层培养基,轻轻摇晃平皿,使带菌培养基分布整个平皿,并凝结,形成上层培养基。再将待测抗菌生物医学材料试样置于带菌平板中央,盖好平皿,于37℃培养箱中倒置培养24h,霉菌及酵母菌于28℃培养箱中倒置培养48h。

晕圈法和抑菌环试验十分相似,区别在于,晕圈法一皿一次评价一个试样的抗菌性能,而抑菌环试验可多个样品同时评价。琼脂平皿扩散法与晕圈法和抑菌环试验的区别在于,前者将菌悬液直接加入培养基中,振荡培养基使其均匀分散在顶层培养基里,而不是将其用无菌玻璃棒涂布。

待培养一定时间后,直接观察由于生物医学材料抗菌作用而产生抑菌圈的大小,可以定性判断不同生物医学材料抗菌性能的差别,或者测量抑菌圈的水平直径和垂直深度,对抗菌性能进行半定量的分析。

2. 抗菌性能定量评价

(1) 测量吸光度 OD 值法:采用紫外 - 可见光分光光度计或者酶标仪,以600nm 波长测试菌液的吸光度 OD 值。首先将细菌复苏,然后通过稀释调制一定浓度的菌液,测试菌液的吸光度 OD 值,通常 OD 值 = 0.1 即菌液浓度为 1×10^8cfu/ml。

灭菌的生物医学材料试样放入无菌的培养板孔内,加入一定量的实验用菌液37℃共培养,每3h取出一定的菌液,测定其吸光度值,监测共培养细菌溶液的 OD 值直到细菌生长曲线达到平衡。不含生物医学材料的细菌培养液作为对照。

(2) 湿法抗菌实验:移取一定量的菌液,加入无菌孔板中,将待评价生物医学材料样品分别浸没于菌液中。待菌液与待评价试样共培养一定时间后,分别取菌液于无菌的孔板中,使用磷酸缓冲液梯度稀释菌液至适当倍数。取稀释后低浓度菌液移至固体培养皿上,涂板,37℃下培养24h,然后计菌落数。细菌的存活率代表待评价生物材料的抗菌能力,计算如式(8-1)所示:

$$杀菌率(\%) = (Nc - Ns)/Nc \times 100\% \tag{8-1}$$

Ns 和 Nc 分别是有生物医学材料和无生物材料(空白对照)条件下培养皿中生长的菌落数。

3. 细菌的形态学鉴定　细菌的形态学检查,是微生物学的基本技术。在适宜的条件下各种细菌的形态是相对稳定的。但环境的改变,如培养基条件的改变,抗生素、化学药品及生物医学材料的作用等,均可使细菌改变形态,并可出现细胞壁的缺陷和多样性。为此,在进行细菌形态鉴定时,必须按被检菌的生长要求,选择适宜的培养基和培养条件,以及适宜的培养时间和检查方法。形态学检查可采用肉眼、光学显微镜和电子显微镜观察。

(1) 肉眼观察:肉眼观察主要检查细菌在固体、液体、半固体培养基上的生长情况。在固体培养基上观察菌落形态、大小和颜色,表面是光滑湿润,还是干燥无光或呈皱纹状,边缘是整齐还是不规则,菌落是隆起、扁平,还是乳头样,是透明、半透明或不透明。在液体培养基中,要观察培养基是否均匀浑浊,管底有无沉淀,液面有无菌膜,是否产气等。在半固体培养基上应观察细菌是否沿着接种线生长,是呈毛刷样生长还是均匀生长,上下生长是否一致。

(2) 光学显微镜观察:主要步骤包括涂片、固定和染色。根据被检菌的种类和检查项目,选用相应的染色方法,常见的染色方法有:革兰氏染色法、美蓝染色法、Ziehl-Neelsen 抗酸染色法和吉姆萨染色法等。光学显微镜检查时应注意观察细菌的基本形态结构、大小、排列状态、菌端形状、有无两极染色等。也可不染色标本直接观察细菌,但没有染色后观察得清楚。

(3) 电子显微镜观察:通过扫描电子显微镜和透射电子显微镜可以高倍观察细菌的形态和尺寸,透射电子显微镜可以观察到细菌的内部结构。电子显微镜观察细菌提供的高倍数信息,有助于研究抗菌生物医学材料的抗菌机制。

电子显微镜观察细菌需要制样,扫描电子显微镜试样准备步骤包括:戊二醛固定、磷酸缓冲液清洗、锇酸后固定和染色、梯度脱水、临界点干燥和镀金等。透射电子显微镜试样准备步骤包括:戊二醛固定、磷酸缓冲液清洗、硝酸铅和柠檬酸铀染色、梯度脱水、包埋、超薄切片等。

4. 细菌的生化评价 不同细菌的代谢具有较大的差异,不同的酶系统,故不同细菌分解、利用糖类、脂肪类和蛋白类物质的能力不同,它们对物质的代谢和分解产物也不同,细菌的这种代谢特点为细菌鉴别以及生物医学材料抗菌性能评价提供了依据。用生理生化试验的方法检测细菌对各种物质的代谢作用及其代谢产物称之为细菌的生理生化反应,可参见相关的生理生化试验步骤。

五、抗菌生物医学材料的应用

随着抗菌生物医学材料的发展,抗菌医疗器械在临床得到了广泛应用,例如:

1. **应用于医用导管** 应用于导尿管、气管插管和中心静脉导管等医用导管,可显著降低尿路感染、肺部感染和插管感染等院内感染。

2. **应用于伤口敷料** 应用于各类伤口的护理,尤其是一些慢性难愈合伤口的护理,如压疮、糖尿病患者伤口、动静脉溃疡伤口、烧烫伤和因感染而导致延迟愈合的伤口等。

3. **应用于医用植入材料** 应用于疝修补术材料、骨科植入材料等。

4. **应用于牙科材料** 应用于口腔植入和修复,可降低术后细菌污染率,防止种植体周围感染等。

5. **应用于手术器械** 应用于手术器械,有助于减少术后感染。

第四节 其他微生物灭活的评价

以动物(主要为猪、牛、羊等)组织、海洋生物、植物等为原材料,处理加工以后制备或提取而成可供人类移植的生物源性医疗器械,因具有优良的生物相容性和促进组织再生修复能力、可吸收等特点,在临床具有广阔的发展前景。当前生物源性医疗器械产品主要包括可单独使用或与合成材料复合制备植入式医疗器械。随着科技发展和临床需求的增加将促进产品研究的深入,全球已有百余种上市生物源性医疗器械,更多的动物源性或生物源医疗器械新产品将不断涌现。

虽然生物源性生物医学材料和医疗器械的效果获得了越来越多的认可,但是也存在人畜共患疾病的传播风险,如:禽流感、牛海绵状脑病、口蹄疫、非典型和新型冠状病毒等。与传统的金属、陶瓷和高分子材料等人工合成生物医学材料构成的医疗器械不同,生物源医疗器械不仅需要检测其中残留的免疫原以及特殊生物活性成分,尽量降低可能引起的免疫反应,而且需要检测外源传染因子,特别是病毒的污染和灭活的验证,避免潜在风险,上述检测是生物源生物医学材料医疗器械质量控制的关键。

一、病毒

(一) 病毒

1. **病毒** 一种个体微小,结构简单,只包含一种核酸(DNA 或 RNA),必须在活细胞内寄生并以复制方式增殖的非细胞型生物。

2. 病毒的构成 除亚病毒外,病毒体主要由核酸和蛋白质组成。核心为核酸,由一套完整基因组成的病毒基因组,为病毒增殖、遗传与变异等功能提供信息,保证了病毒遗传特性的连续性与稳定性。核酸的外壳为蛋白质外壳,称为衣壳。核酸与衣壳共同组成核衣壳。无包膜的病毒,核衣壳即是病毒体,衣壳起保护核酸的作用。有些病毒在衣壳外层还有一层或两层包膜,包膜与病毒的抗原性、致病性等具有密切关系。

3. 病毒的特点 病毒是一种非细胞生命形态,没有自己的代谢结构,没有酶系统。因此病毒离开了宿主细胞,就没有任何生命活动,也不能独立自我繁殖。一旦进入宿主细胞后,它就可以利用细胞中的物质和能量以及复制、转录和转译的能力,按照它自己的核酸所包含的遗传信息产生和它一样的新一代病毒。

(二)病毒的分类原则

病毒的分类主要根据以下原则:

1. 病毒体特征 病毒大小、形状、有无包膜、衣壳对称性和结构。

2. 基因组特征 病毒核酸类型(DNA 或 RNA)、核酸链数(单链或双链)、核酸形状(线型或球形)、核酸极性(正链、负链或不清楚)、核酸片段数量等。

3. 蛋白质特征 病毒蛋白质数量、大小、功能以及氨基酸序列等。

4. 复制特征 病毒核酸复制类型、转录特征、转录后修饰特征、病毒蛋白装配、成熟、释放部位、细胞病理学等。

5. 理化特征 病毒对 pH 稳定性、离子强度的反应。

6. 生物学特征 病毒血清学关系、宿主范围、致病性、组织嗜性、病理学、传播途径、媒介关系、地理分布等。

(三)生物源生物医学材料医疗器械传播病毒风险的控制

对生物源生物医学材料医疗器械传播病毒风险的控制和预防主要有源头控制与病毒灭活验证。

1. 源头控制 动物源生物医学材料严禁从严重的人畜共患病的自然疫源地取材,且取材动物的品种、产地、年龄、饲养及疾病预防控制程序均应严格要求。因动物源生物医学材料医疗器械取材种类较多,所以需要防治的人畜共患病也不尽相同。其它生物源生物医学材料也需要从有质控保障原材料中提取。

2. 病毒灭活及验证 生物源性医疗器械注册申报指导原则中列举了 13 种有代表性的指示病毒。动物病毒灭活工艺验证时,需要分别从中选取 DNA 病毒、RNA 病毒、有囊膜病毒和无囊膜病毒各一种(最好包括实际取材动物相关的病毒,其中一种要对物理或化学的处理有明显的抗性,病毒初始滴度应 $>10^6/ml$),验证病毒灭活工艺前后病毒的滴度,原则上单步病毒灭活过程降低总量$\geq$4lgs,两步病毒降低总量$\geq$6lgs,表示该工艺去除 / 灭活病毒有效。

二、病毒灭活及验证

(一)病毒灭活的方法

1. 有机溶剂洗涤剂法(S/D 法) S/D 法是一种比较成熟的方法,其灭活病毒的机制就是用化学试剂破坏有包膜病毒外膜结构的完整性或靶细胞受体识别位点,而使病毒失去传染性和复制能力。S/D 法消毒效果明显受温度影响,温度越高,分子热运动越快,反应加快,更易破坏病毒结构,达到灭活效果所需时间越短。有机试剂选择的不同,病毒灭活的效果也不一样,如有机溶剂磷酸三丁酯加表面活性剂吐温 80 灭活病毒的效果明显高于乙醚加吐温 80 的灭活效果。

S/D 法常用的灭活条件是 0.3% 磷酸三丁酯和 1% 吐温 80,在 24℃处理至少 6h;0.3% 磷酸三丁酯和 1%Triton X-100,在 24℃处理至少 4h。S/D 法在灭活病毒全过程中应将温度控制在规定的范围内。S/D 法对非脂质包膜病毒无杀灭作用,快速变异的病毒(如 HIV)也可突变为非脂质包膜的形态。

要保证灭活脂质包膜病毒和非脂质包膜病毒的双保险,需要结合其它病毒灭活方法。

2. 热力消毒法　热力消毒的机制是使蛋白质变性,对于不耐热的病毒是极好的灭活方法,但对于不耐热需要保持生物活性或结构的生物源生物医学材料而言,应用可能会受到限制。巴氏消毒法可以保持生物活性,但对某些病毒则灭活效果不好,如以乙型肝炎病毒和丙型肝炎病毒为指示病毒,结果表明仅丙型肝炎病毒被灭活。

3. 电离辐照　电离辐照灭活病毒是利用 γ 射线、X 射线或电子辐射能穿透物品和杀灭病毒的性能,可在低温下灭活病毒的方法。γ 射线照射具有较强的穿透能力,是生物源生物医学材料灭活病毒的主要方法之一。辐照灭菌分为直接作用和间接作用,直接作用是射线激发的电子作用于病毒的DNA,使分子键断裂;间接作用是射线引起细胞或病毒内水的解离,生成 H⁺、OH⁻ 离子及 H、OH 自由基,从而生成过氧化物,作用于核酸、酶和蛋白质。射线辐照对各种微生物均有杀灭作用,包括有包膜和无包膜病毒。病毒对电离辐射的抵抗力一般比细菌强,尤其在活组织中。

国际原子能机构推荐的医疗器械的灭菌剂量为 15~25kGy,可大幅减少残存的活细菌和病毒,可保证厚度 5cm 以下的生物源生物医学材料完全无菌及乙肝病毒、艾滋病病毒等病毒的灭活。一般情况下,20~50kGy 剂量的 γ 射线辐照几乎能灭活所有的病毒,但灭活病毒的同时,辐照剂量越大,对材料成分的生物活性损伤越大,如何在灭活病毒的同时又保留材料的有效成分、不破坏材料的生物活性,这将是 γ 射线辐照应用于生物源生物医学材料病毒灭活的关键。实际应用时应根据生物源性生物医学材料的特性及病原微生物污染情况,选择适当的剂量,以期达到最好的临床应用效果。

4. 化学消毒剂　应用一些化学试剂灭活病毒,如醛类(甲醛、聚甲醛等)、含氯消毒剂(次氯酸钠)、碱类制剂(氢氧化钠)。其灭活机制主要是通过使病毒蛋白质或核酸变性而令病毒失去侵染力,甚至死亡。根据生物源生物医学材料的特性及病原微生物污染情况,选择适当的消毒方法和剂量,以期达到最好的临床应用效果。

(二) 病毒灭活的验证

病毒灭活的验证就是检验经病毒灭活后试样中是否存在感染性病毒的方法。在生物源生物医学材料医疗器械病毒灭活验证中,常用的方法主要有以下 2 种:

1. 噬斑形成单位

(1) 原理:噬斑形成单位(plaque forming units,PFUs)又称空斑形成单位或蚀斑形成单位,是计量病毒(或噬菌体)的一种单位,但只限于用于有产生空斑能力的病毒。其原理是:用少量有破坏宿主细胞能力的病毒去感染已形成致密单层状态的宿主细胞群体时,经过一定培养时间使每个感染细胞周围的细胞逐渐感染崩溃,形成肉眼可见的空斑(噬菌体时可直接观察,病毒时则需借助于染色的方法)。在理论上,一个病毒体可形成一个空斑,但实际上有一些误差。

(2) 方法:将病毒样品进行 10 倍系列稀释后,接种至已长成单层细胞的培养板中。于 37℃,5%CO₂ 中吸附 2h 后加入覆盖液。随后,继续于 37℃,5%CO₂ 环境中培养一定时间。待空斑形成后,弃去覆盖液,加入染色液,活细胞着色,而空斑区不着色,形成不染色区域。弃染色液,用磷酸缓冲液冲洗至洗液无色透明,计数空斑数量再乘稀释倍数即可得病毒感染单位的浓度。

噬斑计算方法:$\lg \text{PFU/ml} = \lg \dfrac{\text{空斑数}}{\text{接种量}} \times \text{稀释倍数}$

注意事项:①单层细胞一定要均匀,形态和状态良好;②热敏感病毒在冰浴上进行稀释操作,而且每一稀释度更换吸管;③闭光培养,防止染料见光分解对细胞产生毒性作用;④当空斑数量达到稳定时进行计数。

2. 50% 终点滴定法

(1) 原理:将病毒液稀释成系列浓度,分别接种至动物、鸡胚或细胞层,将不同浓度病毒液造成动物、鸡胚或细胞病变或致死量做成曲线,找出造成 50% 动物、鸡胚或细胞病变或致死量的对应浓度。

其中 LD_{50} 为半数动物、鸡胚或细胞病变或致死的病毒含量;ID_{50} 为半数动物或鸡胚感染剂量;$CCID_{50}$ 为半数细胞培养产生病变效应的剂量。

(2) 方法:$CCID_{50}$ 操作步骤将生长状态良好的指示细胞消化后稀释至适当浓度以 100μl/孔的量接种于 96 孔板,置于 37℃,5%CO_2 环境中培养。准备装有 900μl 无血清培养液的 1.5ml 离心管。将病毒原液定为 0 级,梯度稀释病毒液(取 100μl 病毒原液加入装有 900μl 无血清培养液离心管中记为 −1 级,从 −1 级取 100μl 病毒液加入另一只装有 900μl 无血清培养液离心管中记为 −2 级,以此类推,将病毒进行系列 10 倍稀释)。将每个稀释级病毒液分别接种于 96 孔板,每隔一段时间观察细胞病变(细胞脱落、变圆、胞间连丝等),并记录每稀释级病变的孔数。$CCID_{50}$ 计算方法:

1) Reed-Muench 法:

$$距离比例 = \frac{高于50\%的感染百分数 - 50\%}{高于50\%的感染百分数 - 低于50\%的感染百分数} \times lg\ 稀释倍数$$

$$感染百分数 = \frac{某一稀释级出现阳性病变的孔数}{该稀释剂的总接种孔数} \times 100\%$$

$$lgCCID_{50} = 高于50\%的感染百分数低稀释度的对数 + 距离比例$$

注:"高于 50% 的感染百分数"是指感染百分数超过 50% 的最低组,"低于 50% 的感染百分数"是指感染百分数低于 50% 的最高组

2) Karber 法:

$$lgCCID_{50} = L + d\,(s - 0.5)$$

$$阳性孔比率 = \frac{某一稀释级出现阳性病变的孔数}{该稀释剂的总接种孔数}$$

L:病毒的最低稀释倍数的对数

d:稀释系数 d = lg 稀释倍数

s:阳性孔比率总和(各稀释级阳性孔比率总和)

(3) 注意事项:

1) 必须清楚每个病毒的病变形式。

2) 必须设置对照。

3) 注意每种病毒观察病变的最佳时间,避免长时间培养后,对照孔因细胞衰亡而出现类病变效应。

4) 从动物源医疗器械灭活后的样本中提取的病毒液应先排除生物医学材料的细胞毒性以避免造成类病变效应从而引起误判。

(三) 判断病毒灭活方法是否有效的原则

在病毒灭活验证中应综合判断病毒灭活的有效性,除考虑病毒灭活的量以外,还必须考虑如下因素,审慎评价每次验证结果。

1. 所选择的病毒　是否适宜,验证的设计是否合理。

2. 病毒滴度降低量　病毒灭活零级时浓度为潜在污染了病毒的生物医学材料释放的病毒量,通过与病毒灭活后测定的残留病毒量的比较,计算出该方法实际灭活病毒量。病毒滴度降低量 ≥ 4lgs,表示该方法灭活病毒有效。如病毒降低量 < 4lgs 时,应盲传三代,如仍无病毒检出,可认为是有效的病毒灭活方法。

3. 病毒灭活动力学　病毒灭活通常不是简单的一级反应,往往起始反应速率快,其后变慢。如果病毒灭活速率随时间明显降低,表示该方法可能无效,或者残留的指示病毒对该灭活方法有抵抗力,说明该病毒灭活方法无效。

4. 多种病毒灭活工艺的验证　如果生产过程中包含了灭活原理不同的两种或两种以上的病毒灭活工艺,应该分别进行病毒灭活效果验证。

思考题

1. 简述微生物的定义,其分类和生物学特点。
2. 消毒和灭菌的定义是什么? 简述两者的区别。
3. 举例说明生物医学材料医疗器械常用的灭菌方法。
4. 简述无菌检测的主要步骤。
5. 简述细菌生物膜的形成过程。
6. 试归纳总结抗菌生物医学材料的发展和应用。
7. 简述生物源生物医学材料病毒灭活验证的主要方法和大致步骤。

(屈树新)

纳米生物医学材料的安全性评价

第九章

第一节 概 述

一、纳米生物医学材料存在安全性风险

(一) 纳米生物医学材料

纳米颗粒物并不只是新时代高科技的产物,其实人类早与纳米颗粒共存。汽车尾气、各种燃烧过程等,都会产生大量的纳米粒子。据估算,在大街上行走的人,每小时通过呼吸空气吸进的纳米粒子大约有1亿个。由于其小尺寸特性,纳米材料的发现始于20世纪80年代初期,随后人们逐步发现其在光学、磁学、电学和力学方面具有比普通材料更加优越的特性,进而得到了多个领域的关注并逐渐发展起来,广泛应用于生物医学、环境、航空航天和石油钻探等领域的研究。

纳米生物医学材料(nano-biomedical material,NBM)是指对生物体进行诊断、治疗和置换损坏的组织、器官或增进其功能的具有纳米尺度的材料,包括直接使用和降解游离出的纳米颗粒。目前纳米生物医学材料在医学成像(如肿瘤示踪、MRI造影剂等)、疾病诊断(如DNA甲基化检测等)、疾病治疗(如靶向治疗、纳米药物载体、纳米中药、纳米颗粒辅助治疗等)、纳米器件、组织工程等领域具有重要的应用前景和广阔的发展空间。

(二) 进入人体的方式

随着纳米技术的不断发展,越来越多的纳米生物医学材料被应用到生物医药领域,为疾病的诊断和治疗提供了极大的便利。已在临床上得到广泛应用的有纳米材料制成的药物、药物载体、显影剂、医用传感器等产品,通过呼吸、口服、注射、外敷等方式直接进入人体。纳米生物医学材料进入血液循环系统后,其超微性导致它可以穿过血肺屏障、血脑屏障、胎盘屏障等,从而到达身体各个部位,在靶器官中产生富集。

(三) 安全性风险

随着纳米生物医学材料的应用越来越广泛,作为用于和生物系统结合、治疗或替换生物机体中的组织、器官或增进其功能的材料,与机体的接触不可避免。近年来,研究显示纳米颗粒进入机体后,可通过范德华力、静电作用力、溶解作用力、疏水作用力和空间排阻等吸附生物大分子(如蛋白质、DNA、多糖、脂类等),形成"生物冠",然后与各级生物实体(如膜、细胞器、细胞、组织和器官)界面之间一系列的动态生物物理化学相互作用,可能造成蛋白质结构功能改变、DNA链断裂/加合物/突变、氧化应激、细胞坏死/凋亡,并从沉积部位转移到机体各个系统,进而影响机体的多种靶器官,导致组织器官形态和功能的改变等。

纳米生物医学材料在发挥有效作用的同时也对机体存在直接作用和潜在的生物安全性问题。纳米生物医学材料相关的安全性评价引起了学术界、各国政府、生产企业、公众的密切关注。

（四）常见的纳米生物医学材料

随着纳米技术的发展和临床医学的需求的增加，越来越多的纳米材料被研发为医疗器械应用于临床，其中主要的纳米生物医学材料如下：

1. **纳米药物递送材料** 为了提高药物的靶向性、利用率和治疗效果，科学家们设计和制备了纳米载体及其药物递送系统。纳米级药物载体是尺寸小于 100nm 药物载体输送系统，具有被动靶向，结合表面靶向修饰技术，可以实现靶向控释药物，增加生物膜的透过性、改变在体内的分布、提高生物利用度等。

2. **含纳米抗菌材料的辅料** 用于受损组织的敷料易发生感染，临床迫切需要抗菌敷料。材料学的发展促进多种新型敷料的开发并被用于临床，如加速创面修复，减少伤口感染，提高治愈率，缩短病程，减轻患者痛苦，相应地节省患者医疗费用。虽然要求载纳米抗菌剂的敷料无体内外毒性，但是仍需要评价其对生物体的长期安全性。

3. **纳米生物诊断材料** 生物诊断是指利用生物传感成像的方法，通过对体内特定部位靶向检测和成像，了解生物体组织结构信息并监测生物体各种生理功能的异常情况。目前疾病的早期诊断主要是通过对疾病相关的生物标志物分子（如 DNA、RNA、蛋白质等）进行分析检测来实现的。在多种分析检测手段中，荧光成像具有灵敏度高、损伤小、操作简单等优势，是生物医学成像中最重要的技术之一，可帮助研究者从细胞和分子层面上理解生命过程中各种分子的行为和功能。但传统的荧光探针如有机染料存在一些缺点，如易发生光漂白、发射带过宽等，而以下的纳米荧光成像材料则具有更多的优势。

（1）量子点：量子点是一种特殊的半导体纳米颗粒，在生物医学领域主要用于荧光生物传感和生物成像，可以检测蛋白质和核酸，实现体内靶向精确标记。但量子点存在一些不足，如易闪烁且对生物体有潜在毒性。

（2）上转换纳米颗粒：上转换纳米颗粒具有优异的化学、光学和生物学性质，如较高的光稳定性、发光可调、较窄的发射带宽和细胞毒性低等，而且由于使用近红外光作为激发光源，可以有效消除成像过程中的背景荧光干扰，提高成像的穿透深度，因此上转换纳米材料常被用于构建荧光探针并广泛地用于医学诊断等多个领域。

上述用于疾病诊断的量子点和上转换材料，由于需要应用于体内、尺寸在纳米范围，存在潜在的安全性风险，因此需评价其体内长期生物安全性。

二、纳米生物医学材料对生命体影响

纳米生物医学材料进入血液循环系统，可到达身体各部位，由于其化学组成和物理特性与传统的生物医学材料存在显著差异，在进入生命体后，与生命体相互作用产生特殊活性。

（一）纳米生物医学材料对大分子的影响

近年来，研究显示纳米颗粒进入血液后，在 30s 内，其表面通过范德华力、静电作用力、溶解作用力、疏水作用力以及空间排阻等吸附一层或多层生物大分子（如蛋白质、DNA、多糖和脂类等），形成"纳米颗粒 - 生物冠"（如图 9-1 所示），其中尤以蛋白质为主。进一步研究发现吸附在表面生物冠的组成及丰度，以及对生物冠的影响，取决于纳米生物医学材料的物理化学特性，包括化学成分、表面化学、粒径、形貌、表面形态、表面电荷、疏水性、结晶度、聚集形态和尺寸结构等材料本征性能，以及外界环境，如温度、pH 和离子浓度等。

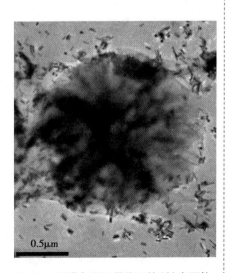

0.5μm

图9-1 扫描电子显微镜下的"纳米颗粒 - 生物冠"

在形成"纳米颗粒 - 生物冠"过程中,各种作用力会对生物大分子产生影响,可能造成个别生物大分子的结构改变,断链等损伤。例如:α- 糜蛋白酶吸附在纳米硅酸盐上时构象和酶活性均发生变化;吸附在纳米二氧化钛(nano-TiO$_2$)上的溶菌酶二级结构由 α- 螺旋转变为 β- 折叠,而 β- 折叠会引起蛋白质的淀粉样变性;碳纳米管可结合于 DNA 上,导致 DNA 的损伤,造成机体遗传毒性。

生物大分子结构的改变,会引发功能的改变。如单壁碳纳米管和纳米二氧化钛均会吸附纤维蛋白引起其构象变化,导致血小板黏附和活化能力降低甚至散失;硅纳米粒子鸡卵清溶菌酶分子中 α- 螺旋减少,酶的活性也随之降低。对于同一纳米颗粒,由于蛋白质相互作用不同,对不同蛋白质的影响也存在明显差异,比如单壁碳纳米管可以使吸附在其表面的糜蛋白酶二级结构发生很多改变,酶活性基本散失,但对大豆过氧化物酶的结构和功能影响较小。

另外,在"纳米颗粒 - 生物冠"中,各成分处于一个动态竞争平衡中,浓度和结合速率常数较高的分子首先占据纳米颗粒表面,但随之可能被浓度较低而亲和力更高的蛋白质替代,因此,纳米生物医学材料运动到体内不同位置时,因环境发生改变,则可能会发生生物冠组分的替换更新,从而导致其在体内运动路径部位一路与生物大分子发生作用。

(二) 纳米生物医学材料对细胞的影响

对于细胞而言,与之作用的并非纳米颗粒,而是纳米颗粒 - 生物冠复合物,而生物冠则决定着纳米生物医学材料的生物学行为,包括对细胞的作用过程。纳米颗粒 - 生物冠复合物可通过机械穿膜方式、内吞方式(包括吞噬、巨胞饮、网格蛋白依赖性吞饮、小窝蛋白依赖性吞饮等)进入细胞内。而且"纳米颗粒 - 生物冠"进入不同类型细胞的入胞机制可能存在差异,如对于磁性纳米粒子而言,RAW264.7 细胞(小鼠巨噬细胞样细胞系)具有强吞噬能力,3T3L1 细胞(小鼠胚胎成纤维细胞)具有较差的吞噬能力,而红细胞则几乎不吞噬。

1. 纳米生物医学材料对细胞膜的影响 细胞膜维护着细胞内微环境的相对稳定,除膜脂外,细胞膜还有同外界环境进行物质交换、能量和信息传递的离子通道、离子泵和膜蛋白等。当纳米生物医学材料与细胞膜发生作用时,可能会导致膜结构功能发生改变,引起离子转运及信号转导的不稳定性甚至导致细胞死亡。

(1) 膜脂:纳米生物医学材料可能会导致膜生物分子结构的改变,如纳米颗粒的吸附作用会导致脂质分子的重组,可能导致膜厚度、有序度和单脂分子面积等的变化,甚至还可能在膜上形成孔洞等。可能导致磷脂膜的相行为发生变化,带电颗粒的吸附可能会导致细胞膜上不同磷脂分子的分相,促进脂质过氧化,降低膜流动性等。纳米颗粒的作用还可能影响磷脂膜的其他一些性质,比如表面张力、侧向张力、跨膜势和扩散系数等参数。

(2) 离子通道:生物膜的离子通道(ion channels of biomembrane)是各种无机离子跨膜被动运输的通路。细胞膜对离子的通透性与多种生命活动过程密切相关。例如,感受器电位的发生,神经兴奋与传导和中枢神经系统的调控功能,心脏搏动,平滑肌蠕动,骨骼肌收缩,激素分泌,光合作用和氧化磷酸化过程中跨膜质子梯度的形成等。研究发现碳纳米管、氧化锌颗粒等会影响离子通道功能,单壁碳纳米管可抑制钾离子通道电流,纳米氧化锌(nano-ZnO)颗粒、纳米银颗粒可增加钙离子通道的钙内流,纳米银颗粒可抑制电压门控钠通道功能。

(3) 离子泵:离子泵是依靠镶嵌在膜脂质双分子层上的一种内在蛋白质的分子构象变化来实现的。可将其看作一类能驱使特定的离子逆电化学梯度穿过质膜的特殊载体蛋白,细胞膜离子泵主要有钠钾泵、钙泵和质子泵。研究发现:纳米银颗粒可明显抑制细胞膜钠离子的转运,纳米氧化锌颗粒物诱导细胞 Ca^{2+}-ATP 酶和 Na$^+$/K$^+$-ATP 酶活性显著下降。

(4) 膜蛋白:膜蛋白作为膜功能的主要承担者,基本分为三大类:外在膜蛋白或称外周膜蛋白、内在膜蛋白或称整合膜蛋白和脂锚定蛋白。膜蛋白包括糖蛋白,载体蛋白和酶等。通常在膜蛋白外会连接一些糖类,这些糖通过糖本身分子结构的变化将信号传到细胞内。研究者确认纳米生物医学材料可影响膜蛋白的功能,如纳米金颗粒可阻断神经 - 肌肉信息传递的关键分子 - 烟碱型乙酰胆碱受体。

2. 纳米生物医学材料对细胞器的影响　当纳米颗粒-生物冠复合物进入细胞后,会分布到细胞质中,并在特定细胞部位进行富集,包括细胞质、溶酶体、细胞核、线粒体等,从而导致相关细胞产生毒性。纳米生物医学材料可能引起细胞活性氧类(reactive oxygen species,ROS)水平的升高,体现在线粒体形态和功能的破坏,DNA受损和自噬作用等方面,如纳米氧化锌引起细胞内活性氧水平的显著上升。细胞毒性一般不局限于某一种机制,常常是多种机制并存。如硒化镉量子点可破坏细胞的正常形态,造成基因突变,染色体畸变、线粒体形态和功能的破坏,活性氧水平的升高,导致细胞活力和生存率降低,出现细胞凋亡。

(三) 纳米生物医学材料对组织器官影响

当纳米颗粒-生物冠复合物进入属于组织或器官的细胞时,毒性则导致相关组织器官的局部功能衰竭,但如果进入血液循环系统、免疫系统和神经系统时,毒性将作用于整个系统。在血液循环系统中,纳米粒子可改变血浆凝血酶原时间、活化部分凝血活酶时间、纤维蛋白原及D-二聚体浓度等,单壁碳纳米管存在激活血小板的风险,能引起血小板聚集,引起血栓形成,纳米金颗粒也存在相同的风险。而纳米银颗粒能有效抑制血小板的聚集,抑制率达到近50%,类似的还有抗凝血纳米氧化锌材料、表面肝素化纳米材料等。在免疫系统中,纳米粒子对免疫应答存在激发和抑制功能。研究人员模拟食品来源情况,观察长期低剂量摄入TiO_2对健康的影响,发现长期向小鼠喂食含0.1%二氧化钛纳米颗粒的食物,其巨噬细胞的趋化能力、吞噬能力均下降,趋向于促炎性状态,体外实验进一步证实了这种效应。在脂多糖诱导的脓毒血症模型中,喂食纳米二氧化钛小鼠的机体反应更加剧烈,造成的机体损伤也更加明显。而在Toll样受体4(Toll-like receptor4,TLR4)敲除和非TLR4依赖的模型中,纳米氧化锌并未产生显著的不良效应。以上结果表明,纳米氧化锌主要以TLR4依赖的方式诱导巨噬细胞的异常活化,在外界感染等刺激条件下可能对机体健康产生不良的影响。

血脑屏障是血液系统和大脑之间的交界面,对循环物质转移至大脑起至关重要的作用。有研究表明,纳米材料在循环过程中可以导致血脑屏障的完整性和渗透性改变,纳米材料的神经毒性效应机制主要包括炎症反应、氧化应激、细胞自噬和细胞凋亡。将ICR雌性小鼠(ICR小鼠是Hauschka用Swiss小鼠群以多产为目标进行选育,以后美国癌症研究所分送各国饲养实验,各国称之为ICR小鼠)分别经鼻滴注2.5mg/kg、5.0mg/kg、10.0mg/kg体质量的纳米二氧化钛,连续90d后,发现纳米二氧化钛可以到达小鼠脑部并在脑中蓄积,引起氧化应激反应,导致胶质细胞过度增殖,组织坏死和海马细胞的凋亡。将纳米二氧化硅通过滴鼻的方式染毒SD大鼠(SD大鼠为大鼠的一个品系,1925年,美国斯泼累格·多雷农场用白色封闭群大鼠培育而成,其毛色白化,广泛用于药理、毒理、药效及GLP实验),发现通过血脑屏障途径进入大脑的纳米二氧化硅可能对纹状体和多巴胺神经元产生影响,增加神经退行性疾病发生的概率。纳米材料也可能会通过血脑屏障,导致血脑屏障功能障碍,并进入中枢神经系统,引起中枢神经系统的功能性改变,导致中枢神经系统疾病。

第二节　纳米生物医学材料分子水平安全性评价

"生物冠"中包含各种生物大分子,如蛋白质、DNA、多糖和脂类等,由于纳米生物医学材料的作用,生物大分子可能会发生结构及功能的改变。而纳米生物医学材料的物理化学特性和外界条件均会对纳米生物医学材料-生物大分子之间的作用产生影响。另外,人体内生物大分子种类繁多,仅仅血浆中含有的不同丰度的蛋白质就超过1 000种,使得"生物冠"的组成和丰度数量巨大,想要做到任何一种纳米生物医学材料对生物大分子作用安全性评价全覆盖几乎不可能。因此,目前研究者通过纳米生物医学材料对牛血清白蛋白结构与功能、凝血功能、蛋白酶结构与活性,以及细胞DNA损伤分析等用于评价纳米生物医学材料对蛋白质和核酸的作用,以此为参考了解纳米生物医学材料在分子水平上的生物安全性。

一、纳米生物医学材料对蛋白质影响评价

血液由血浆和血细胞组成,1L血浆中含有900~910g的水,65~85g的蛋白质和20g的低分子物质,低分子物质中有多种电解质和有机化合物,血细胞包括红细胞、白细胞和血小板三类细胞。血液的功能包含血细胞功能和血浆功能两部分,有运输、调节人体温度、防御、调节人体渗透压和酸碱平衡四个功能。红细胞主要功能是运进氧气、运出二氧化碳,白细胞的主要功能是杀灭细菌,抵御炎症,参与体内免疫发生过程,血小板主要在体内发挥止血功能,血浆功能主要为营养,运输脂类,缓冲,形成渗透压,参与免疫,参与凝血和抗凝血功能。

纳米生物医学材料通过呼吸、口服、注射、外敷等方式进入血液循环系统,与血液发生相互作用,首先发生的是蛋白质分子在纳米生物医学材料表面的非特异性吸附,主要取决于其本身的理化性质。血液中含有多种蛋白质,包括纤维蛋白原、血清白蛋白、免疫球蛋白、补体蛋白等,分别在凝血和免疫响应过程中发挥着重要的作用。

在进行体外纳米生物医学材料血液安全性评价时,实验与其他常规生物医学材料血液安全性评价相近,参考国家标准《医疗器械生物学评价》第4部分:与血液相互作用实验选择(GB/T 16886.4—2003/ISO 10993-4:2002),其主要差别在于:常规生物医学材料以整体或部分,浸提液进行实验,而纳米生物医学材料采用悬液进行实验(行业标准:YY/T 1532-2017《医疗器械生物学评价》,纳米材料,溶血试验)。

1. 牛血清白蛋白　牛血清白蛋白(bovine serum albumin,BSA)包含607个氨基酸残基,是牛血清中的一种球蛋白,又称第五组分。血液中的白蛋白主要起保持渗透压效果、pH缓冲效果、载体效果和养分效果。在动物细胞无血清培育中,增加白蛋白可起到生物和机械维护效果和载体效果,是一种研究纳米生物医学材料 - 蛋白质的代表物。

由于牛血清白蛋白中含有酪氨酸(Tyr)、色氨酸(Trp)、苯丙氨酸(Phe)等残基,这些残基都具有特殊的光学性质,因此分子间的相互作用常用光学技术来监测,这种方法简单,灵敏度高。

检测时先将分散的纳米生物医学材料(如纳米银颗粒)加入到牛血清白蛋白溶液(图9-2),调节pH为7.2,37℃振荡1h,以1 000r/min离心约30min去除大颗粒。采用荧光发射光谱进行分析,牛血清白蛋白的激发/发射波长分别为282/345nm,通过分析牛血清白蛋白的猝灭效应评价纳米生物医学材料对牛血清白蛋白相互作用,

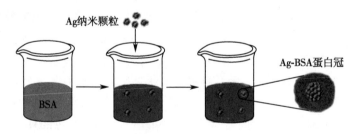

图9-2　纳米生物医学材料——牛血清白蛋白相互作用图解

同时可以通过Stem-Volmer方程,获得猝灭常数,用以评价两者之间的作用强度。

2. 纤维蛋白原　纤维蛋白原(fibrinogen)是一种蛋白质,能够溶解于水,是一种由肝脏合成的具有凝血功能的蛋白质,是凝血过程、血栓形成过程中的重要物质。在进行纳米生物医学材料对纤维蛋白原相互作用评价时,同上将两者制备成悬液,通过圆二色谱进行吸附前和吸附后纤维蛋白原的二级结构分析,判断纤维蛋白原的结构是否发生改变。更有研究通过加入血小板,进行显微观察,判断血小板黏附能力是否发生改变,判断纤维蛋白原功能是否受到影响。

3. 酶活性　酶(enzyme)是由活细胞产生的、对其底物具有高度特异性和高度催化效能的有机物,大部分为蛋白质,也有极少部分为RNA。大多数水解酶单纯由蛋白质组成,酶的催化作用有赖于酶分子的一级结构及空间结构的完整。若酶分子变性或亚基解聚均可导致酶活性丧失。当纳米生物医学材料 - 蛋白酶发生相互作用时,其结构和功能可能会发生改变,除检测蛋白质方法外,还可加入底物蛋白质,通过酶活力测定,判断纳米生物医学材料对蛋白酶的活性是否产生影响。此类研究均针

对特定酶类,可作为纳米生物医学材料安全性评价的备选方法。

4. 体内血液相容性评价　纳米生物医学材料体内血液相容性评价常采用静脉注射和鼻腔吸收方式进入体内,每天采血:①通过全自动血凝仪检测,如凝血酶原时间(PT)、活化的部分凝血活酶时间(APTT)、凝血酶时间(TT)测定;也能进行单个凝血因子含量或活性的测定,如纤维蛋白原(FIB)、凝血因子(Ⅱ、Ⅴ、Ⅶ、Ⅹ、Ⅷ、Ⅸ、Ⅺ、Ⅻ)。②静止状态的血小板内分布着多种颗粒,如 a 颗粒、溶酶体颗粒等。这些颗粒表面存在着一些特定蛋白质,如 a 颗粒表面有 CD62p 抗原,溶酶体颗粒表面有 CD63 抗原。血小板活化时,由于颗粒膜蛋白与血小板膜蛋白相互融合,使颗粒膜蛋白翻转到血小板膜表面。因此,可通过检测这些颗粒膜蛋白来判断血小板的活化状态,如可以通过相应抗体,采用流式细胞术对血小板是否被活化进行评价。同时还有研究者通过检测 CD40 片段和 vW 因子表达量判断血小板是否被活化。

二、纳米生物医学材料对 DNA 影响评价

DNA 存储着生物体赖以生存和繁衍的遗传信息,因此维护 DNA 分子的完整性对细胞至关紧要,对于人类健康也同样重要。随着纳米生物医学材料毒理学研究的不断积累,研究发现 DNA 损伤是纳米颗粒毒性的重要毒性机制之一。纳米生物医学材料与 DNA 相互作用造成细胞内 DNA 损伤的常见类型有 DNA 链断裂和 DNA 加合物形成两大类。

1. DNA 链断裂检测　在纳米毒理学中,DNA 链断裂是 DNA 损伤的一个重要指标,其检测方法包括单细胞凝胶电泳技术、γ-H2AX 免疫荧光染色法、DNA 微孔滤膜碱基洗脱法等,其中单细胞凝胶电泳技术是最灵敏,也是最常用的一种体外 DNA 单链损伤的检测方法。

(1) 单细胞凝胶电泳技术(single cell gel electrophoresis,SCGE):该技术的原理是基于有核细胞的 DNA 分子量很大,在 DNA 超螺旋结构附着在核基质中,用琼脂糖凝胶将细胞包埋在载玻片上,在细胞裂解液作用下,细胞膜、核膜及其他生物膜破坏,使细胞内的 RNA、蛋白质及其他成分进入凝胶,继而扩散到裂解液中,唯独核 DNA 仍保持缠绕的环区附着在剩余的核骨架上,并留在原位。如果细胞未受损伤,电泳中核 DNA 因其分子量大而停留在核基质中,经荧光染色后呈现圆形的荧光团,无拖尾现象。若细胞受损,在碱性电泳液(pH>13)中,先是 DNA 双链解螺旋且碱变性为单链,单链断裂的碎片分子量小即可进入凝胶中,在电泳时断链或碎片离开 DNA 向阳极迁移,形成拖尾。细胞核 DNA 损伤愈重,产生的断链或碱易变性片段就愈多,其断链或短片也就愈小,在电场作用下迁移的 DNA 量多,迁移的距离长,表现为尾长增加和尾部荧光强度增强。因此,通过测定 DNA 迁移部分的光密度或迁移长度就可定量测定单个细胞 DNA 损伤程度。

研究中用单细胞微凝胶电泳(single cell microgel electrophoresis,SCGE)技术检测不同粒径二氧化硅暴露下 RAW264.7 细胞的 DNA 损伤情况,发现 $10\mu g/ml$ 的二氧化硅(20nm、50nm、120nm)能引起 DNA 损伤,而粒径为 120nm 时损伤最为严重。通过采用单细胞微凝胶电泳研究,将斑马鱼成鱼暴露于纳米二氧化硅亚致死浓度 7d 后,解剖发现肝脏、肌肉、鳃等组织的 DNA 均发生了片断化,组织中抗氧化酶(如 CAT、SOD、GST、GR、GSH)酶活发生改变,表明纳米二氧化硅 能够导致 DNA 结构损伤,并改变了 mRNA 的转录水平。用单细胞凝胶电泳观察到纳米氧化锌在较小剂量($0.8\mu g/ml$)就能造成人表皮鳞状细胞癌(A431)DNA 损伤。

由于纳米生物医学材料本身量子效应的存在,可能存在荧光效应,单细胞凝胶电泳技术在进行分析 DNA 链断裂时,测定体系中少量纳米颗粒无法被完全分离,则会对结果产生影响,需要多种分析方法联用才可准确评价纳米颗粒的 DNA 损伤。

(2) γ-H2AX 免疫荧光标记法:DNA 双链断裂(double-strand break,DSB),被认为是 DNA 最严重的损伤。细胞在 DNA 双链断裂发生后,产生一系列的应激反应,其中一个主要的反应就是毛细血管共济失调突变基因(ataxia telangiectasia mutated,ATM)起始的信号级联反应,它使细胞周期停顿直到损伤修复。H2AX 的 C- 端有一段由 22 个残基组成的高度保守的同源序列,其中包括一个 139 位的

丝氨酸残基,在细胞发生 DSBs 后能被特异的磷酸化(phosphorylated H2AX,γH2AX),磷酸化的 H2AX 在 DSBs 位点形成焦点(focus),并进一步募集一些损伤修复相关蛋白质,如 BRCA1(breast cancer associated gene 1)、53BP1(p53binding protein 1)、Rad50 和 NBS1 等,对 DNA 双链断裂进行修复,一旦断裂双链重新连接,γH2AX 会自动去磷酸化。由于 γH2AX 的出现与 DNA 双链断裂紧密相关,且存在着一一对应关系,γ-H2AX 也被认为是检测细胞 DNA 双链断裂的一个特异性指标。目前,γ-H2AX 的定量检测方法主要是免疫荧光标记法,利用荧光倒置显微镜和流式细胞仪,准确测定 γ-H2AX 含量。

(3) DNA 微孔滤膜碱基洗脱法:DNA 微孔滤膜碱基洗脱法可用于检测包括 DNA 单链断裂、DNA-蛋白质交联,DNA-股间交联门、DNA 双链断裂、选择性内切酶导致的 DNA 损伤等多种类型的哺乳动物 DNA 损伤。其检测原理类似于色谱,即 DNA 片段大小不同时通过微孔滤膜所用的时间不同,损伤前后数据对比,从而判断 DNA 损伤程度。

2. DNA 加合物检测 研究显示纳米生物医学材料可能导致细胞处于氧化应激状态,活性氧自由基如羟自由基、单线态氧等攻击 DNA 分子中的鸟嘌呤碱基第 8 位碳原子而产生的一种氧化性加合物,生成 8- 羟基脱氧鸟苷(8-hydroxy-2 deoxyguanosine,8-OHDG),8-OHDG 是氧化应激至 DNA 损伤的特异性产物,是 DNA 氧化损伤的生物标志物,也是纳米毒理学中 DNA 氧化损伤的重要指标。8-OHDG 常用的检测方法有:高效液相色谱 - 电化学检测器分析法、酶联免疫吸附测定、^{32}P 后标记法、气质联用分析法、高效毛细管电泳、吡罗红共振光散射法等。

(1) 高效液相色谱 - 电化学检测器分析(HPLC-ECD)法:HPLC-ECD 法是将 DNA 酶水解样品用 HPLC 分离后用电化学检测器测定,是由 Floyd 等提出的一种定量测定 8-OHDG 的有效方法。HPLC-ECD 在检测 8-OHDG 中得到广泛应用,具有较高的灵敏度,其最低检测限大约为 1/50 核苷,需样品量少,是非损伤性的,快速而且选择性好,适合组织细胞 DNA 及尿中 8-OHDG 的检测,是目前应用广泛、较为成熟的方法。

(2) 酶联免疫吸附测定(ELISA):应用单克隆抗体的 ELISA 法具有很高的灵敏度和很好的重复性。抗 8-OHDG 多克隆抗体的发展和单克隆抗体的使用为免疫亲和柱的发展提供了条件,可以用于分析生物样品,尤其是尿中 DNA 和 RNA 的氧化损伤产物。此法不用对 DNA 分解处理,不需要较昂贵的仪器,特异性强,测定时间短,尿样预处理程序简单,是一种很有应用价值的方法。

(3) ^{32}P 后标记法:^{32}P 后标记技术是 20 世纪 90 年代后发展起来的,具有灵敏度高(最小检测限可达 1 个 8-OHDG/10 核苷)、样品用量少(ng 级 DNA 样品)、应用范围广等优点。其操作过程包括:DNA 的消化、标记、层析分离、放射自显影。

(4) 气质联用分析法(Gc-Ms):将气相色谱仪与质谱仪联合使用的一种检测方法,可为 DNA 损伤中的氧化产物的鉴定提供可靠而明确的数据,其检测下限为 1/50 核苷。同时 DNA 碱基必须首先进行衍生化反应,这一过程容易导致副产物的形成,从而导致假阳性结果。

(5) 高效毛细管电泳(HPCE):利用 8-OHDG 与其他脱氧鸟苷在电场中泳动方向和速率的不同而进行分离,应用保留时间而进行定性,通过外标法来进行定量。其优点是进样量小、分离效率高、保留时间短,比 HPLC 分离更为迅速,使用紫外检测器灵敏度较低,应用电化学检测器则大大提高灵敏度。

(6) 吡罗红(PY)共振光散射法:吡罗红共振光散射法在 pH 9.0 的 RB 缓冲液中,吡罗红阳离子染料与 8-OHDG 阴离子形成离子缔合物,导致体系的共振光散射增强,共振光散射强度随着 8-OHDG 的加入在 339nm 处急剧增强,其增强与 8-OHDG 的加入量呈线性关系,检出限为 15.2μg/L。该方法快速简便,已成功用于加标样品的分析。

第三节 纳米生物医学材料细胞水平安全性评价

"纳米颗粒 - 生物冠"以整体对细胞发生作用,通过机械穿膜方式或内吞方式进入细胞,依次与细胞膜、细胞质、细胞器等进行相互作用,从而影响细胞的命运。在细胞水平评价时常通过检测细胞活力、细胞膜完整性及功能、线粒体形态和功能的破坏、细胞活性氧类（ROS）水平和细胞周期来评价纳米生物医学材料的安全性。

一、细胞活力评价

本评价方法与常规生物医学材料评价方法相似，与第四章生物医学材料的细胞相容性评价方法相同。同时，根据中华人民共和国医药行业标准（YY/T 0993-2015《医疗器械生物学评价》纳米材料：体外细胞毒性试验，包括 3-（4,5- 二甲基 -2- 噻唑）-2,5- 二苯基 -2 氢 - 四氮唑溴（MTT）试验和乳酸脱氢酶（LDH）试验），是对常规生物医学材料的细胞安全性评价标准（GB/T 16886.5—2017《医疗器械生物学评价》第五部分：体外细胞毒性试验）的补充，增加阳性对照组。采用一定浓度纳米生物医学材料悬液与细胞进行共培养，增加对乙酰氨基酚（CAPAP）溶液：用培养液配制适当浓度的溶液（推荐浓度为 25mmol/L，经过滤除菌后待用），作为阳性对照。要求阴性对照组 OD_{570} 应大于等于 0.2，以保障接种细胞达到 1×10^4 个 / 孔；对乙酰氨基酚（APAP）阳性对照组，其 24h 的细胞增殖率不超过 50%；在检查结果中，如果该浓度试验组的细胞相对活性（增殖率）与阴性对照组相比 <70%，则判断该浓度有细胞毒性。

如果试验结果提示纳米生物医学材料有细胞毒性，必要时可进行进一步的评价，如①增加试验（有血清和无血清或改变血清的浓度）；②混提液分析（如灭菌或加工过程的残留物分析）。

二、细胞膜完整性及功能评价

细胞膜主要是由蛋白质构成的富有弹性的半透性膜，膜厚 8~10nm，对于动物细胞来说，其膜外侧与外界环境相接触，其主要功能是选择性地交换物质，吸收营养物质，排出代谢废物，分泌与运输蛋白质。细胞膜是防止细胞外物质自由进入细胞的屏障，它保证了细胞内环境的相对稳定，使各种生化反应能够有序运行。

纳米生物医学材料作用于细胞膜时，与细胞膜组成分子相互作用，不仅膜生物分子结构发生变化，还会改变细胞膜的性质，采用原子力显微镜技术可以观察到二豆蔻酰磷脂酰胆碱膜与 1.2~22nm 的硅纳米粒作用后会形成孔洞。纳米生物医学材料还会与细胞膜上的离子通道（一类横跨细胞膜脂双层的糖蛋白）相互作用，而影响离子通道功能，如纳米金颗粒、碳纳米管等。另外研究显示只有正电性的纳米金能够引起细胞膜发生去极化，进而增加细胞内钙离子浓度。直径为 40~50nm，羧基修饰的多壁碳纳米管仍然可以阻塞 PC12 细胞表面的钾离子通道，瞬间外向、延迟整流和内向整流三种类型的钾电流都受到不可逆的抑制作用。

纳米生物医学材料也会对细胞膜上 Na^+-K^+-ATP 酶活性产生影响，包括银离子和纳米银颗粒对细胞膜 Na^+ 转运有强抑制作用，多壁碳纳米管（MWCNTs）长时间暴露（28~35d）对斑马鱼成鱼脑和肝组织中 Na^+-K^+-ATP 酶酶活性呈先升高后降低的趋势。还会对细胞膜受体产生影响，如约 90nm 甘露糖包被的纳米乳胶、约 130nm 甘露糖 - 壳聚糖纳米粒以及约 200nm 的葡萄糖 - 甘露聚糖颗粒，通过甘露糖受体途径被巨噬细胞吞噬；20nm、50nm 和 100nm 的脂质纳米粒通过补体受体途径被吞噬；富勒烯衍生物通过 Fcγ 受体途径被吞噬。以上三种途径都会诱导巨噬细胞发生免疫反应，释放促炎因子。如果纳米粒通过清道夫受体这一经典途径进入巨噬细胞则不会刺激细胞产生促炎因子，例如 10~20nm 的超顺磁氧化铁纳米粒和约 35nm 的胶体金纳米粒。

而对于细胞来说，细胞功能的体现与细胞膜的完整性有密切的关系，细胞膜的完整性是一个可以用来评价细胞活力的指标。大量研究显示，纳米生物医学材料可能导致细胞膜完整性受到破坏，也是纳米生物医学材料细胞毒性的一个重要机制之一。

（一）细胞膜完整性评价

1. 检测细胞对某些离体活体染料的吸收

（1）乙酰乙酸荧光素（FDA）和溴化乙锭（EB）：FDA 分子式：$C_{24}H_{16}O_7$，分子量：416.38；EB 分子式：

$C_{21}H_{20}BrN_3$,分子量:394.32。FDA 和 EB 可以通过细胞膜的完整性来反映纳米生物医学材料对细胞的毒性作用。具体是将细胞与 FDA 和 EB 一起进行培养,FDA 能通过完整的细胞膜进入细胞内被酯酶转化为荧光素,在适合的激发波长下,发出绿色荧光;EB 不能通过完整的细胞膜进入细胞,但是,如果细胞壁被破坏时,EB 能进入细胞内并与核酸(尤其是细胞核内的 DNA)紧密地结合,可呈现橘红或红色的荧光。

(2)台盼蓝:台盼蓝(trypan blue)或称锥虫蓝,分子式:$C_{34}H_{24}N_6O_{14}S_4Na_4$,分子量:960.82,是细胞活性染料,常用于检测细胞膜的完整性,还常用于细胞是否存活,活细胞不会被染成蓝色,而死细胞会被染成淡蓝色。机制:正常的活细胞,胞膜结构完整,能够排斥台盼蓝,使之不能够进入胞内;而丧失活性或细胞膜不完整的细胞,胞膜的通透性增加,可被台盼蓝染成蓝色。通常认为细胞膜完整性丧失,即可认为细胞已经死亡,这与中性红作用相反。因此,借助台盼蓝染色可以非常简便、快速地区分活细胞和死细胞。台盼蓝是组织和细胞培养中最常用的死细胞鉴定染色方法之一。注意凋亡小体也有台盼蓝拒染现象。

(3)中性红:中性红(neutral red)是一种弱碱性 pH 指示剂,变色范围在 pH 6.4~8.0 之间(由红变黄)。分子式为 $C_{15}H_{16}N_4 \cdot HCl$,分子量为 288.78。中性红染色液是一种组织或细胞染色时常用的可以把细胞核(细胞核中的核酸呈酸性),溶酶体(也是酸性环境)染成红色的染色液,常用于组织或细胞染色中细胞核的红色复染。

(4)碘化丙啶:荧光染料碘化丙啶(propidium iodide,PI),分子式:$C_{27}H_{34}I_2N_4$,分子量:668.39,是一种可对 DNA 染色的细胞核染色试剂,常用于细胞凋亡检测。它是一种溴化乙锭的类似物,在嵌入双链 DNA 后释放红色荧光。尽管 PI 不能通过活细胞膜,但却能穿过破损的细胞膜而对核染色。PI 经常被用来与 Calcein-AM 或者 FDA 等荧光探针一起使用,能同时对活细胞和死细胞染色。PI-DNA 复合物的激发和发射波长分别为 535nm 和 615nm。

2. 检测细胞渗漏到细胞培养基中乳酸脱氢酶的量 乳酸脱氢酶(LDH)是活细胞细胞质内含酶之一。在正常情况下,不能透过细胞膜。当细胞膜损伤时,细胞膜通透性改变,乳酸脱氢酶可释放至介质中,释放出来的乳酸脱氢酶在催化乳酸生成丙酮酸的过程中,使氧化型辅酶 I(NAD+)变成还原型辅酶 I(NADH2),后者再通过递氢体-吩嗪二甲酯硫酸盐(PMS)还原碘硝基氯化氮唑蓝(INT)或硝基氯化四氮唑蓝(NBT)形成有色的甲臜类化合物,在 490nm 或 570nm 波长处有强吸收峰。因此,可通过检测乳酸脱氢酶的量判断细胞膜是否发生损伤,该方法检测方法简便可靠。

在中华人民共和国医药行业标准(YY/T 0993—2015)中,通过增加阳性对照组——聚乙二醇辛基苯基醚溶液(Triton-X-100):用培养液配制适当浓度的溶液(推荐浓度为 1%,经过滤除菌后待用),可实现定量评价纳米生物医学材料对细胞膜的损伤。

具体计算方法为:

$$T=\frac{OD_a-OD_b}{OD_c-OD_b}\times100\%$$

式中:T 为乳酸脱氢酶总释放率,%;OD_a 为纳米生物医学材料对应的吸光度值;OD_b 为阴性对照组对应的吸光度值;OD_c 为阳性对照组对应的吸光度值。

3. 电子显微镜观察 可直接通过电子显微镜观察细胞膜结构及以碘化丙锭(PI)为荧光染料检测核膜完整性观察。

(二)细胞膜功能评价

1. 检测细胞离子通道 细胞膜离子通道除了可以调节细胞内外的渗透压,也是维持细胞膜电位的重要分子,当神经细胞进行讯号传导时,便是依靠离子的进出以造成膜电位的变化,如钾、钠、钙、氯通道。离子通道结构和功能的研究需综合应用各种技术,包括:电压和电流钳位技术、单通道电流记录技术、荧光探针分析等。

(1)电压钳位技术:一般而言,膜对某种离子通透性的变化是膜电位和时间的函数。用玻璃微电极插入细胞内,一般而言,膜对某种离子通透性的变化是膜电位和时间的函数。用玻璃微电极插入细胞内,利用电子学技术施加一跨膜电压并使其他离子通道失效,即可测定被研究的某种离子通道的功能性参量,分析离子电流的稳态和动力学与膜电位、离子浓度等之间的关系,可推断该种通道的电导、活化和失活速率、离子选择性等,并能测量和分析通道的门控电流的特性。

(2) 单通道电流记录技术:又称膜片钳位技术,用特制的玻璃微吸管吸附于细胞表面,使之形成 10~100GΩ 的密封(giga-seal),被孤立的小膜片面积为 μm² 量级,内中仅有少数离子通道。然后对该膜片实行电压钳位,可测量单个离子通道开放产生的 pA(10^{-12}A) 量级的电流,这种通道开放是一种随机过程,通过观察单个通道开放和关闭电流的变化,可直接得到各种离子通道开放的电流幅值分布、开放概率、开放寿命分布等功能参数。

钠离子通道活化时间常数小于 1ms,失活时间常数为数毫秒。Na^+ 电流反转电位月 +55mV,Na^+ 单通道电导为 4~20pS,平均开放寿命数毫秒。K^+ 通道单通道电导为 2~20pS,平均开放寿命数十毫秒。而 Ca^{2+} 通道开放可达数十数百毫秒。

(3) 荧光探针分析:以钙离子通道为例,介绍纳米生物医学材料对离子通道的影响评价。Fluo-4 AM 是最常用的检测细胞内钙离子浓度的荧光探针之一,分子式为 $C_{51}H_{50}F_2N_2O_{23}$,分子量为 1 096.95,本身荧光非常弱,其荧光不会随钙离子浓度升高而增强,当与钙离子结合,结合钙离子后可以产生较强的荧光。使用激光共聚焦显微镜、荧光酶标仪等荧光检测仪器来测定细胞内钙离子浓度的变化,推荐使用的激发波长为 488nm 左右,发射波长为 512~520nm。

2. 检测细胞离子泵 离子从高浓度通过离子通道扩散至低浓度,而逆浓度梯度需要离子泵转运。可通过试剂盒直接检测细胞膜 Na^+-K^+-ATP 酶活性及 Ca^{2+}-Mg^{2+}-ATP 酶活性。

3. 检测 G 蛋白 G 蛋白是指能与鸟嘌呤核苷酸结合,具有三磷酸鸟苷(GTP)水解酶活性的一类信号传导蛋白质。G 蛋白参与的信号转导途径在动植物体中是一种非常保守的跨膜信号转导机制。当细胞转导胞外信号时,首先由不同类型的 G 蛋白偶联受体(GPCRs)接受细胞外各种配基(胞外第一信使)。然后受体被活化,进一步激活质膜内侧的异三聚体 G 蛋白,后者再去激活其下游的各种效应器,产生细胞内的第二信使。从而将信号逐级传递下去,调节生物体的生长发育过程。

三、线粒体膜功能评价

细胞活动的能量主要来自三磷酸腺苷,而 80% 以上的 ATP 是在线粒体中合成的。线粒体是糖、脂肪和氨基酸最终氧化释放能量的场所,线粒体为一双层膜围成的囊状结构,外膜与内膜间的空腔称为外室,由内膜包围的腔称为内室或线粒体基质。线粒体外膜通透性较大,分子质量在 15 000 以下物质可自由通过,因此胞质成分与线粒体外室基本相似。线粒体内膜通透性小,分子质量大于 1 500 物质不易通过,但内膜存在一些载体蛋白质与通道以便运输某些物质。质子泵存在于内膜,它将基质内质子泵入外室,从而形成横跨线粒体内膜的线粒体跨膜电位(mitochondrial membrane potential),用 ΔΨm 表示。跨膜电位内室为负,外室为正,线粒体膜电位是一个体现细胞健康水平的线粒体功能性参数。事实上,ΔΨm 的变化可以暗示着线粒体蛋白质复合体的结构改变、细胞色素 C 的释放、三磷酸腺苷合成不足等多种线粒体功能相关变化,也可以提示由线粒体通路介导的细胞凋亡、细胞死亡、细胞自噬等细胞机制。

在纳米生物医学材料细胞毒性研究中,线粒体膜电位改变是纳米生物医学材料细胞毒性的一个重要机制之一。研究发现纳米生物医学材料与细胞作用后,同细胞线粒体发生作用,会导致机体的新陈代谢途径发生改变或者直接干预抗氧化防护体系及活性氧的产生。

常见的线粒体膜电位是通过流式细胞仪进行检测,可选择的有荧光探针(JC-1),荧光染料(DioC6、罗丹明 123、四甲基罗丹明甲酯)等。

(一) 荧光探针——5,5′,6,6′- 四氯 -1,1′,3,3′- 四乙基苯酸盐 - 咪唑羰基花青素(JC-1)

在健康细胞中,线粒体膜电位水平高,在线粒体膜电位较高时,JC-1 聚集在线粒体的基质中,形成聚合物(J-aggregates),可以产生红色荧光;在线粒体膜电位较低时,JC-1 不能聚集在线粒体的基质中,此时 JC-1 为单体(monomer),可以产生绿色荧光,从而通过荧光颜色的转变来检测线粒体膜电位的变化。JC-1 单体可采用 488nm 或 514nm 激光激发,发出绿色荧光波长为 529nm 左右;JC-1 聚合物(J-aggregates)的最大激发波长为 585nm,发出红色荧光波长为 590nm。通过 JC-1 探针在倒置荧光显微镜观察经不同浓度 ZnO 纳米粒子处理后的小鼠视网膜感受器细胞发现,纳米氧化锌粒子干预后的靶细胞能够降低线粒体膜电位(绿色荧光),绿色荧光强度与纳米氧化锌粒子干预靶细胞的浓度呈正比,说明线粒体膜电位的降低与纳米氧化锌粒子显著相关。

(二) 荧光染料

1. **DioC6**　DioC6 是一类亲脂性荧光染料,用于标记细胞膜和疏水性组织。这是一类环境敏感型荧光染料,当它与膜结合或者与亲脂性生物分子(例如蛋白质,虽然在水中其荧光强度很弱)结合时,其荧光强度显著增强。它们具有很高的淬灭系数,一旦应用于细胞中,这种染料会在细胞内质膜中逐步扩散,导致在其最佳浓度条件下将整个细胞染色。488nm 激发时最大发射波长为 527nm,呈绿色荧光。

2. **罗丹明 123**　罗丹明 123(rhodamine 123,Rh123)是一种可透过细胞膜的阳离子荧光染料,在正常细胞中能够依赖线粒体跨膜电位进入线粒体基质,荧光强度减弱或消失。在细胞凋亡发生时,线粒体膜完整性破坏,线粒体膜通透性转运孔开放,引起线粒体跨膜电位($\Delta\Psi m$)的崩溃,Rh123 重新释放出线粒体,从而发出强黄绿色荧光,通过荧光信号的强弱来检测线粒体膜电位的变化和凋亡的发生。可用于培养的细胞或从组织中提取出线粒体的膜电位检测。

3. **四甲基罗丹明甲酯**　也是一种可透过细胞膜的阳离子荧光染料,单激光激发和单荧光发射峰。可用 543nm 激光激发,发射橙红色荧光波长在 580nm 左右。相对其他荧光探针,四甲基罗丹明甲酯具有许多优点如染料在线粒体积累仅源于膜电位变化;相对毒性更小;和细胞器结合率低;适合做线粒体膜电位的定量分析等。

研究显示这几种荧光染料中,罗丹明 123 检测到的 $\Delta\Psi m$ 变化较大,这可能与罗丹明 123 适用于检测细胞急性损伤中线粒体膜电位变化相关。

四、氧化应激评价

人和动物机体内由于细胞呼吸和能量代谢时刻发生着有氧氧化,在细胞中产生活性氧类(reactive oxygen species,ROS)和活性氮(reactive nitrogen species,RNS),活性氧包括超氧阴离子($\cdot O_2^-$)、羟基自由基($\cdot OH$)和过氧化氢(H_2O_2)等;活性氮包括一氧化氮($\cdot NO$)、二氧化氮($\cdot NO$)和过氧化亚硝酸盐($\cdot ONOO^-$)等,当细胞受到内外环境的刺激后,活性氧和活性氮产生增多,破坏了细胞的氧化与抗氧化系统的平衡,随着活性氧和活性氮的大量产生和积累,最终导致机体产生氧化应激。高浓度的活性氧和活性氮与细胞内的蛋白质、脂类和核酸等生物大分子发生反应,造成相应的损伤,从而引起细胞的功能失常,氧化应激被认为是导致衰老和疾病的一个重要因素。

目前,已有大量关于纳米生物医学材料引起细胞氧化应激的文献报道。有研究发现,纳米氧化锌粒子可通过产生过量的活性氧损伤宿主细胞的 DNA,进而对机体产生潜在的基因毒性。细胞是否处于氧化应激状态,检测方法主要有:

(一) 测定活性氧

1. **电子顺磁共振光谱分析**　电子顺磁共振(electron paramagnetic resonance,EPR)从定性和定量方面检测物质原子或分子中所含的不配对电子,可以测定纳米颗粒自身或者纳米颗粒诱导细胞产生的 ROS,检测时将自旋俘获剂 5,5- 二甲基 -1- 吡咯啉 -N- 氧化物(5,5-dimethyl-pyrroline-N-oxide,DMPO)和 2,2,6,6- 四甲基哌啶(2,2,6,6-tetramethylpiperidine,TEMP)加入纳米颗粒悬液或者培养基中,DMPO 和 TEMP 会与 $\cdot OH$ 和 $\cdot O_2^-$ 加合,将纳米颗粒悬液离心,去上清液电子顺磁共振检测可自身产生活性氧水平,细胞体系检测可确定纳米颗粒诱导细胞产生的活性氧水平,进行有无纳米颗粒存在时细胞体系的活性氧水平比较,可确定纳米颗粒是否引起细胞氧化应激。

2. 荧光分析 将纳米生物医学材料、荧光染料与细胞进行共培养后采用流式细胞仪进行检测分析各荧光强度,对比有无纳米颗粒存在时荧光强度变化,可确定纳米颗粒是否引起细胞氧化应激。可采用的荧光染料有:2′,7′-二氯荧光黄双乙酸盐和 2′,7′-二氢二氯荧光黄双乙酸盐,本身无荧光,但被 ROS 氧化后生产有荧光的 7′-二氯荧光素。二氢罗丹明 123 通过细胞膜后,被活性氧氧化为罗丹明 123,在 500nm 处易激发并在 536nm 处发射荧光。二氢乙啶被细胞摄入后,被活性氧氧化为乙啶,乙啶与 RNA 或 DNA 结合产生红色荧光。线粒体超氧化物红色荧光探针在进入细胞后,靶向进入线粒体,被超氧阴离子自由基氧化,与核酸结合产生高强度荧光,通过检测荧光强度判断超氧阴离子自由基水平。

(二) 检测抗氧化生物标志物

机体代谢过程中活性氧不断地通过非酶促反应和酶促反应产生,每日有 1%~3% 的摄入氧转变为超氧阴离子(superoxide anion)及其活性衍生物,但在抗氧化酶以及外源性和内源性抗氧化剂的协同作用下被不断清除,在生理情况下,活性氧的生成与清除处于动态平衡,活性氧可维持于有利无害的极低水平。纳米生物医学材料的细胞毒性之一就是使细胞处于氧化应激状态,此时,细胞存在抗氧化防护体系,主要的抗氧化酶包括超氧化物歧化酶、谷胱甘肽过氧化物酶和过氧化氢酶,可协助清除自由基,减轻和消除氧化损伤,另外,非酶抗氧化剂可以清除自由基的低分子量物质,包括谷胱甘肽、抗氧化维生素、泛醌还原物、金属硫蛋白及硫氧还蛋白等。

1. 抗氧化物检测指标及方法 纳米毒理学中,谷胱甘肽(glutathione,GSH)和维生素 E 是常用检测指标。

(1) GSH 检测方法:GSH 的结构中含有一个活泼的巯基 -SH,易被氧化脱氢,这一特异结构使其能够清除掉人体内的自由基,作为体内一种重要的抗氧化剂,保护许多蛋白质和酶等分子中的巯基。GSH 检测方法有比色法、电化学测量、酶催化法、高效液相色谱法以及荧光探针法等。

1) 比色法:最常使用,其测定原理为氧化 - 还原反应:GSH 被 5,5-二巯基 -2,2-二硝基苯甲酸 [5,5-Dithiobis (2-nitrobenzoic acid)5,5-dithiobis (2-nitrobenzoic acid),DTNB] 氧化,生成氧化型谷胱甘肽(GSSG)和稳定的 5-巯基 -2-硝基苯甲酸(5-thio-2-nitrobenzoic acid,TNB);GSSG 与 GSSG 还原酶及 NADPH(还原型烟酰胺腺嘌呤二核苷酸磷酸)反应,还原成 GSH。在 NADPH 与 GSSG 还原酶维持 GSH 总量不变的条件下,GSH 和 DTNB 反应生成 TNB 的速率与样本中总谷胱甘肽呈正比,TNB 于 412nm 波长处有最大吸光度,通过测定吸光度可确定总谷胱甘肽水平。但此法不足之处在于其测定的是谷胱甘肽总量(GSH+GSSG),不能分 GSH 和 GSSG;另外样本的准备比较严格,要求控制采血至测定时间间隔在 3min 内,否则将影响测定。

2) 荧光探针法:近年来,有针对谷胱甘肽测定开发了荧光探针,包括基于分子内电荷转移机制的荧光香豆素探针(原理:香豆素 7 位氨基具有推电子能力,而磺酰胺结构吸电子能力极强,两者结合后,7 位供电能力减弱,荧光强度明显下降。随着谷胱甘肽浓度升高,磺酰胺被破坏,使 7 位推电子能力增强并产生荧光)、菁染料探针(具有强烈吸电子作用的磺酰胺结构通过哌嗪与荧光分子相连,这一结构对荧光分子的吸电子能力较强,因而造成荧光淬灭。当探针与谷胱甘肽反应后,哌嗪结构被谷胱甘肽取代并脱落,造成探针的推拉电子体系改变,荧光增强)等。基于光诱导电子转移(photoinduced electron transfer,PET)机制的荧光探针,如菁染料 OFF-ON 型探针,偶氮联苯作为 PET 淬灭基团,在处于被光激发的状态下,其电子会自发转移到荧光分子母体,阻碍荧光分子本身的激发态电子向低能级跃迁。并进一步造成荧光淬灭。随着谷胱甘肽加入,偶氮联苯脱落,PET 效应被阻断,荧光恢复。硝乙烯基通过 PET 机制对荧光基团母体具有强烈的淬灭作用,同时烯烃结构可特异性识别谷胱甘肽。通过谷胱甘肽与双键发生加成反应,PET 效应被阻断,荧光恢复的同时发生波长位移。随着谷胱甘肽加入,发射光谱从 480nm 蓝移至 420nm,且强度显著增加等。基于聚集诱导发光机制的荧光探针,基于四苯乙烯设计了新型谷胱甘肽荧光探针。探针在初始状态下几乎没有荧光发射,当检测基团与谷胱甘肽发生加成反应,导致其溶解性减弱,发生聚集,同时造成荧光增强。经过实验发现,随着谷胱甘肽浓度的升高,探针在 520nm 处荧光发射出现了显著的增强。基于探针共轭结构改变的荧光探针,如基于罗丹明开环原理设计荧光探针,两侧的间二硝基均作为谷胱甘肽的检测基团。闭环状态下的罗丹明不具备共轭结构,因此不发出荧光,随着谷胱甘肽加入,两侧的检测基团与之作用后被离去,导致探针一系列电子重排并使罗丹明开环,荧光显著增强等。

(2) 维生素 E 检测方法:维生素 E(vitamin E)是一种脂溶性维生素,其水解产物为生育酚,是最主要的抗氧化剂之一。维生素 E 具有抗氧化的作用,对酸、热都很稳定,对碱不稳定,若在铁盐、铅盐或油脂酸败的条件下,会加速其氧化而被破坏。目前纳米毒理学研究中常采用液相色谱测定细胞中维生素 E 含量。

2. 抗氧化酶检测指标及方法　纳米毒理学中,超氧化物歧化酶(superoxide dismutase,SOD)和过氧化氢酶(catalase,CAT)、谷胱甘肽过氧化物酶(glutathion peroxidase,GSH-Px)和过氧化物酶(peroxidase,POD)是常用检测指标。

(1) 超氧化物歧化酶(SOD)检测方法:SOD 是机体内天然存在的超氧自由基清除因子,是生物体内清除自由基的首要物质。测定 SOD 的方法除少数采用直接法外,一般多为间接法。

1) 直接法:原理是根据 O_2 或产生 O_2 的物质本身的性质测定 O_2 的歧化量,从而确定 SOD 的活性。经典的直接法包括:脉冲辐射分解法、电子顺磁共振波法、核磁共振法。由于所需的仪器设备价格昂贵,一般较少应用。

2) 一般化学法:共同特点是要有一个 O_2 的产生体系和一个被 O_2 氧化的可检测体系。在 SOD 存在下,一部分 O_2 被 SOD 歧化,因而 O_2 还原或氧化检测体系的反应受到抑制。根据反应受抑制程度,测定 SOD 的活性。一般化学法有邻苯三酚自氧化法、细胞色素 C 还原法、羟胺法、黄嘌呤氧化酶 -NBT 法、肾上腺素法、没食子酸法、6- 羟多巴胺法、亚硝酸盐形成法和碱性二甲基亚砜法。常用的有:邻苯三酚自氧化法:即改良 Marklund 法。原理是基于经典的分光光度法,在碱性条件下,邻苯三酚自氧化成红桔酚,用紫外 - 可见光谱跟踪波长为 325nm、420nm 或 650nm(经典为 420nm),同时产生 O_2,SOD 催化 O_2 发生歧化反应从而抑制邻苯三酚的自氧化,样品对邻苯三酚自氧化速率的抑制率,可反映样品中的 SOD 含量。本法具有特异性强,所需样本量少(仅 50μl),操作快速简单,重复性好,灵敏度高,试剂简单等优点。②细胞色素 C 还原法(McCord 法):原理是黄嘌呤 - 黄嘌呤氧化酶体系中产生的 O_2 使一定量的氧化型细胞色素 C 还原为还原型细胞色素 C,后者在 550nm 有最大光吸收。在 SOD 存在时,由于一部分 O_2 被 SOD 催化而歧化,还原细胞色素 C 的反应速度则相应减少,即其反应受到抑制。将抑制反应的百分数与 SOD 浓度作图可得到抑制曲线,由此计算样品中 SOD 活性。本法是间接法中的经典方法,但本法灵敏度较低。

3) 化学发光法:原理是黄嘌呤氧化酶在有氧条件下,催化底物黄嘌呤或次黄嘌呤发生氧化反应生成尿酸,同时产生 O_2 可与化学发光剂鲁米诺反应,使其产生激发。SOD 能清除 O_2 从而抑制鲁米诺的化学发光。本法可应用于 SOD 的微量测定,不仅灵敏度高,简便易行,而且特异性与准确性至少与细胞色素 C 还原法类似。

4) 免疫学方法:上述方法测定的是 SOD 活性,免疫学方法则可测定样品中 SOD 的质量,因此特异性较好,是较理想的测定 SOD 方法,免疫法有放射免疫法、化学发光免疫分析法、ELISA 法等。但其缺陷是只能测定抗体相应的抗原,对于检测不同种类的 SOD,则须制备相应的特异性抗体,手续烦琐。

5) 电泳染色定位法:基本原理是根据光化学法与硝基四氮唑蓝(NBT)还原法。电泳则采取垂直板聚丙烯酰胺凝胶电泳。既可采用 SOD 活性正染色(呈现棕色区带)也可采取 SOD 活性负染色(呈现无色透明区带)。根据凝胶上电泳分离的 SOD 区带的着色深浅与面积大小,对样品进行半定量分析,也可制作校正曲线计算样品中的 SOD 含量。染色定位法常用于鉴定 SOD,很少为了定量,主要原因是它不及化学法简便,但鉴定 SOD 却较化学法更优。用电泳法可鉴定 SOD 是否掺有杂质蛋白质,有无同工酶,且可半定量地确定 SOD 的活性大小。

平行放在距 20W 荧光灯管 3cm 处的光照台上,光照 8min 后,立即在分光光度计的 460nm 波长下比色。用测得的结果计算样品中的 SOD 含量。

(2) 过氧化氢酶(CAT)检测方法:过氧化氢酶存在于细胞的过氧化物体内,过氧化氢酶存在于红细胞及某些组织内的过氧化物体中,它的主要作用就是催化 H_2O_2 分解为 H_2O 与 O_2,使得 H_2O_2 不至于与 O_2 在铁螯合物作用下反应生成 -OH。过氧化氢酶检测常采用紫外分光法和比色法。

1) 紫外分光法:原理是过氧化氢酶在催化 H_2O_2 分解的过程中,其最强吸光度(OD_{240})在逐渐减小,吸光度变化速度可计算出过氧化氢酶活性。

2) 比色法:原理是 H_2O_2 可还原重铬酸钾 / 乙酸生成三价乙酸铬,过氧化氢酶会分解部分 H_2O_2,可测定三价乙酸铬最强吸光度(OD_{570})的变化速度,间接计算出过氧化氢酶活性。

(3) 谷胱甘肽过氧化物酶(GSH-PX)检测方法:GSH-PX 是机体内广泛存在的一种重要的催化过氧化氢分解的酶。它特异的催化还原型谷胱甘肽(GSH)对过氧化氢的还原反应,可以起到保护细胞膜结构和功能完整的作用。

1) 硒水平检测:GSH-PX 的活性中心是硒半胱氨酸,硒是 GSH-PX 的必需部分,每克分子酶含 4g 原子硒。测定 GSH-PX 的活力可以作为衡量机体硒水平的一项生化指标。

2) 检测试剂盒:利用谷胱甘肽过氧化物酶将 GSH 氧化成 GSSG,生成的 GSSG 在谷胱甘肽还原酶(GR)的催化下再次生成 GSH 以及 NADP+NAPDH 氧化为 NADP+ 的过程伴随 340nm 处吸收光减少。此处吸收值减少与样本中谷胱甘肽过氧化酶活性呈正相关。通过与谷胱甘肽还原酶(GR)的偶联反应来检测 GPx 酶活。在检测过程中 GPx 还原氢过氧化枯烯,并把 GSH 氧化成 GSSG。生成的 GSSG 被 GR 还原成 GSH,并消耗 NADPH。通过检测 340nm 处的吸收峰可测得 NADPH 减少的量。本检测技术可测量血浆、红细胞溶解物、组织匀浆、细胞溶解物中依赖于谷胱甘肽的过氧化物酶的总含量,检测灵敏度为 0.5mU/ml 等。

(4) 过氧化物酶(POD)检测方法:过氧化物酶是以过氧化氢为电子受体催化底物氧化的酶。主要存在于载体的过氧化物体中,以铁卟啉为辅基,可催化过氧化氢,氧化酚类和胺类化合物和烃类氧化产物,具有消除过氧化氢和酚类、胺类、醛类和苯类毒性的双重作用。常用比色法进行检测。

检测原理是以愈创木酚为底物,在过氧化物酶(POD)催化下,H_2O_2 将愈创木酚氧化成茶褐色产物。此产物在 470nm 波长处有最大光吸收值,故可通过测 470nm 波长下的吸光度变化测定过氧化物酶的活性。

3. 检测其他氧化应激标志物　由于内源性和 / 或外源性刺激使机体代谢异常而骤然产生大量活性氧自由基,或机体抗氧化物质不足,使促氧化剂 / 抗氧化剂间平衡失常,则使机体处于氧化应激状态,可氧化损伤生物分子,并进一步引起细胞死亡和组织损伤。因此可以通过测定脂质、蛋白质以及 DNA 片段间接测量细胞氧化应激状态。目前研究中脂质过氧化作为一个重要指标。检测方法如下:

(1) 硫代巴比妥酸:不饱和脂肪酸的氧化产物醛类,可与硫代巴比妥酸(thiobarbituric acid,TBA)生成有色化合物,如丙二醛与 TBA 生成有色物,在 530nm 处有最大吸收,而其他的醛(烷醇、烯醇等)与 TBA 生成的有色物的最大吸收在 450nm 处,故需要在两个波长处测定有色物的吸光度值,以此来衡量油脂的氧化程度。

(2) 荧光染料 C11-BODIPY(581/591):C11-BODIPY(581/591)是一种亲脂性的荧光染料,可被细胞膜表面的氧化物氧化,荧光从红色转变为绿色,常被用来检测活细胞膜的氧化程度,该荧光染料使用需要在激光共聚焦显微镜下观察。

第四节 纳米生物医学材料器官组织水平安全性评价

一、纳米生物医学材料

(一) 器官组织水平安全性评价

纳米生物医学材料因大小、形状和表面性质等独特优势,在医学领域主要应用于药物输送系统、疾病诊断、靶向治疗、抗菌等方面。但由于纳米生物医学材料比细胞还小几个量级以及与较大的蛋白质的尺寸相当,很容易侵入机体的自然防御系统,进入细胞并破坏细胞的功能,进而影响组织和器官,对机体产生毒性。因此纳米生物医学材料在体内发挥正面效果时,其潜在的负面生物学效应也不可忽视。而宏观(微米)物质的安全性评价结果并不能完全适用于纳米物质。此外,由于体外细胞研究简单、干扰小、经济和周期短等优点,纳米生物医学材料的生物安全性评价多源于体外研究。但是纳米生物医学材料将最终应用于机体,因此有必要研究纳米生物医学材料对机体产生的不良影响,了解其对组织和器官的作用规律及机制,以便进一步提高纳米生物医学材料使用的安全性,发挥其正面生物学效应。但迄今为止纳米材料体内生物效应与毒性研究数据仍非常有限。

(二) 纳米生物医学材料的体内毒性效应

纳米生物医学材料同普通的纳米材料一样,具有小尺寸效应、表面效应、量子尺寸效应和宏观量子隧道效应,由此可产生异常的吸附能力、化学反应能力、分散与团聚能力等,导致纳米生物医学材料进入机体后,与细胞、组织、器官等相互作用,与化学成分相同微观尺寸的物质有很大不同。研究发现,纳米 Cu 粉对小鼠的脾、肾、胃均能造成严重伤害,而相同剂量的微米 Cu 粉却没有损害。

纳米生物医学材料产生毒性效应的机制主要有:自由基机制、分子机制和免疫机制等。纳米生物医学材料的生物效应(包括毒性效应)主要与以下因素有关:①纳米颗粒本身理化性质(如尺寸、表面积、形状和组成等);②纳米粒子表面修饰(吸附、键合和携载等);③接触途径;④剂量。甚至纳米生物医学材料会出现新的"测不准原理",即在体内随时间发生反应、吸附和聚集等,难以精确确定纳米生物医学材料的尺寸、毒性剂量、毒性理化特征(尺寸、形状等)等,为纳米生物医学材料的体内毒性研究和评价增加了难度。

二、器官组织毒性评价

纳米生物医学材料可以通过植入、呼吸、皮肤和静脉注射等途径进入人体,其尺寸较小,在体内迁移的范围也较广,甚至可以通过血脑屏障,经各种组织新陈代谢后可能会使肾脏、肝脏、脾脏、肺、消化道、皮肤、神经系统、血液和眼睛等成为其产生毒性的靶器官。

(一) 对肾脏的安全性评价

肾脏是人体内重要的排毒器官,它的主要功能就是通过尿的生成,维持水的平衡,保留营养物质,排除体内毒素。当纳米生物医学材料进入人体后,部分纳米颗粒主要通过肾脏随尿液排出体内。当肾脏进行代谢时,由于部分纳米颗粒与一些营养物质的尺寸相似,在肾小球进行重吸收作用时,会被重新吸收回人体,造成体内纳米颗粒的累积,可能会造成潜在的影响。

研究发现纳米 Al_2O_3 颗粒对大鼠肾脏具有潜在毒性,发现纳米 Al_2O_3 与非纳米 Al_2O_3 在大鼠肾脏中排泄特征不同,导致不同的血清生化指标异常升高,特别是纳米 Al_2O_3 在肾脏蓄积的浓度高、停留时间长、不易排出体外,有充分的时间与组织细胞产生相互作用,非纳米 Al_2O_3 则表现为在体内排泄速度较快。

小鼠动物试验提示可以通过暴露于纳米 TiO_2 颗粒而引起肾的损伤。通过对小鼠进行纳米 TiO_2 颗粒灌胃处理研究肾的损伤机制,结果发现,纳米 TiO_2 颗粒在肾脏积累导致肾脏炎症、细胞坏死和功能障碍。纳米 TiO_2 颗粒诱导小鼠的肾损伤可能与炎症细胞因子表达的改变和纳米 TiO_2 颗粒的解毒作用减少有关。

(二) 对肝脏的安全性评价

肝脏是人体的重要器官,具有代谢、分泌、解毒等功能,对脂类、蛋白质及糖等营养物质的消化、吸收、氧化、分解和转化等起着重要的作用。肝脏作为人体重要的代谢器官,随时进行着一系列的物质代谢过程,被喻为人体的中心化工厂。进入体内的纳米生物医学材料可通过血液循环富集于肝脏,通常情况下,直径小于 60~70nm 的纳米颗粒能够被肝脏捕获。因此,肝脏在纳米生物医学材料的新陈代谢中有着至关重要的作用,同时肝脏也是许多外源性药物及载体材料、毒物的重要靶器官,容易受到损害。

利用半静态急性实验方法,研究斑马鱼在不同浓度的纳米 ZnO 颗粒中分别暴露 4、24 和 96h 后,纳米 ZnO 能造成斑马鱼肝组织结构发生变化,肝细胞窦间隙增大,细胞核固缩,细胞空泡化,组织水肿等症状;nano-ZnO 引起肝组织中抗氧化酶系统发生紊乱,超氧化物歧化酶(SOD)、丙二醛(MDA)、过氧化氢酶(CAT)发生变化,肝组织受损,且高剂量组受损程度更严重;肝脏中 B 细胞淋巴瘤 / 白血病 -2(Bcl-2)、BCL2-Associated X 的蛋白质(Bax)、肿瘤蛋白 p53(p53)和 MDM2 的 mRNA 表达量发生变化。结果提示纳米 ZnO 颗粒能明显引起斑马鱼肝脏发生氧化应激反应,使肝中抗氧化酶活性发生变化,并诱导肝脏中细胞凋亡相关基因的表达,使细胞发生凋亡且造成肝组织结构发生变化。

量子点在小鼠肝脏中的代谢体内研究结果提示,小鼠尾静脉注射 40pmol 的 Cd Se/ZnS 量子点后,1d 内肝脏中蓄积了大量的量子点,直到 42d 后量子点依然存在;量子点染毒小鼠的肝脏系数、肝细胞损伤、肝脏蛋白质合成功能和肝脏炎症反应与对照组相比,无统计学差异($P>0.05$),亦未从病理切片中观察到明显的病理学变化,表明其对肝脏无明显毒性。即 Cd Se/ZnS 量子点对活体动物未造成明显损伤。但是量子点会在肝脏大量蓄积,随着时间的推移,肝脏内的量子点会逐渐转移至肾脏,但是无法通过尿液和粪便排出体外,且蓄积的量子点中含有重金属元素,因此其潜在毒性仍需引起重视。

(三) 对脾脏的安全性评价

脾脏是人体内重要的淋巴器官,是血液的库房,它可以吞噬血液中的病原体和各种异物,维持血液的质量,是血液的过滤器。此外,它还可以制造免疫球蛋白和补体等免疫物质,发挥免疫作用。纳米生物医学材料颗粒可通过脾脏对血液的清理作用而进入脾脏,由于纳米颗粒的特殊表面性质,所以有必要探究纳米颗粒对脾脏的潜在影响。

将 2.5、5 或 10mg/kg 体重的纳米 TiO_2 颗粒连续 90d 给小鼠灌胃,使用微阵列分析调查小鼠脾中的免疫能力以及受损脾脏中的基因表达特征。研究结果提示随着剂量的增加,纳米 TiO_2 颗粒的暴露导致脾脏损伤加重,免疫功能紊乱,巨噬细胞浸润严重以及脾脏细胞凋亡。重要的是,微阵列数据显示,在 10mg/kg 的剂量下,参与免疫 / 炎症反应、凋亡、氧化应激、应激反应、代谢过程、离子转运、信号转导以及细胞增殖 / 分裂等的基因表达显著改变,表明纳米 TiO_2 颗粒具有潜在的基因毒性,但其具体机制还尚待探究。

(四) 对肺的安全性评价

肺是人体的呼吸器官,纳米颗粒可通过呼吸而进入体内,特别是通过经呼吸道吸入的给药途径,纳米颗粒进入人体时首先通过肺,因此可能对肺产生影响。

采用气管滴注的方法研究多壁碳纳米管对大鼠的急性肺毒性作用,滴注多壁碳纳米管 24h 后,染毒组肺灌洗液中各类白细胞百分比较对照组有显著性升高;随着染毒剂量的增加,肺灌洗液中总蛋白质(TP)、碱性磷酸酶(AKP)、乳酸脱氢酶(LDH)和丙二醛(MDA)含量随之升高,而谷胱甘肽(GSH)和超氧化物歧化物(SOD)含量随之降低,且各指标的变化呈一定的剂量 - 效应关系;肺组织病理显示炎症性病变,主要表现为单核细胞和淋巴细胞浸润,尘细胞聚集,黏膜损伤和血管出血等。表明多壁碳纳米管具有致大鼠急性肺毒性的作用。

采用气管滴注法研究不同剂量的纳米 TiO_2 颗粒对 SD 大鼠肺的毒性作用,气管滴注后,研究大鼠血常规、肺组织氧化应激指标和 C 反应蛋白的表达情况,并观察肺组织病理学和超微结构的改变。结

果提示在纳米 TiO_2 颗粒 32mg/kg 组,大鼠血常规中中性粒细胞计数增加,纳米 TiO_2 颗粒引起肺组织中超氧化物歧化物(SOD)、谷胱甘肽(GSH)和过氧化氢酶(CAT)含量降低,组织病理学显示随着纳米 TiO_2 剂量增加,肺泡扩张不良,闭塞比例增加,肺内吞噬棕黄色颗粒的巨噬细胞数量增加,肺泡间隔内淋巴细胞和纤维细胞增多;超微结构发现纳米 TiO_2 颗粒主要引起 II 型肺泡结构改变,纳米 TiO_2 颗粒使大鼠的肺组织受到氧自由基的攻击,肺清除氧自由基的能力减弱,并引起肺组织不同程度的病理和超微结构的改变。

(五) 对消化道的安全性评价

消化系统由消化道和消化腺两大部分组成。消化道:包括口腔、咽、食管、胃、小肠(十二指肠、空肠、回肠)、大肠(盲肠、阑尾、结肠、直肠)、肛门等部位。消化系统的基本生理功能是摄取、转运、消化食物和吸收营养、排泄废物。

纳米生物医学材料主要可通过使用口服纳米载药材料进入消化道。由于胃部复杂的消化环境和纳米粒子特殊的表面物理化学效应,给经消化道途径的纳米毒理机制研究造成一定困难。不同性质的纳米颗粒进入消化道可能导致不同的反应。

将健康的成年雄性和雌性小鼠以 5g/kg 体重的剂量分别经口给予纳米级和微米级锌颗粒,对照组小鼠使用甲基纤维素,记录小鼠给锌颗粒的症状和死亡率。2 周后研究纳米颗粒对血液成分、血清生化水平和凝血的影响。结果发现纳米级锌颗粒处理的小鼠比微米级锌颗粒小鼠表现出更严重的嗜睡、呕吐和腹泻症状。第一周后,在纳米级锌颗粒处理组中有两个小鼠死亡,尸体检查发现小鼠的死亡是由纳米锌团聚体阻塞肠道引起的。

(六) 对皮肤的安全性评价

皮肤覆盖全身,主要由表皮、真皮和皮下组织组成。可保护体内的各种组织器官免受外界物理性、化学性和病原微生物性的侵袭。作为保护人体不受外界伤害的第一道防线,皮肤可抵抗病原微生物的入侵。纳米颗粒通过经皮的医疗器械可能与受损或完整的皮肤作用,产生不良影响。因此,皮肤暴露在纳米颗粒下的安全性需进一步研究。

纳米 TiO_2 颗粒在体内和体外的渗透特性和潜在毒性研究提示,不同尺寸大小的纳米颗粒可穿透皮肤,进入不同的器官,并引起多种组织损伤。在猪耳部局部应用 30d 后,纳米 TiO_2 颗粒(4nm 和 60nm)可穿透角质层,位于表皮深层。在裸鼠皮肤暴露 60d 后,纳米 TiO_2 颗粒可以穿透皮肤,到达不同的组织,并在几个主要器官中产生不同的病理损伤。粒径越小的纳米 TiO_2 颗粒显示出更广的组织分布,甚至可以在大脑中发现。在所有被检查的器官中,皮肤和肝脏显示出与超氧化物歧化酶(SOD)和丙二醛水平的变化相对应的最严重的病理变化。表明病理损伤可能是通过沉积的纳米颗粒诱导的氧化应激介导的。暴露在纳米 TiO_2 颗粒下小鼠皮肤样品中尿羟脯氨酸含量显著降低,表示皮肤中胶原含量降低,提示在皮肤长时间暴露纳米 TiO_2 可诱导皮肤老化。

(七) 对神经系统的影响

神经系统是机体对生理功能和活动的调节起主导作用的系统,主要由神经组织组成,分为中枢神经系统和周围神经系统两大部分。中枢神经系统又包括脑和脊髓,周围神经系统包括脑神经和脊神经。

纳米生物医学材料进入人体后,可通过血液循环对神经系统产生毒性影响。研究显示在医学领域应用较为广泛的纳米金属氧化物,如:纳米 TiO_2、纳米 ZnO 和纳米 Al_2O_3 等颗粒均可对小鼠的神经系统造成不同程度的毒性。通过用纳米 ZnO 和纳米 TiO_2 混悬液对成年雄性 Wistar 大鼠进行舌体滴注,隔天给药持续 30d,探索纳米颗粒能否通过舌体滴注进入味觉神经通路,继而进入中枢神经系统,并评价其对中枢神经毒性的影响。结果发现纳米颗粒可在脑组织中沉积;采用氧化应激试剂盒进行检测,提示脑组织抗氧化能力下降,发生了氧化应激的损伤;免疫组化分析结果显示,纳米 ZnO 组和纳米 TiO_2 组大脑皮层和海马组织细胞增殖能力下降,出现了 DNA 损伤,可能伴有神经退化;行为学分析发现,纳米 ZnO 组和纳米 TiO_2 组大鼠的认知和学习记忆能力较对照组下降,出现认知障碍。

（八）对血液的影响

血液是流动在人的血管和心脏中的一种红色不透明的黏稠液体。血液由血浆和血细胞组成,血浆中含有水、蛋白质和低分子物质,低分子物质中有多种电解质和有机化合物,血细胞包括红细胞、白细胞和血小板三类细胞。血液的功能有运输、调节人体温度、防御、调节人体渗透压和酸碱平衡四个功能。

纳米生物医学材料进入人体后,可对血液产生毒性。血液循环是运输其到达靶器官的重要途径。连续 2 周静脉注射纳米 SiO_2,对动物血液系统产生明显的毒性效应,血液中血红蛋白、血细胞比容和平均红细胞体积等血常规指标的明显变化,尺寸越小的纳米颗粒引起更多的红细胞减少。

纳米银因其良好的抗菌作用而广泛应用于生物医药领域,尤其是作为抗菌敷料的抗菌剂。研究发现纳米银接触血液后,可引起红细胞形态变化、聚集、凋亡和膜受损,发生溶血;引起白细胞形态变化、活力降低、增殖、影响炎症因子释放、遗传物质受损等;促进血小板的黏附、聚集、激活过程;改变凝血过程;激活补体系统等。

可见,纳米生物医学材料对于血液的影响是多方面的,单一的血液检测指标不足以全面评价纳米生物医学材料的血液相容性。因此,需发展全面的标准化检测方法,以确保检测结果的真实性和可比性。

（九）对眼睛的影响

眼睛是可以感知光线的器官,通过把光投射到对光敏感的视网膜上,视网膜接受的光线被转化成信号并通过视神经传递到脑部。眼睛呈球状,其中充满透明凝胶状的物质,有聚焦用的晶状体,还有可控制进入眼睛光线多少的虹膜等。

纳米载药材料由于其尺寸小,靶向性强等优势而能有效对病变组织靶向给药。目前纳米材料药物递送系统可应用于青光眼、葡萄膜炎、视网膜疾病和晶状体后囊膜混浊等疾病的治疗。除了眼部用药以外,随纳米生物医学材料的发展,研发出具有优异性能的眼部植入体,如人工晶体等,可用于白内障的治疗。因此眼睛暴露于纳米生物医学材料下的概率越来越高,虽然用于眼部治疗的药物载体需要无体内外毒性,但对于应用于眼睛的纳米生物医学材料安全性评估仍匮乏,对于其潜在毒性仍需要进一步探索。

采用不同含量的碳纳米管（CNTs）与少量的橄榄油混合以制备液体形式的供眼部滴注的测试材料,将其与兔子的眼球进行接触,观察角膜、结膜和虹膜的异常现象,在灌注碳纳米管后 24h,在部分兔中观察到结膜中的一些血管充血,但所有兔子均在 48h 后恢复。因此碳纳米管对眼睛具有轻微的刺激性,但是纳米颗粒长期的潜在影响仍然不可忽视。

第五节　纳米生物医学材料安全性评价现状及展望

随着纳米科技与生物医学交叉、融合的不断深入,纳米生物医学材料为生命现象和规律的研究、人类健康和疾病的诊断与治疗提供了新的理论和方法,并显示出巨大的应用和经济价值。关于纳米生物医学材料的安全性评价引起了学术界、各国政府、生产企业和公众的密切关注。目前纳米材料的生物安全性研究大部分工作主要集中纳米生物医学材料的理化性能及生物效应。主要通过体内外研究,结合分子生物学技术探索纳米生物医学材料的生物学效应及机制。

一、纳米安全性相关标准组织

ISO/TC 194《医疗器械生物学评价》标准化技术委员会成立针对含纳米材料及涉及纳米技术医疗器械生物学评价的 WG17 工作组。ISO/TC 229 纳米技术标准化技术委员会指出,纳米材料的毒理学安全性和生物学有效性的评价有别于传统,鉴于纳米颗粒对细胞的作用方式区别于非纳米级颗粒,纳米材料的细胞毒测试方法及杀 / 抑菌能力评价方法等均有独特要求。

二、纳米安全性相关标准或指导

ISO 29701《纳米技术——纳米样品体外内毒素检测 -LAL 法（鲎法）检测》（*Nanotechnologies-Endotoxin test on nanomaterial samples for in vitro systems-Limulus amebocyte lysate（LAL）test*）已发布。

ISO 16197《纳米技术——制造纳米材料的毒理学筛选法的编辑和描述》（*Nanotechnologies-Compilation and description of toxicological screening methods for manufactured nanomaterials*）决定在传统的 ISO 10993 基础上增加乳酸脱氢酶（LDH）的测试方法。

ISO 16550《纳米技术——通过释放来自金黄色葡萄球菌的胞壁酸测定纳米银粒子的效能》（*Nanotechnologies-Determination of silver nanoparticles potency by release of muramic acid from Staphylococcus aureus*）明确提出以胞壁酸作为纳米银颗粒杀抑菌能力评价的生物标记以精确量化评价纳米银颗粒的作用，但目前仍有许多问题亟待解决，给评价带来不确定性，可操作性和规范性有待提高。

ISO/TC 194 医疗器械生物学的评价纳米材料工作组提出了 ISO 10993-22《医疗器械生物学评价》第 22 部分：纳米材料的指导意见（草稿）（*Biological evaluation of medical devices-Part 22：Guidance on nanomaterials*）。该指导意见包括纳米材料的表征方法和参数、标准参照材料、样品制备的特殊考虑、纳米材料的鉴定、储存和稳定性、纳米材料和生物体的相互作用、蛋白质吸附和纳米材料制备、降解产物、生物分布、毒代动力学、毒理学评价等内容；指出纳米材料进行生物学评价及具体试验中时应注意的问题等内容；还指出应考虑对生产过程中产生的纳米级杂质、纳米材料的降解产物及纳米级降解产物进行生物学评价。但该指导意见中尚缺乏具体的试验方法和判定指标，尚在讨论中，距离实际操作应用还有一定距离。

美国食品和药品监督管理局（FDA）发布了《考虑 FDA 监管产品是否涉及纳米技术应用》（*Considering Whether an FDA-Regulated Product Involves the Application of Nanotechnology*）指导原则正式稿，阐述了对含纳米材料或涉及纳米技术产品安全有效性的考虑。该指导原则提出 2 个关键点：

（1）确定纳米产品监管范围：①材料或终产品是否被设计为外部 / 内部 / 表面结构的尺寸至少有一个是在纳米级范围 1~100nm；②材料或终产品是否被设计显示出纳米属性或现象（包括物理性质、化学性质或生物效应），即使尺寸超出纳米级范围之外，可达 1μm。

（2）考虑的基本因素包括：①材料或终产品是否被设计为特定尺寸或某些特性；②属于 FDA 监管的材料或终产品；③外部 / 内部 / 表面结构的尺寸至少有一个在纳米级范围 1~100nm，也包括纳米初级粒子通过聚集、团聚、涂层、功能化、分层组装结构等形式形成的纳米级实体；④属性或现象可归因于其尺寸；⑤尺寸可达 1μm。对于纳米产品须考虑粒径、剂量、暴露途径、行为等与产品安全有效性、性能、质量、公众安全影响的关系。

指导原则在结论部分指出：①应更加关注该类产品的安全有效性、对公共健康的影响及监管产品的潜在影响；②须更多地了解涉及纳米技术的产品及其纳米尺寸在产品理化性能和生物效应方面发挥的作用和重要性；③对含有纳米材料或以其他方式涉及纳米技术应用的产品，建议研发早期与 FDA 进行交流，充分讨论涉及产品的监管状况、安全有效性和公众健康影响等问题。但该指导原则尚未给出具体的纳米安全性评价方法和标准。

美国 FDA 食品安全和营养中心（Center for Food Safety and Applied Nutrition，CFSAN）发布《行业指南：化妆品中纳米材料的安全性》（*Guidance for Industry：Safety of Nanomaterials in Cosmetic Products*）。

美国 FDA 兽药中心（Center for Veterinary Medicine，CVM）发布《行业指南：动物食品中纳米材料的使用》（*Guidance for Industry：Use of Nanomaterials in Food for Animals*）。美国 FDA 与多个纳米研究机构协作，批准了众多针对纳米材料安全性研究的项目，体现出美国 FDA 对纳米产品的谨慎态度。

三、我国纳米安全性相关情况

我国是 ISO/TC 229 纳米技术标准化技术委员会的主席顾问组亚洲代表国。国家纳米科学中心参与了多项 ISO 标准的起草工作,该中心牵头起草的 ISO/IEC TS 13278《纳米技术——采用感应耦合等离子质谱法测定碳纳米管样品的杂质元素》(*Nano technologies-Determination of elemental impurities in samples of carbon nanotubes using inductively coupled plasma mass spectrometry*)已发布,此外还参与了 ISO 17466、IEC62565 等多项国际标准起草工作。中国检验检疫科学院也参与了 ISO/NP 11931-2 和 ISO/NP 11937-2 的起草工作。国家纳米科学中心牵头组织编写的 GB/T 24370—2009《硒化镉量子点纳米晶体表征紫外 - 可见吸收光谱方法》、GB/T 24369.1—2009《金纳米棒表征》第 1 部分:紫外 / 可见 / 近红外吸收光谱方法,另有更多的涉及纳米术语、表征、定量分析、标准样品制备、杂质测定、职业安全等方面的国家标准正在开展。中国食品药品检定研究院牵头组织了我国纳米生物材料类医疗器械相关行业标准的编制和修订工作。

四、纳米生物医学材料安全性评价今后的发展趋势

虽然通过初步建立的纳米生物医学材料安全性评价,一些纳米生物医学材料相关的医疗器械产品已被批准用于临床和上市,但是对纳米生物医学材料存在潜在的毒性风险问题,仍是阻碍相关研究的产业转化、产品审批、市场准入等方面的最主要原因,也阻碍纳米生物医学材料的应用和发展。

纳米生物医学材料的安全性研究和今后的研究将主要围绕以下两个方面展开:

1. **纳米生物医学材料生物效应的科学问题**　本征纳米生物医学材料以及在体内演化或转化形成的纳米材料所引起的生物学效应;纳米生物医学材料在体内的释放、被生物体摄取、迁移、富集或积蓄以及相应的生物学效应;纳米生物医学材料于其他安全性因素的相互或协同作用及其生物学效应,如纳米生物医学材料与重金属或者有机污染物的协同作用所引起的生物学效应。

2. **应用更多的分析手段**　纳米生物医学材料的生物学效应需要在非常小的尺寸、非常短的反应时间以及复杂的体内研究其动态行为,因此迫切需要引入一些新的研究手段和技术,不仅包括先进的材料表征分析技术、分子水平的评价技术,而且也包括一些仿真模拟计算。

基于纳米颗粒在分子、细胞、动物整体层次上与生物体系的相互作用评价,是纳米生物医学材料的生物安全性评价的关键和基础,是保障其临床应用的关键,虽然任重道远,但随着纳米生物医学的发展,尤其是一些纳米产品临床前试验验证,将会有越来越多的纳米生物医学材料走向临床,造福人类健康事业。

思考题

1. 简述"纳米颗粒 - 生物冠"的形成过程及状态是什么。
2. 在评价纳米生物医学材料对 DNA 影响时,为什么 DNA 链断裂和 DNA 加合物检测比较常见?
3. 简述评价细胞膜功能的方法有哪些。
4. 分析评价氧化应激方法的差异是什么。
5. 纳米生物医学材料在器官组织水平安全性评价与常规生物医学材料的异同之处有哪些?
6. 请评论现有纳米生物医学材料安全性评价的现状。

(王富平　屈树新)

参 考 文 献

［1］周长忍.先进生物材料学［M］.广州:暨南大学出版社,2014.

［2］赵长生,孙树东.生物医用高分子材料［M］.2版.北京:化学工业出版社,2016.

［3］王富耻.材料现代分析测试方法［M］.北京:北京理工大学出版社,2006.

［4］迪伊.组织-生物材料相互作用导论［M］.黄楠,译.北京:化学工业出版社,2005.

［5］吕冬霞.细胞生物学实验技术［M］.北京:科学出版社,2020.

［6］李凡,徐志凯.医学微生物学［M］.北京:人民卫生出版社,2018.

［7］沈萍,陈向东.微生物学实验［M］.北京:高等教育出版社,2018.

［8］顾宁,许海燕.生物医用纳米材料对细胞的作用［M］.北京:科学出版社,2014.

［9］王重庆.分子免疫学基础［M］.北京:北京大学出版社,1997.

［10］A. CîMPEAN,F. MICULESCU.Biomaterials and Implant Biocompatibility［M］.Basel:Mdpi AG,2020.

［11］E. PABJAńCZYK-WLAZŁO,A. KOMISARCZYK.Novel measurement methods in the evaluation of biomaterials properties［M］.Saarbrücken:LAP LAMBERT Academic Publishing,2017.

中英文名词对照索引

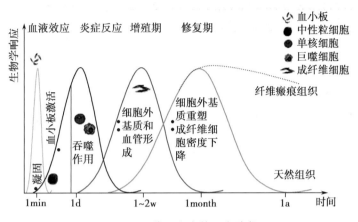

图 2-13　伤口愈合的四个阶段

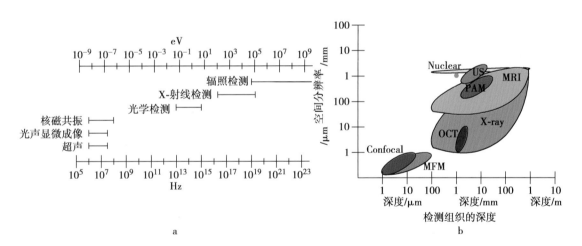

a

b

图 2-14　不同电磁谱成像的能量与频率及不同成像方式的空间尺度与分辨率

a. 不同电磁谱成像的能量与频率；b. 不同成像方式的空间尺度与分辨率 Confocal：共聚焦显微镜；MFM：多光子荧光显微镜；OCT：光学相干断层成像术；X-ray：X 射线；PAM：光声显微成像；US：超声；MRI：磁共振成像；Nuclear：辐照检测。

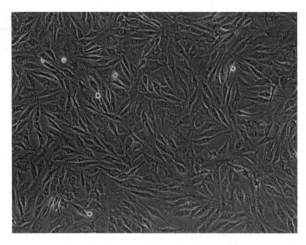

图 4-1　相差显微镜观察 MG63 细胞形态（谢委翰博士惠赠）

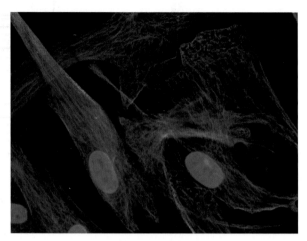

图 4-2　免疫荧光技术观察成纤维细胞中 α-tubulin 蛋白质的表达（α-tubulin，FITC 荧光标记；细胞核，DAPI 标记）

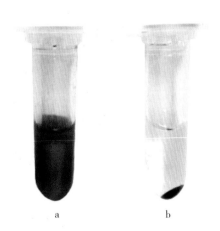

图 6-4　用于溶血试验的阳性对照及阴性对照

a. 阳性对照（溶剂为蒸馏水），红色为游离的血红蛋白；b. 阴性对照（溶剂为生理盐水），底部为离心后的红细胞。

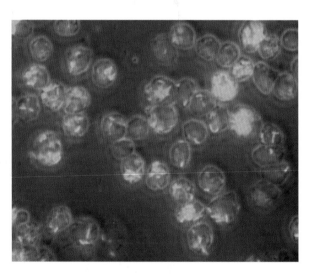

图 7-1　光学显微镜下小鼠腹腔巨噬细胞对大肠杆菌的吞噬（大肠杆菌通过 FITC 染色）